麻醉学问系列丛书

总主审　曾因明　邓小明
总主编　王英伟　王天龙　杨建军　王　锷

骨科麻醉

主　审　郭向阳　王秀丽
主　编　袁红斌　张良成

Orthopaedic Anesthesia

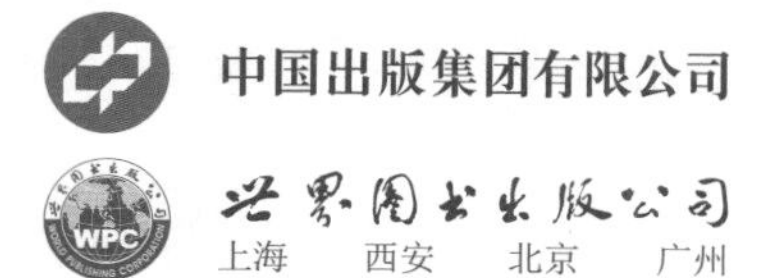

中国出版集团有限公司
世界图书出版公司
上海　西安　北京　广州

图书在版编目(CIP)数据

骨科麻醉 / 袁红斌，张良成主编. —上海：上海世界图书出版公司，2024.1(2024.11 重印)
(麻醉学问系列丛书 / 王英伟总主编)
ISBN 978-7-5232-0864-9

Ⅰ. ①骨… Ⅱ. ①袁… ②张… Ⅲ. ①骨疾病—外科手术—麻醉学—问题解答 Ⅳ. ①R68-44

中国国家版本馆 CIP 数据核字(2023)第 203640 号

书　　名　骨科麻醉
　　　　　Guke Mazui
主　　编　袁红斌　张良成
责任编辑　芮晴舟
出版发行　上海世界图书出版公司
地　　址　上海市广中路 88 号 9-10 楼
邮　　编　200083
网　　址　http://www.wpcsh.com
经　　销　新华书店
印　　刷　杭州锦鸿数码印刷有限公司
开　　本　787mm×1092mm　1/16
印　　张　15.75
字　　数　180 千字
版　　次　2024 年 1 月第 1 版　2024 年 11 月第 2 次印刷
书　　号　ISBN 978-7-5232-0864-9/R·694
定　　价　120.00 元

总主编简介

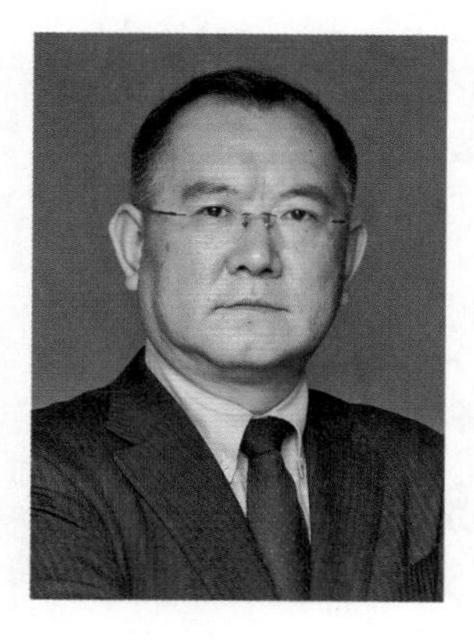

王英伟

复旦大学附属华山医院麻醉科主任，教授，博士研究生导师。

中华医学会麻醉学分会常委兼秘书长，中国医学装备协会麻醉学分会主任委员，中国神经科学学会理事兼麻醉与脑功能分会副主任委员，中国研究型医院学会麻醉学分会副主任委员，中国药理学会麻醉药理分会常务委员。

以通讯作者发表SCI论文60余篇。作为项目负责人获得国家863重点攻关课题、科技部重点专项课题，以及国家自然科学基金7项其中包括重点项目。主编《小儿麻醉学进展》《小儿麻醉学》《临床麻醉学病例解析》《神奇的麻醉世界》《麻醉学》精编速览（全国高等教育五年制临床医学专业教材）、《麻醉学》习题集（全国高等教育五年制临床医学专业教材）等专著。

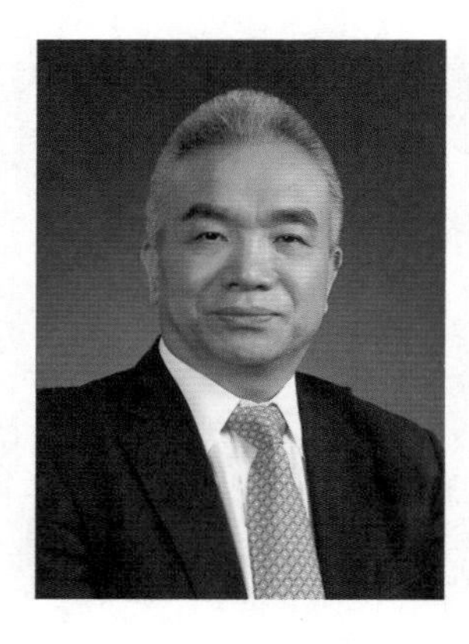

王天龙

首都医科大学宣武医院麻醉手术科主任医师，教授，博士研究生导师。

中华医学会麻醉学分会候任主任委员，中华医学会麻醉学分会老年人麻醉学组组长，国家老年麻醉联盟主席，中国医师协会毕业后教育麻醉专委会副主任委员，北京医学会麻醉学分会主任委员，中国研究型医院麻醉专业委员会副主任委员，欧洲麻醉与重症学会考试委员会委员。

擅长老年麻醉、心血管麻醉和神经外科麻醉，发表SCI论文90余篇，核心期刊论文300余篇。领衔执笔中国老年人麻醉与围术期管理专家共识/指导意见9部。主译《姚氏麻醉学》第8版，《摩根临床麻醉学》第6版中文版；主编国家卫健委专培教材《儿科麻醉学》等。

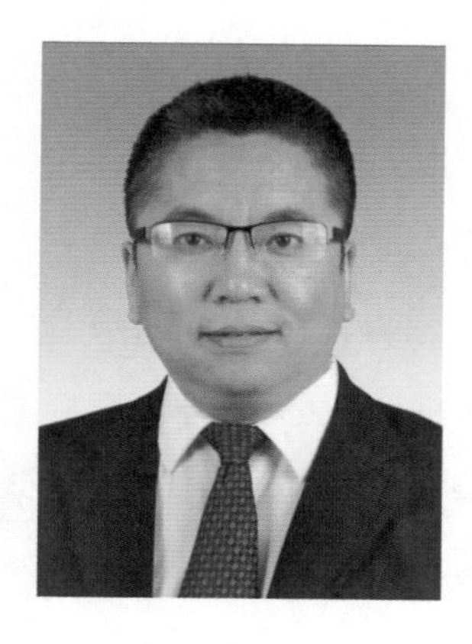

杨建军

郑州大学第一附属医院麻醉与围手术期及疼痛医学部主任，郑州大学神经科学研究院副院长，教授，博士研究生导师。

中华医学会麻醉学分会常务委员，中国精准医学学会常务理事，中国老年医学学会麻醉学分会副会长，中国神经科学学会麻醉与脑功能分会常务委员，中国神经科学学会感觉与运动分会常务委员，教育部高等学校临床医学类专业教学指导委员会麻醉学专业教学指导分委员会委员，河南省医学会麻醉学分会主任委员。

主持国家自然科学基金6项。发表SCI论文283篇，其中32篇IF>10分。主编《麻醉相关知识导读》《疼痛药物治疗学》，主审《产科输血学》，参编、参译30余部。

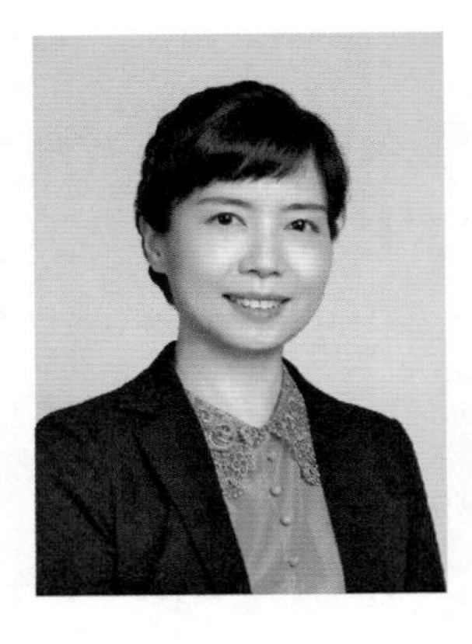

王　锷

一级主任医师，二级教授，博士生导师。

中南大学湘雅医院麻醉手术部主任，湖南省麻醉与围术期医学临床研究中心主任，国家重点研发计划项目首席科学家，中华医学会麻醉学分会常委，中国女医师协会麻醉学专委会副主委，中国睡眠研究会麻醉与镇痛分会副主委，中国心胸血管麻醉学会心血管麻醉分会副主委，中国超声工程协会麻醉专委会副主委，中国医师协会麻醉科医师分会委员，中国医疗器械协会麻醉与围术期医学分会常委，湖南省健康服务业协会麻醉与睡眠健康分会理事长，湖南省麻醉质控中心副主任。《中华麻醉学杂志》《临床麻醉学杂志》常务编委。

分册主编简介

袁红斌

现为海军军医大学第二附属医院(上海长征医院)麻醉科主任,教授、主任医师、博士生导师。“十四五”军队后勤建设重大骨干支撑项目首席科学家。兼任中国日间联盟麻醉专家委员会副主任委员、国家卫健委能力建设继续教育麻醉专家委员会委员,中国心胸血管麻醉学会副会长、中国医师协会麻醉学医师分会常委、中华医学会麻醉学分会全国委员兼骨科麻醉学组副组长、上海市医师协会麻醉科医师分会会长、上海市医学会麻醉科专科分会副主任委员等学术任职;《*Anesthesiology*》中文版副主编、《*Anesthesia & Analgesia*》中文版、《中华麻醉学杂志》《上海医学》《临床麻醉学杂志》等杂志常务编委、编委等学术任职;获第五届“人民名医”、首届全国白求恩式好医生提名、第二届上海市仁心医师奖、全军院校育才银奖、上海市育才奖等荣誉。主持国家自然基金面上项目5项,军队后勤重大/重点项目2项、上海市科委科研基金10项;主持“十四五”全国教育科学国防军事教育学科规划课题军队专项1项、上海市教委重点项目1项、海军重点建设教材1项、海军教学成果培育项目1项。各类科研教学基金累计5 000余万元,通讯作者发表SCI论文60余篇。主编、主译专著及教材6部。执笔和参与多部麻醉相关指南和专家共识的撰写。获军队科技进步一等奖1项、上海市科技进步二等奖1项、教育部高校科技进步二等奖1项。授权专利10余项。

张良成

现为福建医科大学附属协和医院麻醉手术部主任，博士，教授，主任医师，博士导师，兼中国医药教育协会麻醉专委会副会长、中国心胸血管麻醉学会胸外科麻醉分会副会长、中华医学会麻醉学分会常务委员兼区域麻醉学组组长、中国医师协会麻醉科医师分会常务委员、中国研究型医院麻醉学专委会常务委员、国家卫健委能力建设继续教育麻醉专家委员会委员、福建省医师协会麻醉科医师分会会长、福建省医学会麻醉学分会第八届主任委员；《中华麻醉学杂志》《临床麻醉学杂志》《国际麻醉学与复苏杂志》《*Anesthesiology*》中文版、《*Anesthesia & Analgesia*》中文版、《福建医科大学学报》等杂志常务编委、编委等学术任职。主持国家自然基金面上项目、福建省自然基金项目、福建省科技厅创新联合基金项目、福建省教育厅重点项目、福建省卫健委创新项目、福建省重点学科建设项目以及福建医科大学附属协和医院重点建设项目等基金共1 000多万元。以第一作者或通讯作者发表SCI和CSCD论文50多篇，获得福建省科技进步奖和福建省医药卫生进步奖共3项，参编参译专著和教材7部，参与或执笔多篇指南和共识撰写。

麻醉学问系列丛书

分册主编

麻醉解剖学	张励才	张　野
麻醉生理学	陈向东	张咏梅
麻醉药理学	王　强	郑吉建
麻醉设备学	朱　涛	李金宝
麻醉评估与技术	李　军	张加强
麻醉监测与判断	于泳浩	刘存明
神经外科麻醉	王英伟	
心胸外科麻醉	王　锷	
骨科麻醉	袁红斌	张良成
小儿麻醉	杜　溢	
老年麻醉	王天龙	
妇产科麻醉	张宗泽	
五官科麻醉	李文献	
普外泌尿麻醉	李　洪	
合并症患者麻醉	王东信	赵　璇
围术期并发症诊疗	戚思华	刘学胜
疼痛诊疗学	冯　艺	嵇富海
危重病医学	刘克玄	余剑波
麻醉治疗学	欧阳文	宋兴荣
麻醉学中外发展史	杨建军	杨立群
麻醉学与中医药	苏　帆	崔苏扬

编写人员

主　审

郭向阳（北京大学第三医院）
王秀丽（河北医科大学第三医院）

主　编

袁红斌（海军军医大学第二附属医院）
张良成（福建医科大学附属协和医院）

副主编

章放香（贵州省人民医院）
罗爱林（华中科技大学同济医学院附属同济医院）

编　委

陈　钢（浙江大学医学院附属邵逸夫医院）
陈绍辉（北京协和医院）
崔　湧（中国医科大学附属第一医院）
傅　强（解放军总医院第一医学中心）
韩冲芳（山西白求恩医院）
李　娟（中国科学技术大学附属第一医院）
赖忠盟（福建医科大学附属协和医院）
邱　颐（内蒙古医科大学第二附属医院）
宋哲明（海军第九〇五医院）
王爱忠（上海交通大学附属第六人民医院）

王　庚（北京积水潭医院）
王利利（山西医科大学第二医院）
王学军（青海红十字医院）
徐　懋（北京大学第三医院）
余树春（南昌大学第二附属医院）

参编人员

陈达双　丁冰倩　费昱达　孔二亮　李　宇
李永畅　马　鹏　宋洪浩　史立凯　陶　岩
王晓冬　王宗悦　徐佳顺　许小平　张　俊
周申元　赵子松

主编秘书

徐晓东（福建医科大学附属协和医院）
张艺璇（海军军医大学第二附属医院）

总　序

我投身麻醉学专业60余年，作为中国麻醉学科从起步、发展到壮大的见证者与奋斗者，欣喜地看到70余年来，特别是近40年来，我国麻醉学专业持续不断的长足进步。新理论、新观念、新技术、新设备、新药品不断涌现，麻醉学科工作领域不断拓展，人才队伍的学历结构和整体实力不断提升，我国麻醉学事业取得了历史性成就。更令人欣慰的是，我国麻醉学领域内的后辈新秀们正在继承创新，奋斗于二级临床学科的建设，致力于学科的升级与转型，为把我国的麻醉学事业推至新的更高的平台而不懈努力。

麻醉学科的可持续发展，人才是关键，教育是根本。时代需要大量优秀的麻醉学专业人才，优秀人才的培养离不开教育，而系列的专业知识载体是教育之本。“智能之士，不学不成，不问不知”。“学”与“问”是知识增长过程中两个相辅相成、反复升华、不可缺一的重要层面。我从事麻醉学教育事业逾半个世纪，对此深有体会。

欣悉由王英伟、王天龙、杨建军、王锷教授为总主编，荟集国内近百位著名中青年麻醉学专家为主编、副主编及编委的麻醉学问丛书，历经凝心聚力的撰著终于问世。本丛书将麻醉教学中的“学”与“问”整理成册是别具一格的，且集普及与提高为一体，填补了我国麻醉学专著中的空白。此丛书由21部分册组成，涉及麻醉解剖、麻醉生理、麻醉药理和临床麻醉学各专科麻醉，以及麻醉监测、治疗等领域，涵盖了麻醉学相关的基础理论及临床实践技能等丰富内容，以问与答的形式为广大麻醉从业者开阔思路、答疑解惑。这一丛书以临床工作中常见问题为切入点，编撰时讲究文字洗练，简明扼要，便于读者记忆和掌握相关知识点，减少思维冗杂与认知负荷。

值此丛书出版之际，我对总主编、主编和编委，以及所有为本丛书问世而辛勤付出的工作人员表示衷心的感谢！感谢你们为了麻醉学事业的发展、为了麻醉学教育的进步、为了麻醉学人才的培养所做出的不懈努力！“少年辛苦终身事，莫向光阴惰寸功”，希望有更多出类拔萃、志存高远的后辈们选择麻醉学专业作为自己奋斗终生的事业，勤勉笃行、深耕不辍！而此丛书无疑是麻醉学领域传道授业解惑的经典工具书，若通读博览，必开卷有益！

（丛书总主审：曾因明）

徐州医科大学麻醉学院名誉院长、终身教授

中华医学教育终身成就专家获得者

2022 年 11 月 24 日

前言

骨科手术麻醉涉及人体骨关节及运动系统多个部位，手术体位及麻醉方式多样，术后并发症较多，其围术期麻醉管理具有一定的特殊性。随着我国老龄化加速，并存多种慢性疾病的骨科手术老年患者数量剧增，其围术期麻醉风险给麻醉医师带来严峻挑战。麻醉新技术、新理念的出现与应用，在推动骨科手术和麻醉进步及安全等方面日益发挥着重要作用。如何优化骨科手术患者麻醉管理，改善其预后并快速康复，促进患者良性转归，是我们关注的焦点。

本书基本涵盖了骨科手术麻醉的全部领域，共分6章，精选出1 000多个当前骨科手术的临床与麻醉管理问题，包括了从骨科常见病概况及其麻醉管理，到骨科手术麻醉危重和疑难案例以及各种危机事件，通过一问一答的形式引导读者思考，所有问题的解答均经过查阅大量文献和书籍，旁征博引，同时附有参考文献，方便读者进行延伸学习。本书以精练的语言归纳总结了围术期骨科手术麻醉的实施、麻醉相关风险防范及危机事件处理等方面相关问题，对麻醉医师提高临床麻醉处理能力、提升骨科手术麻醉安全、改善患者转归，具有一定的帮助。

本书编纂人员汇集了全国几十名临床一线的知名中青年专家，全体人员精益求精、群策群力，感谢各位编者对本书编写所作出的巨大贡献。同时，衷心感谢麻醉学问系列总主编王英伟教授对骨科麻醉分册的支持与肯定，感谢出版社的大力协助和努力。科学技术日新月异，编写者水平有限、经验不足，书中一定会有许多待完善之处，感谢各位读者的包容与海涵，敬请斧正疏漏、共同交流进步。

袁红斌　张良成

目 录

第一章

骨科手术麻醉概论

第一节　骨科手术基本知识

1. 骨科手术有哪些特点？

骨科手术主要指脊柱、四肢部位的手术，分为创伤和骨病手术两大类。患者年龄跨度大，但以老年患者居多。患者往往基础病多，存在单/多系统退行性改变；手术范围广，创伤大，切口长、深，出血多，内固定物多且复杂及术后需要外固定制动。骨科疾病多为良性，手术对患者的功能及术后生活质量的恢复有着重要的意义。

2. 骨科手术有哪些常见并发症？

感染；骨折愈合不良；血管、神经或脊髓的损伤；下肢深静脉血栓形成；骨筋膜室综合征；脂肪栓塞综合征；术区的瘢痕形成；骨折愈合不良；术后关节功能障碍及慢性疼痛等。

3. 骨科日间手术患者的纳入标准？

日间手术准入制度为：手术病种的选择以创伤小、恢复快、安全性高、手术时间短为标准。具体包括：诊断明确；为本院已开展的成熟术式；历时不超过 2 小时；出血风险小；气道受损风险小；术后疼痛可口服药物缓解；能快速恢复饮食；不需特殊术后护理；术后经短暂恢复即可出院。针对骨科，选择符合上述标准的小手术，如半月板损伤、四肢浅表包块、一般骨折内固定及取内固定术、内镜下腰椎间盘切除术、跟（肌）腱修补术等。

4. 骨科日间手术常见类型有哪些?

国家卫生健康委员会(简称卫健委)最新发布的(2022年版)日间手术骨科病种包括周围神经探查术松解术，腱鞘切开探查及病损切除术，肌腱的缝合、松解和重建术，骨活组织检查，骨病损或组织的局部切除术，植骨术，腘窝病损切除术，筋膜切断术，骨折的内/外固定及其去除术，关节的外固定装置去除术，腰椎间盘切除术等。

5. 骨科手术的常见体位有哪些?

骨科手术常要求多种体位如仰卧位、俯卧位、侧卧位、坐位、沙滩椅位、斜卧位及不同牵引体位等，有时一台手术就需要变换多种体位，不合适的体位可以导致术中、术后的多种问题。

6. 骨科手术体位不当的并发症有哪些?

① 神经性损伤：过伸或直接受压可致术后神经麻痹，脊柱过度前凸可致脊髓损伤；② 挤压伤：俯卧位时对眼眶周围软组织压迫可致视网膜动脉闭塞；③ 血管性损伤：长时间侧卧者，固定不当可影响股静脉回流，致静脉栓塞综合征甚至深静脉血栓形成；颈部过度旋转造成椎动脉供血障碍；④ 气道及其他问题：长时间俯卧位可致导管扭曲或移位及上呼吸道黏膜水肿而造成术中、术后气道梗阻；术区高于心脏平面(如坐位手术)可致空气栓塞。

7. 脊柱手术机器人的应用优势有哪些?

目前，外科手术机器人被认为是人工智能技术最具有代表性的技术之一，也是未来外科手术发展的趋势，类似达芬奇之类的外科手术机器人已广泛用于普外科手术，同时用于脊柱外科领域的机器人应用也日新月异。这些机器人为外科医生提供了更高的精度，可以消除人为操作错误、提高手术效率、减少术后并发症。

8. 手术机器人在骨科手术的应用有什么局限?

手术机器人的技术和应用目前在骨科手术仍处于探索及发展阶段，在脊柱、创伤、关节等手术中的应用范围和手术部位都有明显的局限。另外，由于缺乏围术期潜在风险的分析和系统回顾，缺乏与其他技术如C臂的比较和效果成本之间的关系研究，手术机器人的优越性目前仍存在众多质疑。

9. 哪些类型骨科手术容易出血?

骨组织血运比较丰富,手术时骨断面和骨髓腔的渗血不易控制。因此,复杂的矫形手术、骨盆切除术、大关节的置换和翻修术、脊柱手术、骨恶性肿瘤、同种异体骨移植术以及多部位手术都容易造成大的出血。

10. 骨科手术失血的特点是什么?

骨科手术涉及骨和肌肉等血供丰富的组织,围术期所致的失血量较大,往往呈隐匿性,隐性失血量是显性失血的 3～6 倍。骨科手术失血往往呈间断性,但有时又失血较快,尤其是脊柱和骨盆肿瘤切除术极易导致失血性休克。

11. 骨折的定义是什么?

骨折是指骨骼在外力等各种因素的作用下,造成的骨结构的连续性完全或部分断裂。

12. 骨折的临床表现有哪些?

① 全身表现:休克、发热;② 局部表现:骨折部位疼痛、肿胀、功能障碍等;③ 骨折的特有体征:骨的畸形、异常活动、骨擦音或骨擦感。

13. 骨折的固定方法有哪些?

骨折的保守治疗常采用小夹板固定、石膏托固定,目前还有高分子石膏或支具固定;骨折的手术治疗可以分为外固定和内固定,外固定主要指固定架固定,内固定可以分为钢板螺钉内固定或是髓内钉固定,脊柱骨折也可以用椎弓根钉棒系统固定。

14. 骨折的搬运原则有哪些?

保持肢体的稳定性,避免二次损伤血管和神经。搬运骨折患者之前要对患肢进行制动。

15. 骨折的成因是什么?

直接暴力、间接暴力、积劳性劳损以及病理性骨折。

16. 骨折的并发症有哪些?

骨折的并发症分为早期并发症和晚期并发症。① 早期并发症主要有：感染、重要血管损伤、周围神经损伤、脊髓损伤、缺血性肌挛缩以及脂肪栓塞；② 晚期并发症主要有：坠积性肺炎、压疮、尿路感染及结石、损伤性骨化、关节僵硬、损伤性关节炎、迟发性神经损伤、缺血性骨坏死以及迟发性畸形。

17. 骨折切开复位的指征是什么?

① 骨折端之间有肌或肌腱等软组织嵌入，手法复位失败者；② 关节内骨折，手法复位后对位不良，将影响关节功能者；③ 手法复位未能达到功能复位的标准，将严重影响患肢功能者；④ 骨折并发主要血管、神经损伤，修复血管、神经的同时，宜行骨折切开复位；⑤ 多处骨折，为便于护理和治疗，防止并发症的发生，可选择适当的部位行切开复位；⑥ 不稳定骨折，如斜形、螺旋形、粉碎性骨折及脊柱骨折合并脊髓损伤者。

18. 骨折切开复位的优点有哪些?

① 最大优点是可使手法复位不能复位的骨折达到解剖复位；② 有效的内固定，可使患者提前下床活动，减少肌萎缩和关节僵硬；③ 方便护理，减少并发症。

19. 骨折切开复位的缺点有哪些?

① 切开复位时分离软组织和骨膜，减少骨折部位的血供，可引起骨折延迟愈合或不愈合；② 增加局部软组织损伤的程度，降低局部抵抗力，易发生感染，导致化脓性骨髓炎；③ 内固定器材的拔除，大多需要再一次手术。

20. 骨折的治疗原则有哪些?

① 复位：分为解剖复位和功能复位。分离移位与旋转移位必须完全纠正；成人下肢缩短需<1 cm，儿童下肢缩短需<2 cm；骨干骨折对位至少达到 1/3，干骺端骨折对位至少达到 3/4；前臂双骨折需对位、对线均好；与关节活动方向一致的成角接受，与关节活动方向垂直的成角不接受；② 固定：分为外固定和内固定；③ 早期进行功能锻炼。

21. 什么是自主神经反射亢进?

指 T6 或以上水平的脊髓损伤所引起的以血压阵发性骤然升高为特征的一组

临床综合征。损伤平面以下的刺激均有可能诱发，特别是伤害性刺激，如膀胱扩张、留置尿管、妊娠、分娩、手术、便秘等。损伤平面以下表现为交感神经兴奋，损伤平面以上表现为迷走神经兴奋；表现为血压升高、脉搏变慢，损伤平面以上出汗，寒战、焦虑不安、恶心、有尿意，亦可有短暂的视物不清、口腔金属味、头晕、惊厥以及脑出血等。

22. 什么是筋膜间隔综合征？

筋膜间隔综合征是指肢体在创伤或受压后，由骨、骨间膜、肌间隔和深筋膜形成的骨筋膜室中，筋膜间隙出血、肿胀、体积增大、压力增高，使间隙内容物（主要是肌肉和神经干）发生进行性缺血性坏死及功能障碍等一系列症状和体征。除创伤骨折的血肿和组织水肿使筋膜室内体积增加、压力增高外，外包扎过紧、局部压迫使骨筋膜室容积减小也是原因之一。最多见于前臂掌侧和小腿，如胫骨干骨折时。

23. 筋膜间隔综合征有哪些表现？

发病迅速，24 小时即可有典型的症状和体征。疼痛和活动障碍是主要症状。肌肉缺血疼痛呈进行性加重，不因肢体固定或处理而减轻。肿胀、压痛和被动牵拉痛是主要体征。肢体肿胀出现最早，肌腹处明显压痛是筋膜间隙内肌肉缺血的重要体征。远端脉搏常减弱或触不清。神经干对缺血反应敏感，很快出现神经传导功能障碍，表现为所支配的肢体末端感觉减退或消失，肌力减弱。未经诊断和治疗的筋膜间隔综合征将在 8 小时内导致永久性神经损害。

24. 怎样预防筋膜间隔综合征？

① 对可能发生筋膜间隔综合征的患者保持高度警惕，及时检查；② 区域麻醉可能掩盖筋膜间隔综合征的症状而导致诊断延迟；③ 避免把动脉搏动是否存在作为严重程度的指征；④ 对于接受某些血管或骨科手术的患者，若出现肢体肿胀（尤其是肌肉肿胀）明显加重，应考虑预防性筋膜切开；⑤ 可能在术后发生急性骨筋膜室综合征的患者，或术中由于全身麻醉而无法接受检查的患者，预防性筋膜切开术应与原手术同期进行。

25. 筋膜间隔综合征如何治疗？

① 保守治疗（综合治疗）：早期（6 小时内），压力＜30 mmHg。甘露醇、呋塞米等脱水治疗；激素应用；碱化尿液保护肾功能；抗感染；防止血栓形成；自由基清除；

② 手术治疗：肢体筋膜切开术是唯一得到认可的急性筋膜间隔综合征治疗方法。手术时机以临床症状进行性加重为前提，以筋膜室测压为依据，宁早勿晚。

26. 什么是挤压综合征？

挤压综合征是肢体受到重物长时间挤压致肌肉发生缺血改变，继而引起以肌红蛋白血症、肌红蛋白尿、高钾血症和急性肾衰竭为特点的临床综合征。其本质是横纹肌溶解，多见于重大自然或人为灾害，如地震或战争轰炸使大面积建筑物倒塌，众多伤员被压埋于重物之下，也见于工业、交通事故，甚至昏迷或沉醉者压迫自身肢体。病情危重者常合并多器官功能障碍综合征。

27. 动脉损伤的“硬体征”有哪些？

有搏动性出血；触及动脉震颤；动脉或动脉附近听到杂音；肢体远端有缺血体征，存在 6P 现象：疼痛（pain）、苍白（pallor）、感觉异常（parenthesis）、动脉波动消失（pulselessness）、毛细血管充盈时间延长（prolonged capillary refill）、瘫痪（paralysis）；有膨胀性大血肿。

28. 动脉损伤的“软体征”有哪些？

① 病史中有过明显的出血史；② 与健侧相比，其动脉搏动减弱；③ 血管径路有骨折、脱落或者其近端有穿透性损伤；④ 神经功能有异常。

29. 创伤如何分类？

根据伤势分类，可分为轻伤，主要是局部组织损伤，损伤不影响作业能力，不危及生命；中等伤，主要是广泛软组织损伤，上下肢开放性骨折、肢体挤压伤等，导致伤员作业能力丧失，需手术治疗，但多不危及生命；重伤，指伤情危及生命或治愈后可遗留严重残疾。根据皮肤完整性、致伤机制、致伤因素、受伤部位、伤道形态等不同特性，创伤可以有不同的分类。

30. 开放性创伤的治疗原则有哪些？

评估全身状况；找出伤口存在的问题；清洁伤口、清创术/修复伤口；合理全身和局部支持方案。

31. 胸部创伤会有哪些伴随损伤?

胸部创伤在车祸、高处坠落伤中较为多见,且往往伴有其他损伤。胸部创伤伴随的穿通伤可有刀刺伤或枪击伤口,枪击伤中子弹的冲击在胸腔移动的过程所带来的能量可能导致更严重的破坏。胸部的钝器伤更普遍,常见原因包括减速伤和挤压伤。这些创伤可从轻的肋骨骨折,到严重的如肺挫伤、气胸、血胸、血气胸的大血管损伤以及食管和(或)膈肌外伤性破裂。

32. 腹部创伤会有哪些伴随损伤?

腹部创伤包括开放性和闭合性,多因交通事故、摔伤、高空坠落和撞击而致。腹部创伤极易导致大量出血,若救治不及时,极易导致休克和死亡。腹部创伤常常合并邻近脏器损伤,以肝脏损伤较为常见,其他还可包括胰腺、肾脏、肝脏、肠系膜、胃肠道等损伤。严重腹部创伤会引发昏迷和腹部持续性疼痛,且病情不断加重。

33. 下肢创伤会有哪些伴随损伤?

下肢创伤不仅仅是骨骼,往往还涉及软组织(肌肉、韧带、血管、神经)的损伤。常见的下肢创伤,主要有股骨颈、粗隆间骨折,股骨干骨折,胫腓骨、髌骨骨折,髋关节脱位等。临床可表现为剧烈疼痛、压痛、肿胀畸形和骨擦音,肢体缩短即功能障碍,严重创伤者可伴有多发伤,周围神经及血管损伤。若伴有血管损伤,需警惕失血性休克的发生。

34. 创伤严重程度评估的内容是什么?

外伤情况和分类:伤情评估包括受伤程度和范围、预计手术时间、失血量、最初复苏方法的效果以及气道情况等。失血量的估计:麻醉医师必须对患者的失血程度有正确的估计,以便判断患者对手术和麻醉的耐受力,适当选择和实施麻醉,维持患者的生命体征。失血量的判断包括术前和术中两个部分。

35. 创伤评分的内容及分级是什么?

创伤评分(trauma score, TS)是一种从呼吸、循环、神志等生理学角度评价损伤严重性的数字分级法,其主要参数包括:A:呼吸(次/分);B:呼吸幅度;C:收缩压(mmHg);D:毛细血管充盈;E:Glasgow 评分(GCS)。计分时将各参数转变为TS 记分分值,记分方法为各组变量值之和,总分越小,伤情越重。总分 14~16 分,生存率>96%;总分 4~13 分,抢救效果显著;总分 1~3 分,死亡率>96%。一般以 TS＜12 分作为重伤的标准。

36. 创伤患者的伤情分类是什么？

临床治疗中，一般根据伤情将患者分为四类：① 优先处理：患者有危及生命的损伤，多伴有休克、严重失血、意识丧失、呼吸困难等。病情危重但有可能获救；② 次优先处理：患者处于危重状态，但可以用适当的急救措施稳定伤情，有一定时间来等待进一步处理；③ 延期处理：患者的创伤程度较轻或受伤后全身生理状况无明显变化；④ 濒危患者处理：患者遭受致命性损伤，应以就地抢救为主。

37. 骨肿瘤高发于哪些人群？骨肿瘤患者有哪些常见临床症状？

原发恶性骨肿瘤的发生与骨骼生长旺盛有关，男性高发年龄为 15～24 岁，女性为 5～14 岁，大部分患者为未成年患儿。常见临床症状：疼痛与压痛；局部肿块和肿胀；功能障碍和压迫症状；病理性骨折；其他表现：晚期恶性骨肿瘤可出现贫血、消瘦、食欲缺乏、体重下降、低热等全身症状。

38. 骨肿瘤有什么伴随症状？骨肿瘤患者常合并何种其他系统性症状或疾病？

① 功能障碍和压迫症状：邻近关节的肿瘤，由于疼痛和肿胀可使关节活动功能障碍。脊髓肿瘤不论是良、恶性都可引起压迫症状，甚至出现截瘫。若肿瘤血运丰富，可出现局部皮温增高，浅静脉怒张。位于骨盆的肿瘤可引起消化道和泌尿生殖道机械性梗阻症状；② 病理性骨折：病理性骨折是某些骨肿瘤的首发症状，也是恶性骨肿瘤和骨转移癌的常见并发症；③ 晚期恶性骨肿瘤可出现贫血、消瘦、食欲缺乏、体重下降和低热等全身症状。

39. 骨肿瘤的诊断方法有哪些？

诊断常遵循“临床、影像、病理三结合”原则。诊断过程中应强调病史问询和体格检查。影响学检查包括 X 线检查、CT 和 MRI 检查、ECT 检查、DSA 检查和其他如超声检查。病理组织学检查是骨肿瘤最后确诊的唯一可靠标准。生化测定中，大多数骨肿瘤患者化验检查是正常的，凡骨质有迅速破坏时，如广泛溶骨性病变，血钙浓度往往升高。

40. 骨肿瘤如何分类、分型和分期？

2020 修订版继续沿用上一版肿瘤分型划分方法，将骨肿瘤划为良性肿瘤、中间型和恶性肿瘤；良、恶性骨肿瘤分别用阿拉伯数字（1、2、3）和罗马数字（Ⅰ、Ⅱ、Ⅲ）分为3期。良性骨肿瘤1、2和3期分别表示潜伏期、活动期和潜伏期；恶性肿瘤分为Ⅰ期（低度恶性）、Ⅱ期（高度恶性）和Ⅲ期（远隔转移），其中Ⅰ、Ⅱ期肿瘤再分为间室内（A）和间室外（B）肿瘤，而肿瘤无论分级高低，间室内或间室外如有转移均属Ⅲ期。

41. 骨肿瘤以什么治疗手段为主？

骨肿瘤的治疗应以外科分期为指导，包括手术治疗、化学治疗、放射治疗和其他治疗，如血管栓塞治疗。手术治疗应按外科分期选择手术界限和方法，尽量达到切除肿瘤，又可保全肢体。对于骨肉瘤等恶性肿瘤等，围术期的辅助化疗已经是标准的治疗程式。放射治疗可强有力地影响恶性肿瘤细胞的繁殖能力，对于某些肿瘤术前术后可控制病变和缓解疼痛，减少局部复发率，病变广泛不能手术者可单独放疗。

42. 骨科肿瘤的手术指征和手术适应证是什么？不同的肿瘤类型可对应怎样的手术？

骨肿瘤的治疗依据可依照表1-1和表1-2进行。

表1-1　良性骨肿瘤的治疗依据

分期	分级	部位	转移	治疗要求
1	G0	T0	M0	囊内手术
2	G0	T1	M0	边缘或囊内手术＋有效辅助治疗
3	G0	T2	M0	广泛或边缘手术＋有效辅助治疗

表1-2　恶性骨肿瘤的治疗依据

分期	分级	部位	转移	治疗要求
ⅠA	G1	T1	M0	广泛手术：广泛局部切除
ⅠB	G1	T2	M0	广泛手术：截肢

续 表

分期	分级	部位	转移	治 疗 要 求
ⅡA	G1	T1	M0	根治手术：根治性整块切除加其他治疗
ⅡB	G1	T2	M0	根治手术：根治性截肢加其他治疗
ⅢA	G1～2	T1	M1	肺转移灶切除，根治性切除或姑息性手术加其他治疗
ⅢB	G1～2	T2	M1	肺转移灶切除，根治性解脱或姑息性手术加其他治疗

43. 良性骨肿瘤（骨样骨瘤、骨软骨瘤、软骨瘤）的好发人群、特点、临床表现是什么？如何治疗？

骨样骨瘤是一种孤立性、圆形的、成骨性的良性肿瘤，常发生于儿童和少年，好发部位以下肢长骨为主；临床主要症状是疼痛，有夜间痛，进行性加重；临床治疗以手术治疗为主。骨软骨瘤多发生于青少年，随机体发育而增大，当骨骺线闭合后，其生长也停止。临床可长期无症状，多因无意中发现骨性肿块而就诊，一般无须治疗。软骨瘤好发于手和足的管状骨，临床以肿胀和畸形为主，有时以病理性骨折或偶然发现，以手术为主。

44. 骨软骨瘤是良性肿瘤还是恶性肿瘤？好发于什么年龄？

骨软骨瘤是一种常见的、软骨源性的良性肿瘤，极少发生恶变。骨软骨瘤多发生于青少年，以 11～20 岁多见。

45. 骨软骨瘤好发于什么部位？手术可以治愈吗？

骨软骨瘤多见于长骨干骺端，如股骨远端、胫骨近端和肱骨近端，腓骨和肩胛骨少发。外科手术治疗效果好、局部复发率低，选择外科手术的指征包括肿瘤较大影响美观、有临床症状压迫邻近的血管神经、引起邻近关节活动障碍、存在畸形和肿瘤有恶变征象等。

46. 骨软骨瘤患者需不需要截肢？

骨软骨瘤一般不需治疗。但若肿瘤生长过快，有疼痛或影响关节活动者，影响邻近骨或发生关节畸形者，可实施局部切除。而对于骨软骨瘤发生恶变，如骨肉瘤，其治疗上要满足肿瘤学和骨科学两方面的要求，即彻底切除肿瘤(细胞学意义上去肿瘤)及骨与软组织的重建，应依据患者具体情况决定是否性截肢治疗。

47. 骨软骨瘤治疗后还会复发吗?

骨软骨瘤作为最常见的良性骨肿瘤，手术切除是治疗骨软骨瘤的有效方法，术后很少复发(低于2%)。多数学者认为骨软骨瘤的术后复发，实际上是肿瘤的纤维帽手术中未被彻底切除，病理性软骨继续生长所致。因此，手术治疗应做好周密的术前计划及术后评估，以达到正确的外科边界，尽量避免局部复发。

48. 骨囊肿属于肿瘤吗? 治疗措施有哪些?

骨囊肿是唯一原发于骨内的真性囊肿，是一种常见的骨良性瘤样病变，是发生于骨组织之内的良性病变。治疗措施：① 经皮穿刺抽吸囊液＋囊腔内注射疗法；② 切开刮除植骨；③ 囊内减压术＋内固定术；④ 病灶刮除＋囊内减压术＋内固定术。

49. 骨性纤维瘤属于肿瘤吗? 治疗措施有哪些?

骨纤维发育不良骨起源于纤维组织，是一种良性的自限性骨肿瘤，被称为“骨性纤维瘤”等。治疗措施：手术治疗方案根据患者发病年龄制定，＜10岁的患者主要采用刮除法将病灶去除，但复发率相对较高；＞10岁患者多采用切除术治疗，术后并发症较少，复发率低。手术治疗，包括病灶刮除术、节段性切除术、骨壁灭活术等，必要情况下可联合植骨、内固定等，建议植骨时最好首选自体骨。

50. 骨巨细胞瘤的好发人群、特点、临床表现是什么? 如何治疗?

骨巨细胞瘤是一种原发交界性骨肿瘤，约占所有良性骨肿瘤的20%，发病年龄多为20～40岁，女性较男性更为常见。好发于四肢长骨远端，超过一半位于膝关节周围。临床表现：疼痛、肿胀，经常性的关节活动受限。持续加重的剧痛为最常发生及首发的症状，并伴随局部肿胀和压痛。治疗：① 外科治疗：刮除术，植骨术或者骨水泥填充，冷冻疗法，苯酚烧灼法；② 对于脊椎、骶骨的部位难以完全手术切除的骨巨细胞瘤可以采取放射治疗。

51. 骨巨细胞瘤是恶性肿瘤还是良性肿瘤?

骨巨细胞瘤是一种良性肿瘤,但具有局部侵袭性和潜在恶性。骨巨细胞瘤患者80%表现为良性过程,25%～50%的患者治疗后会复发。少数患者会出现"良性肺转移",极少数患者则在多次复发或放疗后发生恶变。

52. 骨肉瘤的好发人群、特点、临床表现是什么?如何治疗?

① 好发人群:传统骨肉瘤是年轻人高发病率疾病。② 临床表现:传统骨肉瘤好发于四肢长骨,尤其是股骨远端、胫骨近端和肱骨近端。骨肉瘤最常见的临床表现是疼痛和肿块。另一个重要的临床表现是血浆碱性磷酸酶、乳酸脱氧酶中度至大幅度升高。③ 治疗:经典的治疗方法由术前化疗、病灶切除、术后化疗3个部分组成。即术前大剂量化疗;根据肿瘤浸润范围做根治性切除瘤段、植入假体的保肢手术或截肢术;术后大剂量化疗。

53. 软骨肉瘤的好发人群、特点、临床表现是什么?如何治疗?

① 好发人群:原发软骨肉瘤是成年人和老年人好发的肿瘤,男性稍常见。常见的发病部位是骨盆。② 临床表现:发病缓慢,以疼痛和肿胀为主,开始为隐痛,以后逐渐加重。肿块增长缓慢,可产生压迫症状。影像学检查对于软骨肉瘤诊断有重要作用。③ 治疗:首选手术治疗,外科边界不但取决于肿瘤病理分级,也取决于肿瘤所在部位的局部条件。软骨肉瘤对放、化疗不敏感。

54. 骨纤维肉瘤的好发人群、特点、临床表现是什么?如何治疗?

① 好发人群:好发年龄为20～60岁,男性发病多于女性,中国男女比例为1.8∶1。② 临床表现:最常见于长管状骨。原发的骨纤维肉瘤症状并没有特征性,与其他骨的恶性肿瘤相似,最常见的主诉是疼痛和局部肿胀。病理性骨折是常见的并发症,也常是一些病例的首发症状。③ 治疗:手术治疗是最有效的方法。放射治疗并非有效,只被用于外科手术不能切除、中度分化或分化差的肿瘤,加或不加辅助化疗。

55. 尤文肉瘤的好发人群、特点、临床表现及治疗?

① 好发人群:好发于男性,男女比例约为1.4∶1。② 临床表现:好发于长骨骨干和干骺端,盆骨和肋骨是常见的受累部位,脊柱、肩胛骨较少受累。疼痛是最常见的临床症状,同时伴有局部肿胀或触及肿块。③ 治疗:对放、化疗比较敏感,

因而放、化疗是常规的治疗措施。对于肿瘤发生在四肢的患者应进行手术切除，对于肿瘤位于脊椎、骨盆的病例是否应进行手术治疗存在争议。

56. 恶性淋巴瘤的好发人群、特点、临床表现及治疗？

① 好发人群：任何年龄段都可能会发病，但成年人发病居多，尤其是老年人。男性占多数。② 临床表现：骨的原发性淋巴瘤可累及全身骨骼，其中扁骨以髂骨、肩胛骨、脊椎骨最好发，而长骨则以股骨和胫骨最易受累。③ 治疗：骨的恶性淋巴瘤对放疗非常敏感。但即使大剂量使用也不能完全避免局部复发。当病变在腓骨、肋骨等"可以牺牲的"骨骼时，整块广泛切除是最佳的治疗方法。

57. 骨髓瘤的好发人群、特点、临床表现及治疗？

① 好发人群：多发于40岁以上，性别差异不大。② 临床表现：广泛骨性损害引起的骨痛、病理性骨折、高钙血症和贫血。骨痛最为常见，最初症状往往是下腰部和髋部疼痛，有时可以有伴有神经症状。50%以上的病例伴随贫血、异常出血倾向、肾功能不全表现。③ 治疗：对肿瘤已经扩散的病例，化疗联合放疗是最好的治疗方案，放疗对骨髓瘤局部有效，尤其适用于无法进行手术的病例。

58. 如何鉴别原发性骨肿瘤和骨转移瘤？

在四肢骨及脊柱的患者，原发肿瘤的表现较明确，鉴别较易。在骨盆的肿瘤，特殊表现较少，鉴别较难。单一病变时与骨的原发肿瘤相鉴别，如尤文瘤。活检是诊断肿瘤的可靠手段，也是鉴别诊断的主要手段，对骨转移肿瘤常采用穿刺活检。找寻原发瘤：如能找出原发肿瘤，则骨转移瘤之诊断确立。即使未找到原发瘤，只要经活检排除了原发瘤，则转移瘤的诊断也能成立。

59. 原发性骨肿瘤和骨转移瘤在治疗策略方面有什么不同？

针对原发性骨肿瘤，通常以手术治疗为主，术后根据患者病情采取化疗、放疗、免疫治疗、靶向治疗等治疗方法。针对转移性骨肿瘤，此类以全身治疗为主，对骨肿瘤转移的部位进行局部放射治疗，同时使用止痛药进行对症性治疗。如果出现了肿瘤压迫椎体或脊髓，则需采取手术治疗。

60. 软组织肿瘤的定义是什么？

软组织指包括骨骼肌、脂肪与结缔组织以及供应这些组织的血管，还包括周围神经系统在内的各组织，凡发生于这些组织的肿瘤均称为软组织肿瘤。软组织肿瘤是指发生于骨骼之外的，来源于肌肉、皮肤、皮下脂肪、结缔组织及各脏器器官的良恶性肿瘤，属于广义的软组织肿瘤。通常所说的软组织肿瘤是指狭义的软组织肿瘤，大部分位于身体体表及四肢的肌肉间隙，可分为良性肿瘤和恶性肿瘤两大类。

61. 软组织肿瘤的好发人群？

无论良性还是恶性，软组织肿瘤可发生于任何年龄，且男女均可发生，但恶性软组织肿瘤（肉瘤）发生率男性偏多。

62. 哪些四肢软组织肿瘤是良性的？良性软组织肿瘤包括什么？

根据不同组织来源可分为：① 纤维组织来源：比如腱纤维瘤、腱膜纤维瘤、硬纤维瘤等。② 脂肪组织来源：脂肪瘤。③ 肌肉组织来源：平滑肌瘤、横纹肌瘤。④ 血管来源：血管瘤、关节滑膜血管瘤、血管球瘤、上皮样血管瘤。⑤ 神经来源：神经鞘瘤、神经纤维瘤。⑥ 组织细胞来源：良性纤维组织细胞瘤、腱鞘巨细胞瘤。⑦ 淋巴管来源：淋巴管瘤。⑧ 组织来源不明：肌肉黏液瘤、骨外软骨瘤。

63. 哪些四肢软组织肿瘤是恶性的（恶性软组织肿瘤有哪些）？

根据不同组织来源可分为：① 纤维组织来源：纤维肉瘤、皮肤纤维肉瘤。② 脂肪组织来源：脂肪肉瘤。③ 肌肉来源：平滑肌肉瘤、横纹肌肉瘤。④ 血管来源：上皮样血管内皮瘤、血管肉瘤。⑤ 滑膜来源：滑膜肉瘤。⑥ 来源不明：小泡状肉瘤、上皮样肉瘤、透明细胞肉瘤、骨外尤文肉瘤等。⑦ 神经来源：恶性神经鞘瘤、周围神经上皮瘤。⑧ 组织细胞来源：恶性纤维组织细胞瘤。⑨ 淋巴来源：淋巴管肉瘤。

64. 软组织肿瘤的手术治疗有哪几种方案？

① 根治性手术：所有位置的肿瘤必须是连同周围包绕的正常组织一并切除。② 减积手术：是针对一些无法完全切除的软组织肿瘤而采用的方法，术后再继以其他非手术治疗，以期改善患者的生活质量并延长患者的生命。③ 截肢术：适用于晚期的巨大肿瘤伴有溃疡大出血，而又无法止血；或伴发严重感染。

65. 体表常见的肿瘤与肿块有哪些？

① 皮脂腺囊肿：皮脂腺受阻所形成的潴留性囊肿。② 脂肪瘤：正常脂肪样组织的瘤状物。③ 腱鞘囊肿：关节囊或腱鞘发生的黏液性变。④ 纤维瘤：由分化良好的纤维结缔组织构成。⑤ 表皮囊肿：多数由外伤皮肤后的皮下层所形成。⑥ 皮样囊肿：胚胎发育时外胚层遗留于皮肤、黏膜以下或深层组织内而形成。⑦ 甲状腺瘤：最常见的甲状腺良性肿瘤。⑧ 淋巴管瘤：由淋巴管壁增生及扩张所致。⑨ 血管瘤：由血管发育畸形或血管增生构成的非真性肿瘤。

66. 脂肪瘤的好发部位、临床表现是什么？如何治疗？

① 好发部位：脂肪瘤为正常脂肪样组织的瘤状物，可出现于身体任何有脂肪的部位，好发于肩、背、颈、乳房和臀部。② 临床表现：为单个或多个皮下局限性肿块，直径通常＜5 cm，也可以逐渐长至更大。瘤体可呈扁球状、分叶状或蒂状，质软，可推动，表面皮肤正常，一般无自觉症状。③ 治疗方法：如无症状且不影响生活，可不治疗。如果瘤体过大、影响美观或出现疼痛等压迫症状，可以行手术治疗。

67. 什么是神经纤维瘤病？神经纤维瘤病的分类有哪些？

神经纤维瘤病（neurofibromatosis，NF）为常染色体显性遗传病，是因基因缺陷使神经嵴细胞发育异常而导致的多系统损害。根据临床表现和基因定位分为神经纤维瘤病Ⅰ型（NFⅠ）和Ⅱ型（NFⅡ）。

68. 神经鞘瘤的好发部位、临床特点是什么？如何治疗？

又名施万细胞瘤，是由周围神经的 Schwann 鞘（即神经鞘）所形成的肿瘤，亦有人称为神经瘤，为良性肿瘤。患者多为 30～40 岁的中年人，无明显性别差异。常生长于脊神经后根。少数患者可伴发多发性神经纤维瘤病，可见患者皮肤上有咖啡色素斑沉着及多发性小结节状肿瘤。

69. 神经纤维瘤病的好发部位、临床表现是什么？如何治疗？

好发部位：沿躯干中轴线的颈部、后纵隔、腹腔脊柱旁、盆腔骶椎前，四肢，眶内，肠系膜根部甚至器官内。临床表现：① 皮肤症状：可见皮肤牛奶咖啡斑，形状大小不一，边缘不整，不凸出皮面。② 神经症状：主要由中枢、周围神经肿瘤压迫引起。③ 眼部症状：上睑可见纤维软瘤或丛状神经纤维瘤，可见虹膜粟粒橙黄色圆形小结节，称 Lisch 结节。治疗方法：可以通过标准的后路椎板切开，显微镜下肿瘤全切除而达到治愈。

70. 皮肤黑色素瘤属于软组织肿瘤吗?

不属于,因软组织肿瘤是起源于间叶组织位于软组织内的肿瘤。黑色素瘤通常是指恶性黑色素瘤,是黑色素细胞来源的一种高度恶性的肿瘤,简称“恶黑”,多发生于皮肤,也可见于黏膜和内脏,约占全部肿瘤的3%。恶性黑色素瘤可由先天性或获得性良性黑素细胞痣演变而成,或由发育不良性痣恶变而来,也可以是新发生。

71. 脉管类肿瘤包括哪些疾病?

脉管瘤是血管瘤和淋巴管瘤的合称。血管瘤:滑膜血管瘤、肌内血管瘤、静脉型血管瘤、动静脉型血管瘤、上皮样血管瘤和血管瘤病。淋巴管瘤:Kaposi样血管内皮瘤、网状血管内皮瘤、乳头状淋巴管内血管内皮瘤、复合型血管内皮瘤和Kaposi肉瘤。

72. 什么是血管瘤?

血管瘤是由胚胎期间成血管细胞增生而形成的常见于皮肤和软组织内的先天性良性肿瘤或血管畸形,多见于婴儿出生时或出生后不久。残余的胚胎成血管细胞、活跃的内皮样胚芽向邻近组织侵入,形成内皮样条索,经管化后与遗留下的血管相连而形成血管瘤,瘤内血管自成系统,不与周围血管相连。

73. 毛细血管瘤的好发部位、临床表现是什么? 如何治疗?

毛细血管瘤是由增殖的血管内皮细胞、毛细血管腔构成的体表良性血管性肿瘤。肿瘤缺乏包膜,呈浸润性发展。血管瘤发生的部位多在皮肤、皮下,病变由群集的薄壁微血管组成,紧密排列成丛,或分成小叶。局限性毛细血管瘤大多能自行消退,在不影响正常生活的情况下可以暂时不处理。广泛性毛细血管瘤尚缺乏理想的治疗方法,首选药物为皮质类固醇。角化性血管瘤因病变较局限,可以手术切除、电灼或冷冻。

74. 什么是囊性肿瘤? 囊性肿瘤的分类有哪些?

囊性肿瘤是一种良性疾病,它可以长在人体表面,也可以长在内脏里;囊肿就是长在体表或体内某一脏器的囊状的良性包块,其内容物的性质是液态的。人体常见的囊肿有"肾囊肿""肝囊肿""卵巢囊肿"。肾囊肿又分为单纯的孤立性肾囊肿和多囊肾。卵巢囊肿又分为"单纯性卵巢囊肿"和"巧克力囊肿"。

75. 皮样囊肿的特点是什么？如何治疗？

皮样囊肿属先天性疾患，是一种错构瘤，常位于皮下，偶见于黏膜下或体内器官。根据囊肿位置不同，囊肿内可包含不同的成分，如牙齿、指甲和软骨样或骨样结构。皮损为直径 1～4 cm 的皮下结节，其表面皮肤可活动，但基底常粘连固定，质较软，有波动或面团样感。治疗方法为手术彻底切除。囊肿的基底若与骨面紧贴，宜连同该部骨膜一并切除。囊肿切除后，如有骨组织凹陷、缺损或变形等畸形，可进行后期组织移植，以恢复正常外貌。

76. 皮脂囊肿的特点是什么？如何治疗？

皮脂囊肿是皮脂腺的腺管堵塞后皮脂积聚所形成的囊肿，常生长在头、面、背和臀部等皮脂腺丰富的部位，不痛不痒，与皮肤粘连，圆形，其中央常有一黑点，是腺管开口皮脂填塞处。一般可不予处理，保持皮肤清洁。当发生化脓或破溃后不易收口可予切除。最常用的根治方法是局部麻醉下手术切除。术前有感染及手术后为控制炎症，均要适当使用抗生素类药物。已合并感染的皮脂腺囊肿应在感染控制后再手术切除病灶。

77. 表皮样囊肿的特点是什么？如何治疗？

表皮样囊肿为真皮囊肿，多为一个或多个中等硬度的皮内结节，直径数毫米至数厘米。其由移位表皮细胞碎片形成，好发于易受磨损的部位，亦可见于脑脊膜、睾丸等部位。临床多无症状，肿块较大者可有轻微不适。表皮样囊肿属良性肿瘤，术后多恢复良好。

78. 腱鞘或滑液囊肿是肿瘤吗？其特点是什么？

不是肿瘤。腱鞘囊肿亦称腱鞘炎，在临床上是一种较多见的外科疾病，现代医学认为是在有滑膜的部位，滑膜有膨出可以发展成为一个闭合性的袋，然后形成一个含有关节及肌腱滑液的囊肿，结缔组织黏液退行性变所形成的囊肿。

79. 腱鞘囊肿及其复发如何治疗？

治疗：按压法、针刺法、挂线法、针刀治疗。复发的治疗：如果手术之后腱鞘囊肿复发，复发后囊肿的体积比较小，也没有明显的症状，不需要进行特殊治疗，只需要定期复查。如果囊肿逐渐增长，并且出现轻微的疼痛，可以贴活血化瘀、消肿止痛的膏药，比如伤湿止痛膏、狗皮膏等或者贴具有抗炎镇痛作用的膏药或者再次进行手术治疗。

80. 各种体表常见肿瘤的手术指征是什么？

常见的良性肿瘤体积较小，无感染破溃症状可不予以治疗，注意清洁预防感染症状即可。若出现感染、波动或破溃迁延不愈可行手术切除。恶性肿瘤肿瘤生长快，呈浸润性生长，合并破坏邻近组织或器官，没有包膜，周围组织分界不清，不容易推动，表面不平，硬度不均，质脆。由于发展较快，血液供应不足瘤中央易发坏死、溃烂和出血，并具有转移特点进行手术切除，有放、化疗指征时进行放、化疗治疗。

81. 经常干重体力劳动是引起软组织肿瘤的原因吗？

目前认为软组织肿瘤的致病因素并非单一，主要原因有先天性畸形、家族性遗传、异物刺激、化学物质刺激、创伤学说、内分泌因素以及其他如病毒、慢性水肿性炎症及放射线等。并无证据表明从事重体力劳动可引起软组织肿瘤生长，但同时也无证据证明两者无关联，因此要证明两者具体关系还有待研究。

82. 软组织肿瘤会转移吗？

软组织肿瘤是起源于间叶组织位于软组织内的肿瘤。良性肿瘤几乎不会发生转移，一些恶性肿瘤可以迅速广泛地发生转移；有一些则极少且晚期才转移。可发生转移的肿瘤均表现有沿解剖位置，如神经、血管、肌束和筋膜造成局部侵犯的倾向。软组织肿瘤具有早期发生血行播散的特点，通常为肺转移，肝、骨、脑等其他器官的转移则少见，引流区淋巴结的转移不常发生，但在滑膜肉瘤和横纹肌肉瘤则可能。

83. 软组织肿瘤预后好不好？

软组织肿瘤的预后根据肿瘤不同病理学类型的恶性程度决定，一般良性的软组织肉瘤预后较好。对于恶性软组织肉瘤，部分对放化疗比较敏感，手术切除之后，预后良好；但是有一类软组织肉瘤治疗预后非常差，如恶性的神经鞘膜瘤，包括未分化的软组织肉瘤，有一部分即使用了靶向治疗、化疗及手术，依旧反复复发、转移，无法控制，最终导致患者死亡。一般对软组织肿瘤首先穿刺明确诊断，再进行手术切除处理。

84. 什么是淋巴管瘤?

淋巴管瘤是淋巴管源性少见的良性病变，常由于淋巴管先天发育异常，原始淋巴囊不能向中央静脉引流，正常分化良好的淋巴结构异错构或未能与正常引流通道建立联系而隔离的淋巴管或淋巴囊异常增生扩大所致。也可继发于外伤或手术引起淋巴管损伤导致淋巴液引流不畅最终发展而成。

85. 隆突性皮纤维肉瘤的特点、临床表现是什么? 如何治疗?

隆突性皮纤维肉瘤是一种低度恶性皮肤肿瘤。其好发于青壮年，男性稍多于女性，病变部位主要是躯干和四肢近侧端的真皮组织，临床表现为无痛性持续缓慢生长的单个结节，呈隆起状、瘢痕样或斑块状，偶见多结节融合成分叶状。Mohs 显微外科手术为首选治疗方法，一般采用距肿瘤边缘≥3 cm 扩大切除术及术中冰冻病理检测。

86. 哪些属于骨良性肿瘤? 哪些属于骨恶性肿瘤? 骨肿瘤良性多还是恶性多?

骨肿瘤良性多见。良性骨肿瘤：骨软骨瘤、软骨瘤、内生软骨瘤、骨膜软骨瘤、成软骨细胞瘤、软骨黏液样纤维瘤；骨样骨瘤、成骨细胞瘤；结缔组织增生性纤维瘤；良性纤维组织细胞瘤；血管瘤；平滑肌瘤；脂肪瘤；神经鞘瘤。恶性骨肿瘤：软骨肉瘤；成骨肉瘤；纤维肉瘤；恶性纤维组织细胞瘤；尤文肉瘤；浆细胞骨髓瘤、恶性淋巴瘤；恶性巨细胞瘤；脊索瘤；血管肉瘤；平滑肌肉瘤；脂肪肉瘤；造釉细胞瘤、转移性恶性肿瘤。

（赖忠盟　赵子松　王学军　陈绍辉　邱颐）

第二节　骨科手术麻醉管理特点与进展

87. 临床常见骨科手术的麻醉管理有哪些?

对于骨科手术，除了熟练掌握常规的麻醉方法外，还需要掌握其他技能，如超声引导下的各种区域神经阻滞、纤维支气管镜插管、休克的紧急处理、自体输血、急性等容性血液稀释、诱发电位检测技术等。另外，对术中体位、体液平衡、末梢血供及特殊并发症处理的相关知识也应熟练掌握。

88. 骨科手术常用的麻醉方法是什么？

大部分骨科手术的麻醉可选用全身麻醉、区域阻滞或两者联合的方法，还有一些如椎间孔镜术也可在局部麻醉（可合并基础麻醉、MAC辅助）下完成。

89. 骨科手术麻醉方式的选择及依据是什么？

依据手术部位、手术方式、手术要求、手术时间、患者状况、术后镇痛、麻醉医师个人能力制定麻醉方式。局部麻醉：较小的神经末梢、外周浅表组织的手术，手术时间短，病情稳定；神经阻滞麻醉：肩部和四肢手术；椎管内麻醉：脊柱、下肢手术、合并有肺部并发症、老年患者、术后镇痛；全身麻醉：满足骨科各类手术，尤其适合脊柱脊髓手术、手术时间长、出血多、患者情况差、病情急、特殊体位的手术。

90. 四肢骨、关节损伤的手术对麻醉管理的影响有哪些？

① 手术体位较复杂，应确保呼吸道通畅，防止气管导管、喉罩扭折或脱出；远端缺血或血栓形成；外周神经过伸或受压而引起术后神经麻痹；眼部软组织受压引起的视网膜损伤手术失血较多，应有充分估计和准备。② 止血带使用时间上肢一次不超过1小时，下肢不超过1.5小时。必要时可松开10～15分钟后再充气，以免发生神经并发症或肌球蛋白血症。

91. 骨科手术患者麻醉前心血管系统评估要点有哪些？

① 高血压是骨科老年患者的常见共病。术前要了解高血压的严重程度、用药情况及治疗效果。② 是否存在室性早搏、房室传导阻滞和病态窦房结综合征，明确是否需要药物治疗或安置临时起搏器。③ 是否存在心肌缺血或梗死，以及冠脉狭窄程度与是否需要进一步治疗，心梗患者择期手术应延至梗死6个月后进行。心脏是否有结构的改变及目前心脏功能。④ 慢性骨骼系统疾病患者随着年龄增长多伴有心血管病变，要尤其注意。

92. 骨科手术患者麻醉前呼吸系统评估要点有哪些？

① 气道是否存在解剖异常，类风湿关节炎患者要检查脊柱活动受限程度，是否存在颈椎强直和张口障碍，如存在上述情况术前应选定插管方案。② 有无慢性

肺疾病，如肺炎、肺气肿、哮喘、吸烟史等会引起气道防御功能下降，气道阻力增加，氧合功能降低。③ 有无呼吸功能障碍，类风湿关节炎、脊柱侧凸畸形、肌营养不良性疾病都可导致肺活量的下降和残气量的增加。

93. 老年骨科手术患者常见并发症有哪些?

骨科患者并发症主要考虑老年因素带来的各系统退行性病变。如心血管系统存在的高血压病，冠心病；神经系统存在的脑血管疾病；呼吸系统的慢性支气管炎、肺气肿、慢性阻塞性肺疾病；内分泌系统的糖尿病、甲状腺功能减退、肾上腺皮质功能减退；营养不良、低蛋白血症等。另外，老年患者尤其是合并类风湿疾病者往往有牙齿松动、缺失，下颌关节僵硬、颈椎后仰受限等情况，这些都应给予足够的重视。

94. 骨科手术患者术前接受抗血小板药物治疗的处理原则是什么?

① 仅服用阿司匹林：一般情况下无须停药。② 服用 P2Y12 受体阻滞剂(氯吡格雷、替格瑞洛等)单药：可停药 5～7 天后再手术。③ 双联抗板的冠脉支架植入：服用阿司匹林和氯吡格雷，或阿司匹林和普拉格雷的患者，术前应停用氯吡格雷或普拉格雷 7 天以上并改用桥接抗凝。术毕 24 小时后可加用氯吡格雷和阿司匹林。

95. 骨科手术患者术前服用新型口服抗凝药的处理原则是什么?

常见的新型口服抗凝药物包括Ⅹa 因子直接抑制剂(如利伐沙班、阿哌沙班)、Ⅹa 间接抑制剂(磺达肝癸钠)和直接凝血酶抑制剂(如达比加群酯)。由于此类药物半衰期短，因此，无须肝素桥接抗凝；正在服用新型口服抗凝药的患者如果接受择期手术，应根据手术本身创伤大小及出血风险决定何时停药，以及何时恢复服用。

96. 术前贫血如何处理?

若贫血患者有慢性出血性疾病，应先治疗原发性疾病，同时治疗贫血。大细胞性贫血补充叶酸及维生素 B_{12} 可以明显改善贫血症状。铁剂和促红细胞生成素是纠正术前缺铁性贫血和减少术后异体输血安全有效的治疗手段。部分创伤骨科老年患者伴存术前贫血，因急诊或限期手术马上进行，因此还应考虑血红蛋白具体指标、患者有无缺氧情况等而考虑术前输血。

97. 骨科手术患者术前血糖控制情况要求有哪些?

空腹血糖控制在 7 mmol/L 以下,餐后 2 小时血糖控制在 10 mmol/L 以下。急诊和限期手术空腹血糖控制在 12 mmol/L 以下。

98. 骨科手术患者术前服用免疫抑制剂的停药方案是什么?

《风湿免疫性疾病关节置换围手术期抗风湿类药物管理指南》指出,对于选择性全膝关节置换术的患者而言,最佳状态为接受泼尼松龙或等效应量<20 mg/d,尽可能维持术前每日应用剂量,而不是使用超生理剂量的应激剂量。美国风湿病学会(ACR)关于风湿病患者行全髋关节成形术或全膝关节置换术的围术期药物调整指出,术前无须停用免疫抑制剂,继续按当前剂量治疗。

99. 骨科手术患者术前服用生物制剂患者的停药方案是什么?

《风湿免疫性疾病关节置换围手术期抗风湿类药物管理指南》建议,术前停用所有的生物制剂,手术时间安排在不同类生物制剂,最后一次用药周期结束之后,切口愈合且不存在非手术部位感染,即可恢复生物制剂的应用。

100. 骨科手术患者术前为什么术前要喝“营养液”?

择期手术,术前禁食水是必需的,但禁食水时间长,患者不仅有饥饿、口渴、烦躁、紧张等不适,还可能引起胰岛素抵抗,导致高血糖,增加术后感染概率。“营养液”的主要成分包括水、葡萄糖、氨基酸、维生素等,口服后可降低由于禁食期导致的饥饿、焦虑及胃肠道不适等,增加患者的依从性,同时也可以降低胰岛素抵抗,降低术后感染的发生概率。

101. 加速康复围术期管理策略推荐骨科手术患者术前营养支持的内容有哪些?

推荐:① 纠正低蛋白血症,鼓励患者进食高蛋白质食物(鸡蛋、肉类),必要时输注白蛋白,以纠正低蛋白血症。② 食欲欠佳者可使用胃肠动力药及助消化药。

102. 骨科手术患者平时服用治疗高血压的药物对手术麻醉有何影响?是否需要停药?

常见的高血压治疗药物包括钙离子拮抗剂、β 受体阻滞剂、利尿剂、血管紧张素转化酶/受体抑制剂(ACEI/ARB)等。钙离子通道拮抗剂对血流动力学无明显影响，术前无须停药。术前持续口服 ACEI 药物的患者，围术期低血压风险显著增高，建议术前 24 小时停用。长期服用排钾性利尿剂如不及时补充钾可致低钾血症，一般主张术前停用 2～3 天并调整血钾。β受体阻滞剂有降低心肌氧耗量、抑制传导和降低心率的作用，术前只要血压稳定可适当减量，不主张术前停药。

103. 骨科手术患者服用类风湿关节炎治疗药物对手术麻醉有何影响？是否需要停药？

类风湿关节炎常用治疗药物包括缓解病情抗风湿药（disease modifying antirheumatic drugs，DMARDs）、生物制剂和糖皮质激素等几类。非生物制剂 DMARDs 围术期可安全应用，无须减量或停药。对于持续应用糖皮质激素的患者，合理适量补充糖皮质激素可预防肾上腺皮质危象发生，但可能增加术后感染的风险。对于术前长期使用糖皮质激素的患者，围术期可以继续使用每日常规剂量的激素，无须在围术期额外补充糖皮质激素。

104. 高位截瘫的患者需要麻醉吗？

高位截瘫患者截瘫平面下的手术仍然需要麻醉，可以选择局部麻醉、神经阻滞、椎管内麻醉、全麻或监护下的镇静麻醉。麻醉的目的并不是单纯不痛，应尽可能避免自主神经反射亢进或紊乱的发生。

105. 骨科手术术中止血药物的应用原则有哪些？

应用止血药需有实验室或临床依据，或符合以下几点：① 凝血因子缺乏：血友病。② 易出血病史：经常出现瘀斑，出血后凝血慢或者术前检查凝血指标延长 1 倍以上。③ 身体虚弱：有手术史或出血病史而无血栓性疾病病史者；严重贫血，术前调整不能恢复，甚至输血亦不能纠正贫血者。④ 大量出血：出血 800 mL 以上，经补液使血液稀释者，或经输入新鲜血仍见伤口渗血较多者。⑤ 术中发现有明显的广泛性渗血、明确的凝血功能障碍。

106. 骨科手术患者术中体温管理有何特点？

① 患者自身因素：如老年、婴幼儿、糖尿病、体质差的患者，体温调节能力差，易发生低体温。② 麻醉药物的影响：可直接导致血管扩张，抑制血管收缩的体温调节功能，抑制体温调节中枢，造成中心体温再分布。③ 手术因素：部分手术切口长、暴露面积大，如脊柱矫形及大关节的手术，易发生术中低体温。④ 手术室内温

度过低：当室温低于 21℃时，患者散热明显增多。

107. 骨科手术术中如何行体温保护?

① 每 15～30 分钟测量并记录体温，术中做好保温。② 维持环境温度不低于 21℃建立主动加温后方可下调环境温度。③ 患者核心体温≥36℃方可进行诱导，除非病情紧急。④ 即使手术时间<30 分钟，对于围术期高危低体温患者，建议在诱导前使用加温设备进行体温保护。⑤ 手术时间≥30 分钟的患者，建议在诱导前进行体温保护。⑥ 输注超过 500 mL 的液体以及冷藏血制品需使用输液加温仪加温至 37℃再输注。⑦ 所有冲洗液建议加热至 38～40℃后再使用。

108. 骨科手术术中液体管理原则是什么?

液体治疗的规范化是降低外科患者围术期全身及局部并发症发生率的关键途径。液体治疗的良好结局有赖于明确的治疗目标及其对患者、治疗时机、治疗液体的正确评价和选择。关于液体治疗的诸多问题中，部分已有共识，但仍存在一定争议。围术期液体治疗可分为针对脱水的补液治疗及有效循环血量减少所致血流动力学改变的复苏治疗，在补充细胞外液及有效循环血量的同时，纠正并发的电解质紊乱。

109. 骨科手术麻醉中术后认知功能障碍如何防治?

① 注意麻醉方式的选择，区域阻滞或区域阻滞联合全身麻醉可降低术后认知功能障碍(postoperative cognitive dysfunction，POCD)的发生率。② 使用预先镇痛和应激干预以及充分的术后镇痛方案。③ 实施术中脑保护策略，保证脑灌注压，使用脑保护剂和适宜的呼气末 CO_2 分压等。④ 做好术中保温，力求围术期血流动力学的平稳。

110. 氯胺酮在骨科手术术后镇痛中如何应用?

静脉输注亚麻醉剂量的氯胺酮可用于术后镇痛。应用氯胺酮能减少阿片类药物的应用，降低恶心呕吐的发生率。但是应用氯胺酮需要监测血氧饱和度，监测患者疼痛评分，根据疼痛情况调节氯胺酮的用量，避免大量应用氯胺酮而出现不良反应，如意识丧失、镇静、幻觉、听力及位置觉减弱。氯胺酮禁用于心血管病控制不佳的患者、精神病患者、孕妇、颅内压和眼压升高者、严重肝功能损伤者。

111. 术后静脉镇痛药如何选择？

静脉镇痛药物以阿片类用药为主，联合辅助用药。大量应用阿片类药物可能出现相关不良反应，常见不良反应包括术后恶心呕吐、瘙痒、便秘、过度镇静、呼吸抑制等。大量文献、循证医学证据及专家共识均推荐应阿片类药物联合辅助性镇痛药物，可减少阿片类药物的应用及相关不良反应，常用的辅助性镇痛药物包括非甾体抗炎药、加巴喷丁、对乙酰氨基酚、芬太尼透皮贴、氯胺酮、右美托咪定等。

112. 辅助性镇痛药对阿片类药物的影响是什么？

辅助性镇痛药物能减少阿片类药物的应用。非甾体抗炎药具有抗炎和镇痛的双重作用，联用对乙酰氨基酚可有效减轻术后疼痛、减少阿片类药物的应用。也可使用双氯芬酸钠、帕瑞昔布等。加巴喷丁和普瑞巴林主要用于术后急性疼痛导致的痛觉过敏和中枢敏化。加巴喷丁能减少术后 24 小时阿片类药物的应用，但可能增加嗜睡。普瑞巴林术后应用能减少住院期间的阿片类药物的消耗，改善疼痛评分，但是对于远期疼痛没有显著影响。

113. 骨科手术围术期镇痛的常用方法是什么？

骨科手术本身造成的创伤大，术后需要尽早进行功能锻炼，患者术后疼痛剧烈，时间长久。因此围术期采用多模式镇痛方案已形成普遍共识。术前充分的宣教可以减轻患者恐惧，取得其配合与理解；对于剧烈疼痛患者还可以采用预先镇痛；在麻醉方法的选择上尽量联合单次或持续神经干/椎管内阻滞、配合“鸡尾酒”疗法等；术后常使用持续的静脉、硬膜外、外周神经镇痛泵自控镇痛和配合口服非甾体类抗炎镇痛药物，辅以冰敷等物理疗法。

114. 创伤骨折如何根据不同部位进行出血量估计？

不同部位单侧闭合性骨折时导致的失血量，对应开放性创伤或多处损伤的患者失血量应做相应调整。具体估计失血量为：骨盆 1 500～2 000 mL，髂骨 500～1 000 mL，股骨 800～1 500 mL，胫骨 350～500 mL，肱骨 200～500 mL，尺桡骨约 300 mL，单根肋骨 100～150 mL。

115. 创伤患者行超声评估重点包括哪些内容？

超声创伤重点评估（focused assessment with sonography in trauma，FAST）是一种超声检查快速评估方法，主要依据胸腹腔、心包游离积液情况判断胸腹部创伤情况，还可显示胸腹部出血情况。检查内容包括：① 胸腹腔、心包积液征象；② 腹腔内实质性脏器损伤情况；③ 空腔性脏器情况；④ 腹腔双侧脏器呼吸运动情况。

116. 创伤患者的气道评估主要内容是什么?

创伤患者首先要考虑：患者是否有气道保护失败的风险，是否有通气和氧合失败的风险，以及预期的临床进程如何？例如，患者是否具有意识丧失、需要镇静治疗的严重颅脑损伤、严重(上)颌面骨折、误吸风险(出血、呕吐)、气道梗阻风险(创伤所致：如颈部血肿、喉或气管损伤/烧伤等；原发疾病所致：如肥胖、OSAS、喘鸣)等。对于所有的创伤需要行气管插管的患者，都应当按照饱胃来处理。插管前充分进行气道评估，谨慎操作。

117. 创伤患者气道管理的主要内容是什么?

要求熟知气管插管的指征、镇静剂和神经肌肉阻滞剂的药理及在快速序贯诱导中的效用，以及合适的气管插管方法。对于颈椎及颈脊髓损伤的患者，推荐进行保留自主呼吸的中立位插管，保持颈椎稳定，防止损伤进一步加重。对于紧急气道，首先要确保通气与氧合，必要时进行经皮环甲膜切开术或气管切开术。

118. 如何处理创伤患者非预计困难气道?

对于未预料到的困难气道，推荐采用窒息氧合技术，放置鼻导管，氧流量 15 L/min；尝试面罩通气是否能维持 $SaO_2>90\%$，如果可以，尝试其他插管方式或建立外科气道；若不可以，考虑是否合并颌面部损伤或气道快速肿胀，若存在，则建立外科气道；若不存在，则尝试放置声门上气道工具。之后继续评估是否可维持 $SaO_2>90\%$，若可以，考虑其他建立气道方式或建立外科气道；若不可以，直接建立外科气道。

119. 创伤患者救治的早期干预的主要内容是什么?

对于创伤患者的干预应尽早开始，在院前阶段就应开始积极救治。应尽可能缩短院前抢救时间，采用损伤控制复苏策略并进行初步止血处理。对于气道损伤患者，应注意气道保护，必要时行气管插管。对于脊髓损伤患者应当注意搬运过程中避免脊髓进一步损伤。对于大出血或可疑出血的严重创伤患者，应尽快行相关检查，明确出血部位。采用限制性红细胞输注策略，并尽早使用氨甲环酸避免凝血功能恶化。积极纠正酸中毒、低体温和低钙血症等。

120. 创伤患者救治的院前干预措施包括什么?

缩短院前时间;对四肢创伤大出血的患者应使用止血带;采用损伤控制复苏理念;将创伤患者直接送到创伤专科医院。

121. 区域麻醉在创伤患者中应用有哪些优点?

区域麻醉包括椎管内麻醉和外周神经阻滞。它用于创伤患者能有效控制疼痛以及疼痛引起的交感应激反应,减少失血,增加血流,降低静脉血栓的发生率,避免气道干预而减少肺部并发症,有效控制术后疼痛,并有利于术后早期下床活动和康复治疗。

122. 区域麻醉在创伤患者中应用有哪些风险?

创伤患者往往合并低血容量、凝血功能障碍、筋膜间隔综合征及创口污染等情况,选择区域麻醉可能导致以下风险:使血流动力学不稳定;导致、掩盖或加重神经并发症;导致感染、血肿;掩盖筋膜间隔综合征症状;更易发生局部麻醉药中毒反应。

123. 创伤患者救治的凝血功能干预措施包括什么?

① 尽早使用氨甲环酸;② 治疗酸中毒、低体温和低钙血症;③ 维持纤维蛋白原浓度 1.5～2 g/L;④ 血小板$>100\times10^9$/L;⑤ 对应用华法林或口服直接作用的抗凝剂的患者在应用拮抗药前给予凝血酶原复合物。

124. 创伤休克的液体复苏主要原则是什么?

30%创伤患者会因严重创伤引起机体发生失血性休克而导致死亡。液体复苏为失血性休克患者的抢救争取了时机。液体复苏倾向于个体化治疗,兼顾失血状态(控制或未控制)、创伤特点(贯通伤或钝器伤)、液体复苏的时机(院前或手术前后及 ICU 内)、并发症以及患者对临床治疗的反应。

125. 什么是允许性低血压液体复苏?

低血压液体复苏(限制性补液),指以最少的容量维持所能耐受的最低血压,既可以提高机体的代偿能力,又可以维持内环境稳态,通过液体复苏适度地补充组织器官的血流灌注，从而减轻机体内出血，最终达到探寻一个复苏平衡点的目标。

126. 出血性休克的最佳复苏压力是什么？

控制出血性休克的早期复苏中，复苏压力不可过高或过低，以平均动脉压维持在 50～60 mmHg 最为合适，血压过高（MAP＞80 mmHg）则加大失血机会，降低生存概率，血压太低（MAP＜40 mmHg）则会抑制心脏舒缩功能，加重肝功能损伤。低压复苏最好将收缩压维持在 90 mmHg、平均动脉压维持在 50～60 mmHg，复苏时间不能过长，以低于 90 分钟为宜。对于脑损伤患者（GCS≤8），应维持平均动脉压≥80 mmHg。对于患有高血压的失血性休克患者，传统液体复苏的效果显著优于低血压性液体复苏。

127. 创伤患者液体复苏的液体应当如何选择？

液体复苏时究竟使用何种液体始终存在着争议。对于因大出血而导致低血压的创伤患者，初始液体治疗应使用平衡盐溶液。对于严重颅脑损伤患者，应尽量避免使用林格液这样的低张溶液。由于存在凝血相关问题，因而需限制胶体液的使用。小容量高渗透压晶体-胶体渗透压混合液，以 3～4 mL/kg 为宜，能够快速扩张血容量，提高心脏舒缩能力，降低颅内压力，消除组织肿胀，同时提高组织及器官的氧供，降低休克并发症的发生。

128. 创伤患者的输血方案是什么？

创伤出血引起休克的原因主要是有效循环血容量的丢失，因此首要处理在于给予液体和（或）血液制品来恢复循环血容量，关键目标是恢复组织氧供应及组织灌注，阻止并逆转器官死亡。可以先根据初步评估的失血量，进而根据化验结果进行血制品输注。目前没有明确规定大量输血时新鲜冰冻血浆和浓缩红细胞的输注比例。但建议每输注 5～7 单位的红细胞需要搭配 2～3 单位血小板。

129. 创伤患者输血的监测指标是什么？

2010 年《严重创伤出血处理的欧洲指南》推荐应用血栓弹力图诊断和监测失血程度，评估凝血病的特征和指导治疗；如果出血明显且血栓弹力图结果表现为功能性纤维蛋白原缺乏或血浆蛋白原低于 1.5～2.0 g/L，应输注纤维蛋白原或冷沉淀。如有可能，应根据 TEG 指导纤溶亢进。

130. 创伤患者是否应使用氨甲环酸？

氨甲环酸是作用于纤溶系统的止血药物，直接作用于纤维蛋白溶酶原上的赖氨酸结合位点，抑制纤维蛋白溶酶的形成，从而阻断纤维蛋白的降解过程。研究显示，氨甲环酸可以安全可靠地降低创伤出血患者的死亡率。一项研究发现，氨甲环酸能显著降低轻中度脑损伤相关死亡率，但对于严重脑损伤效果不显著；对存活患者的致残率无明显增加。推荐对出血的创伤患者或有较高出血风险的患者尽早使用氨甲环酸。

131. 创伤患者使用氨甲环酸的用药方案是什么？

通常在受伤后 3 小时内应用氨甲环酸负荷剂量 1 g，持续时间 10 分钟以上，继而静脉输注 1 g，持续时间 8 小时以上。

132. 创伤患者术前检查的选择有哪些？

因为创伤患者需紧急处理，术前的实验室和影像学检查常很有限，若患者的血流动力学不稳定，常不可能进行任何术前检查。但是如果患者情况平稳，在送入急诊室或手术室进行手术前的相对短时间内，有必要进行影像学及实验室等检查。包括且不限于动脉血气分析、全血细胞计数、肝肾功能、凝血功能等实验室检查，以及头颅、胸腹部 CT 等影像学检查。

133. 创伤患者术前用药方案是什么？

为减轻创伤患者的忧虑与疼痛，应适量给予镇静药和镇痛药，但这必须在病情基本诊断清楚，并对患者进行迅速而有效的呼吸循环复苏基础上。应从小剂量开始，并密切观察催眠镇痛的效果及对呼吸循环的影响，逐步增量至效果满意。切忌快速静脉内大剂量单次给药。

134. 创伤患者应该进行哪些监测？

ASA 建议创伤患者麻醉过程至少需要持续监测血压、心率、心电图、血氧饱和度、体温和呼气末二氧化碳。对已出现循环不稳定，提示有休克风险，属于严重创伤的患者，还应监测有创动脉血压。动脉血气分析是评估患者的酸碱平衡和通气状态的最终监测项目。

135. 创伤患者麻醉前评估应该关注哪些事项？

急性创伤患者术前麻醉评估必须遵循 ABCDE 程序：即气道（airway）、呼吸（breathing）、循环（circulation）、功能障碍（disability）情况和暴露（exposure）。在完成 ABC 评估之后注意发现隐蔽的损伤：一侧呼吸音减弱，神经损伤定位表现，在面部损伤中上颌骨骨折常伴有颅底骨折，对于胸部的钝性损伤，应注意有无肋骨骨折、浮动胸壁、肺挫伤、气胸、心包填塞等情况存在。

136. 创伤患者如何进行麻醉诱导？

在充分恰当的纠正低血容量之后再开始麻醉，麻醉常较平稳且安全性显著提高。除非特别紧急的情况，应在适当纠正失血性休克后才开始诱导麻醉。所有外伤患者均被认为是饱胃，按饱胃患者处理。若患者严重休克、昏迷，或入急诊室前已心搏骤停，除氧气和可能使用肌肉松弛药外不需给予其他任何药物。给药操作原则是无论选择哪种诱导药都要从小剂量开始，以滴定方式给药。近期证据表明，滴定给药方式可能比选择特殊药物更重要。

137. 创伤患者麻醉维持的要求是什么？

麻醉维持期间注意保持呼吸循环的稳定。对循环管理要到达以下目标：维持良好的血压；控制心律失常；支持心泵功能；改善微循环。保持呼吸道通畅和充分供氧是呼吸支持的根本措施。

138. 创伤患者术后镇痛的要求是什么？

创伤患者疼痛治疗的目的是在安全和最低不良反应的前提下达到良好的镇痛并且患者的满意度高。应注意不少患者容易耐受中等以下疼痛，但难以耐受中度以上的恶心呕吐、头晕等可能和镇痛药物有关的不良反应。目前临床上推荐采用多模式镇痛，联合应用不同镇痛技术或作用机制不同的镇痛药，作用于疼痛传导通路的不同靶点，发挥镇痛的相加或协同作用，又由于每种药物的剂量减少，不良反应相应减轻。

139. 创伤患者术后镇痛常用方法包括什么？

① 超声引导下的外周神经阻滞和（或）伤口局部麻醉药浸润；② 全身使用（静脉或口服）对乙酰氨基酚和（或）NSAIDs 药物和阿片类药物及其他类药物的组合；③ 患者自控镇痛（patient controlled analgesia，PCA）。PCA 具有起效较快、无镇

痛盲区、血药浓度相对稳定、通过冲击(弹丸)剂量及时控制爆发痛，并有用药个体化、患者满意度高等优点，是目前手术后镇痛最常用和最理想的方法，适用于手术后中到重度疼痛。

140. 创伤患者麻醉手术期体温变化的特点是什么?

创伤患者到达手术室之前常有低体温，在手术麻醉期间低体温更为常见，麻醉可以抑制其体温调节，全身麻醉可以降低引起低温反应的阈温度值，使外周血管扩张增加散热，同时肌肉松弛药阻滞了寒战反应。

141. 低体温对创伤患者有何不良影响?

创伤患者，特别是老年创伤患者常因失血过多进行治疗时输入了大量液体，而在这过程中血液循环量减少，能量代谢减缓致使患者体内能量大量丢失，产热不足从而造成患者体温下降。围术期低体温可导致诸多不良结局，包括：围术期心血管不良事件发生率、外科伤口感染率增加；伤口愈合时间及住院时间延长；凝血/纤容功能障碍；输血需求增加；麻醉药物效能和代谢改变；术后苏醒推迟；留观时间延长和寒战不适增加等。

142. 如何防治严重创伤患者围术期低体温?

防治低体温的方法有很多，大致可分为被动和主动预防两类。被动保温包括覆盖棉毯、手术单、保温毯等。主动保温措施主包括：① 压力暖风毯，手术时间≥30 分钟即推荐使用压力暖风毯；② 输液加温设备包含各类隔热静脉输液管道、水浴加温系统、金属板热交换器、对流加温系统等低流速或高流速加温设备；③ 其他保温措施包括体腔灌洗液加温至 38～40℃、提高手术室温度不低于 21℃等方式均可有效减少术中热量丢失。

143. 严重创伤患者术后常见并发症包括什么?

急性呼吸窘迫综合征(acute respiratory distress syndrome, ARDS)、术后急性肾衰竭是严重创伤患者术后常见的并发症。

144. 创伤患者术后发生急性呼吸窘迫综合征的诱因及表现?

术后发生急性呼吸窘迫综合征(acute respiratory distress syndrome, ARDS)是创伤患者的严重并发症之一。多发性创伤、严重创伤、低血压、误吸、脂肪栓塞和

DIC 等因素均可导致 ARDS。80%以上的复合伤伴有胸部外伤，大多数严重外伤患者都有呼吸异常，呈现低氧血症和过度通气。

145. 什么是创伤后急性肾衰竭?

创伤出血造成血容量不足和低氧血症，挤压伤引起的肌红蛋白增高，伴有肾、膀胱、尿道外伤的复合伤、麻醉手术对肾灌注和肾小球滤过率的影响，抗利尿激素(antidiuretic hormone, ADH)和醛固酮分泌使肾小管再吸收增加，及抗生素的使用，均可能引起急性肾衰竭(acute renal failure, ARF)。主要病因以低血容量和横纹肌溶解症常见。

146. 什么是创伤后急性肾损伤?

创伤后急性肾损伤(acute renal injury, AKI)常发生于严重创伤进行液体治疗过程中，液体输注正平衡可导致急性 AKI 发生和较差的长期肾脏结局。在一项对 364 名患者的研究中，对严重创伤的患者进行过度容量治疗(48 小时液体输注>2 L)是 AKI 发生的独立且具有递增关系的危险因素。未来的研究应更加关注液体反应性，作为严重创伤患者液体复苏的终点，以避免不必要的液体输注和并发 AKI。

147. 创伤后晚期并发症有哪些?

创伤患者可发生多种危及生命的并发症，如休克、DIC、输血反应、药物反应、吸入性肺炎、急性肾衰竭/急性肾损伤、ARDS 等。

(赖忠盟，赵子松，王庚，傅强)

第三节　区域/神经阻滞在骨科手术中的应用概论

148. 适用于区域/神经阻滞的各类局部麻醉药物特性是什么?

局部麻醉药物主要分为酰胺类及酯类两大类。目前临床常用于区域阻滞的局部麻醉药物主要为利多卡因、罗哌卡因及丁哌卡因等。利多卡因起效时间快(2～3 分钟)，作用持续时间短(30 分钟)。罗哌卡因起效时间为 15～30 分钟，作用持续 8～12 小时，心脏及神经毒性略强。丁哌卡因起效及作用时间类似罗哌卡因，但心脏及神经毒性更强。脂质体丁哌卡因已应用于临床，单次注射后起效时间可长达2～3天。

149. 什么是适用于区域/神经阻滞的局部麻醉药佐剂？

局部麻醉药佐剂是一把双刃剑，其优缺点仍需更多循证医学证据来佐证。传统局部麻醉药佐剂较多使用的包括肾上腺素、丁丙诺啡、可乐定、镁剂等。目前新兴局部麻醉药佐剂使用较多的有右美托咪定等。

150. 佐剂对于神经阻滞的影响是什么？

在局部麻醉药中加入佐剂能够延长局部麻醉药的神经阻滞时间，加快局部麻醉药的起效速度，较少患者术后疼痛，减少相关并发症的发生。动物实验和临床研究表明地塞米松、右美托咪定等佐剂应用于神经阻滞，对于神经结构和功能没有长期的影响，是相对安全的。对于外周神经病变、神经损伤高危风险的患者谨慎应用，避免造成不必要的神经损伤。

151. 什么是脂质体丁哌卡因(liposomal bupivacaine)？

脂质体丁哌卡因是使用 DepoFoam 技术制成的，每一个微粒都是由许多封存了丁哌卡因的水性腔室及隔开腔室的脂质双分子层组成。该结构可以稳定而缓慢释放丁哌卡因，进而延长丁哌卡因的疗效至 72 小时。脂质体丁哌卡因是将丁哌卡因封存在载体分子中以延长其在作用部位停留时间的一种丁哌卡因新剂型。

152. 脂质体丁哌卡因的应用范围是什么？

FDA 已批准的应用范围：痔切除术、拇囊炎切除术、腹横肌平面阻滞、乳房成形术局部浸润、全膝关节置换局部浸润以及腹股沟疝修补术局部浸润；说明书以外可应用于外周神经阻滞、全膝关节置换术关节内用药、硬膜外用药以及肋间神经阻滞。虽然目前被批准的应用范围有限，但是现有的研究已经提示其具有更长时间的术后镇痛效果。美国 FDA 批准的最大剂量为每次 266 mg(成人)。

153. 脂质体丁哌卡因用于关节置换手术镇痛效果如何？

脂质体丁哌卡因是为了延长局部镇痛的持续时间，尽管有许多研究结果展现出一定效果差异，但目前尚不清楚脂质体丁哌卡因是否以及何时比标准常规局部麻醉药有显著优势。有文献报道脂质体丁哌卡因用于踝关节置换手术镇痛效果与连续坐骨神经阻滞镇痛效果类似。但是目前无论是通过手术浸润，还是作为周围神经阻滞的一部分，目前的证据优势都不能支持在治疗术后疼痛时常规使用脂质体布比卡因而非既往标准的局部麻醉药。

154. 局部麻醉药中毒的临床表现及治疗方法是什么？

局部麻醉药中毒主要表现为神经系统及心血管系统异常反应。轻度中毒患者可以出现兴奋不安、头晕头痛、舌唇麻木、恶心呕吐、心率加快等。严重中毒可以出现惊厥，由兴奋转为抑郁状态，表现为淡漠、嗜睡、呼吸心率减慢、血压下降、昏迷等，严重可致呼吸心搏骤停。发现局部麻醉药中毒表现后，立即停止注射局部麻醉药；必要呼吸循环支持；根据严重程度给予血管活性药物，抗惊厥治疗；同时快速静注 20%脂肪乳剂 1～3 mL/kg，可重复。严重者行气管插管、心肺复苏。

155. 局部麻醉药导致局部肌肉毒性反应的发生机制是什么？

行治疗性扳机点注射或目标神经阻滞时，较大剂量的局部麻醉药肌肉内主动注射或误注射，均可导致局部肌肉毒性反应。一般认为，这种毒性反应具有剂量、浓度依赖性和时间相关性。发生机制：① 局部麻醉药注射后，肌肉等细胞内肌浆网钙离子内流、ATP 酶失衡、线粒体代谢障碍，导致细胞破裂溶解，局部炎症反应；② 局部麻醉药注射后数日内，肌肉细胞可出现凋亡表现，但一般数周至数月可恢复。

156. 局部麻醉药致肌肉细胞毒性的临床表现是什么？

① 肌肉毒性改变多处于亚临床状态，常没有明显症状，特别是单束特定肌肉的炎症或功能障碍不易被识别，多被手术相关的急性炎症反应所掩盖。② 随访时间不充分，容易漏诊。③ 不同阻滞部位肌肉毒性程度存在差异性，有报道球后神经阻滞、肌间沟臂丛神经阻滞和收肌管阻滞肌肉出现的毒性反应各不相同。④ 各类局部麻醉药的肌肉毒性存在差异，丁哌卡因毒性最大，罗哌卡因次之，利多卡因毒性最低。

157. 如何诊断局部麻醉药致肌肉细胞毒性？

明确局部麻醉药导致的肌肉毒性诊断比较困难，仍以局部麻醉药用药史以及难以解释的肌肉症状为主要诊断依据，如神经阻滞作用消退后仍存在无法用手术损伤解释的肌肉无力或肌肉疼痛等症状，可考虑出现局部麻醉药肌肉毒性损伤。

对于高度怀疑的患者，应进一步进行实验室检测与 MRI 等影像学检查，研究表明：① 血清肌酸磷酸激酶和谷氨酸浓度在毒性损伤后持续升高；② MRI 有助于明确肌炎诊断；③ 肌肉活检可确诊肌炎；④ 肌电图检查有助于诊断和鉴别诊断。

158. 如何预防局部麻醉药的肌肉细胞毒性？

① 避免使用高浓度局部麻醉药物，特别是丁哌卡因，一般将丁哌卡因浓度控制在 0.375%以下，罗哌卡因则在 0.5%以下。② 连续神经阻滞时应当使用较低浓度局部麻醉药，并尽量缩短使用时间，超过 48 小时者，可增加肌肉毒性反应风险。可采用多模式镇痛以满足机体镇痛需求。③ 复合应用类固醇或肾上腺素会加重肌肉坏死，长期关节腔内注射，亦可能导致软骨软化，应当减少不必要的联合用药与反复用药。

159. 哪些部位适合置管进行连续神经阻滞？

① 上肢手术：肩部以下的上臂、前臂、肘部均可采用锁骨上、锁骨下和腋路；肩部镇痛最常用的是肌间沟部位。② 乳腺和胸廓镇痛可采用椎旁间置管。③ 下肢手术：髋部可选择腰大肌间隙置管；膝关节及其以上可用股神经及腰大肌间隙置管；膝关节以下则可选用经腘窝置管。④ 必要时可采用双导管放置，如膝关节置换可同时经股神经和坐骨神经置管，产科术后的镇痛可采用双侧髂腹股沟置管等。

160. 连续外周神经阻滞镇痛有哪些优点和缺点？

优点：和单次神经阻滞镇痛相比，可实现对神经或神经丛分布区域的长时间麻醉/镇痛，有利于术后康复和功能锻炼；和静脉镇痛相比效果确切，减少了阿片类药物的用量和不良反应，全身不良反应少，提高了患者满意度；和硬膜外镇痛相比，并发症的严重程度相对较轻，更易于管理。缺点：神经损伤、血肿、局部麻醉药全身毒性、变态反应、感染、肌肉毒性、继发性损伤等。

161. 连续外周神经阻滞置管时如何确认导管尖端位置？

① 置入导管后，轻轻来回抽动导管，导管在组织中的轻度活动可带动软组织在超声图像上的抖动，据此判断导管尖端位置。② 导管内注射生理盐水或少量空气，通过超声图像上的液性暗区及液体推开软组织的影像或一片高亮回声影来判断导管尖端的大概位置。③ 特殊导管的使用：导管尖端带金属触点，置入后可通过微弱电流来判断导管尖端是否位于神经表面。④ 生产导管时在导管尖端管壁

材料中混入钢丝等可在超声下显影的材料。

162. 连续神经阻滞置管术导管固定的方法是什么?

直接使用透明敷贴黏合固定;使用医用胶水在导管外口黏合固定;使用针线缝合打结固定导管;打通皮下隧道,黏合固定。

163. 连续神经阻滞置管术局部麻醉药如何选择? 浓度及输注速度?

如对于臂丛神经连续置管阻滞,一般选择0.1%~0.2%罗哌卡因,4~8 mL/h速度输入,单次bolus 4~8 mL,锁定时间为1~2小时。

164. 连续神经阻滞导管相关并发症有哪些?

导管脱落;导管移位;导管拔除困难;导管穿刺部位渗漏;导管穿刺部位感染。

165. 连续神经阻滞置管后导管脱落的原因? 如何预防及处理?

① 常见原因:连续神经阻滞置管后脱落的概率约为1%,常见原因有导管固定不牢、导管周围误操作拔出等。② 预防:将导管缝合于皮肤或用手术胶水黏贴在皮肤上能减少导管脱落,应用皮下隧道技术也有一定的作用,用穿刺针穿行隧道时应避免将导管切断或刺破。③ 处理:重新放置连续神经阻滞导管或改用其他镇痛方式。

166. 连续神经阻滞置管后导管移位的原因、临床表现是什么? 如何预防和处理?

① 原因:患者体动幅度过大、术后功能锻炼时未注意保护导管。② 临床表现:原有阻滞区域效果发生变化,出现新的临床异常阻滞征象。③ 预防:导管置入后超声再次确认导管尖端是否到达目标部位,妥善固定导管,在活动度较大部位置入导管时应预留充分的活动空间。④ 处理:根据临床症状及相关检查来判断,必要时经导管造影检查明确,一旦发现移位,根据具体情况采取相应措施,包括拔除导管、重新放置导管或改用其他镇痛方式。

167. 连续神经阻滞置管后导管拔除困难的原因、临床表现是什么? 如何预防和处理?

① 常见原因:导管在体内扭曲打结或与神经周围组织粘连。② 临床表现:导

管不能顺利拔除，拔导管时患者有严重的疼痛感或神经刺激症状。③ 预防：导管留置不宜太长，3～8 cm；置入导管遇阻力较大应避免强行置入。④ 处理：强行拔除导管可能会导致导管断裂或神经损伤，应在无菌操作下切开寻找原因并尽量取出导管；导管一旦拔断，留在体内部分如果感染概率较小，不一定需要手术取出。

168. 连续神经阻滞置管术后渗液问题的原因是什么？如何处理？

目前多采用针内管的置管针，势必在留置管与针道之间存在间隙，造成渗液。液体渗出后造成固定松动，导管移位，导致更多渗液。目前，对于渗液无很好的解决方法，只能通过牢固固定减少渗液现象。

169. 高龄患者椎管内麻醉注意事项是什么？

高龄患者硬膜外间隙变窄，且脊柱钙化严重，绒毛显著增大，使硬膜外渗透性增高，故高龄患者椎管内麻醉穿刺较困难，且由于高龄患者交感神经调节功能受损和动脉弹性降低，故血流动力学改变较大，容易出现血压下降及呼吸抑制，麻醉过程中须注意补液、腰麻平面及生命体征的改变。

170. 骨科手术患者实施外周神经阻滞对阿片类药物的应用有什么影响？

外周神经阻滞可以提供良好的术中、术后镇痛，可减少患者围术期对于阿片类药物的使用，并减少由阿片类药物引起的并发症，如恶心、呕吐。

171. 神经阻滞的常见并发症有哪些？

外周神经阻滞是比较安全的临床操作，并发症的发生率很低，约为 0.05%，主要包括神经损伤、周围组织损伤、局部麻醉药溢散、局部麻醉药毒性反应及感染等。

172. 神经阻滞导致神经损伤可能的机制是什么？

① 机械性损伤：穿刺针直接接触神经、注药压力过高、外科手术操作、体位摆放不当、止血带局部压迫，严重可发生轴突局灶性脱髓鞘改变。② 血管性损伤：弥漫性微血管硬化、术中长时间低血压等，可致神经缺血性损伤。③ 化学性损伤：高浓度局部麻醉药、长时间的连续神经阻滞可致神经细胞损伤、髓鞘结构破坏和神经结缔组织急性炎症或慢性纤维化。④ 炎症性损伤：炎性损伤、神经与周围组织粘连、增厚、血管改变及瘢痕均可导致外周神经的非特异性炎症。

173. 神经阻滞神经损伤如何诊断?

神经阻滞区域感觉和(或)运动异常超出局部麻醉药作用时间,可考虑阻滞后神经损伤。损伤较轻者多在 2 周内恢复,损伤较重者可发展为长期或永久性神经功能障碍。神经阻滞导致神经损伤的诊断:需了解手术过程、追问危险因素和易感因素,对患者进行体格检查,判断损伤部位和严重程度,并通过神经电生理检查和超声、MRI 等影像学检查来辅助诊断及鉴别诊断。

174. 如何预防神经阻滞致神经损伤?

对已有弥漫性神经病变或亚临床表现的患者避免实施神经阻滞;避免深度镇静下神经阻滞;不建议使用异感法行神经阻滞;避免使用长斜面穿刺针;超声清楚显示针尖与目标神经的位置关系,避免神经内穿刺注射;穿刺、注药时患者出现异感、疼痛或阻力过大时应立即停止进针或注药;避免使用大容量注射器进行注药;推荐“水分离”“水定位”技术;选择最低有效浓度和剂量,慎用佐剂;合理摆放手术部位;正确使用止血带;术后早期随访。

175. 神经阻滞致神经损伤如何处理?

暂时没有有效促进神经修复的药物和治疗手段,目前可选用的方法包括采取营养神经(糖皮质激素、维生素 B_{12} 等)和物理疗法,短暂性神经损伤可自行恢复;对于局部血肿压迫神经或神经离断和严重轴索损伤的患者,必要时可行外科手术探查。

176. 神经阻滞后感染会产生什么危险因素?

无菌操作欠规范,未严格把握神经阻滞的适应证,穿刺部位附近有感染灶或潜在感染;患者高危因素包括:ICU 患者、导管放置时间>48 小时、未预防性使用抗生素、会阴部和腋区入路阻滞、血糖控制不佳及免疫功能低下患者。

177. 神经阻滞后感染如何诊断?

轻度感染无明显临床表现;严重感染时穿刺部位或留置导管周围有红肿、压痛甚至溢脓等表现;单次神经阻滞后感染很罕见,但留置导管尖端细菌培养阳性率可达 7.5%~57%,严重感染少见。

178. 如何预防神经阻滞后感染？

严格执行无菌操作；神经阻滞导管留置时间不宜太久，以不超过48小时为宜，但在密切观察和科学护理的情况下可根据具体情况适当延长导管留置时间；采用隧道技术留置神经阻滞导管可降低神经阻滞后感染的发生率；适当使用抗生素。

179. 神经阻滞后感染的处理措施是什么？

拔除留置导管，送细菌培养；建议使用抗生素，根据局部分泌物或导管尖端细菌培养结果选择适当的抗生素；有脓肿形成时，考虑切开冲洗引流。

180. 神经阻滞后局部血肿形成会产生什么危险因素？

误穿血管，尤其在合并使用抗凝药或存在凝血功能障碍的患者。在正确操作的情况下，抗凝药的使用并不增加神经阻滞局部血肿的发生率。反复穿刺导致局部损伤出血，血肿形成后可能增加感染的概率。

181. 神经阻滞后局部血肿形成如何诊断？

局部血肿的形成可产生局部压迫症状，超声检查可确诊。

182. 如何预防神经阻滞后局部血肿形成？

行神经阻滞操作时，准确定位，规范、谨慎操作；神经大多与血管伴行，超声实时引导穿刺可降低刺破血管的风险，通过超声可预先选择穿刺路径，尽量避开目标位置的血流和血管；对已行抗凝治疗或凝血功能障碍的患者实施神经阻滞时，深部神经阻滞需参考椎管内阻滞的凝血功能要求，表浅、可压迫部位的神经阻滞可适当放宽标准。

183. 神经阻滞后局部血肿形成的处理措施是什么？

给予足够的压迫时间3～5分钟，较小的血肿一般可自行吸收；若穿刺时损伤较粗的动脉，建议压迫5分钟以上；如血肿过大压迫气道，则需要及时切开减张，充分止血；穿破表浅动脉后建议加压包扎，如损伤深部动脉则需密切观察，必要时手术探查。

（张良成，赖忠盟，许小平，王爱忠）

参考文献

[1] 邓小明,姚尚龙,于布为,等. 现代麻醉学(第5版)[M]. 北京:人民卫生出版社,2020.

[2] 邓小明,黄宇光,李文志主译. 米勒麻醉学(第9版)[M]. 北京:北京大学医学出版社,2021.

[3] 叶久敏,卿忠. 骨科手术麻醉学[M]. 北京:科学技术文献出版社,2019.

[4] Wang HZ, LIU P, Zong LJ, et al. Research progress and prospect of orthopedic robot [J]. Chinese Journal of Robotic Surgery[J], 2022, 3(1): 55-61.

[5] 徐敏,彭丹,彭红春,等. 四肢恶性骨肿瘤保肢治疗的软组织修复及功能重建[J]. 中南大学学报(医学版),2010,35(3): 267-272.

[6] 史敏华,狄海庭,曹静,等. 四肢软组织良性肿瘤及肿瘤样病变MRI平扫的诊断价值[J]. 中国中西医结合影像学杂志, 2014,12(6): 621-623.

[7] 黄瑾,蒋智铭,张惠箴,等. 软骨黏液样纤维瘤和软骨母细胞瘤的临床病理差异与组织发生关系[J]. 临床与实验病理学杂志,2008,(01): 50-53.

[8] 游元和,王延安. NF1相关神经纤维瘤炎症微环境的研究进展[J]. 中国口腔颌面外科杂志,2021,19(04): 376-379.

[9] 陈立华,徐如祥. Ⅱ型神经纤维瘤病治疗策略[J]. 中华神经创伤外科电子杂志,2017,3(02): 114-118.

[10] 陈珂欣,吴敏靓,王宇翀,等. 黑色素瘤的治疗进展[J]. 中国美容整形外科杂志,2021, 32(01): 60-63,67.

[11] 李丽,马琳. 血管瘤与脉管畸形分类进展[J]. 中华皮肤科杂志,2020,53(07): 569-572.

[12] 李丽,张斌,尉莉,等. 血管瘤与脉管畸形诊疗现状与展望[J]. 中华皮肤科杂志,2020,53(07): 501-507.

[13] 李熊辉,王振宇,刘彬. 脊髓海绵状血管瘤的诊疗现状[J]. 中国脊柱脊髓杂志,2017,27(03): 276-279.

[14] 黄磊,许崇永,赵雅萍,等. 小儿颈部淋巴管瘤的影像学表现[J]. 中华放射学杂志,2005(08): 835-837.

[15] 郭学军,刘鹏程,王成林,等. 淋巴管瘤的影像学诊断与病理相关性分析[J]. 临床放射学杂志,2006(11): 1059-1062.

[16] Sternberg SS 主编, 回允中主译. 诊断外科病理学(第3版)[M]. 北京:北京大学医学出版社,2003: 66-67.

[17] Thornton SL, Reid J, Papay FA, Vidimos AT. Childhood dermatofibrosarcoma protuberans: role of preoperative imaging[J]. J Am Acad Dermatol, 2005, 53(1): 76-83.

[18] 张如明,卫晓恩. 骨肿瘤分类的演进——2002年WHO骨肿瘤分类介绍[J]. 中华骨科杂志,2006(04): 282-285.

[19] 牛晓辉. 经典型骨肉瘤临床诊疗专家共识的解读[J]. 临床肿瘤学杂志,2012,130(10):

934 - 945.

[20] 周洋,韩伟,武峻申,等. 根治性放疗同步化疗治疗局部晚期尤文氏肉瘤家族肿瘤的临床效果[J]. 中国肿瘤外科杂志,2021,13(2): 172 - 176.

[21] Cole E, Weaver A, Gall L, et al. A Decade of Damage Control Resuscitation: New Transfusion Practice, New Survivors, New Directions[J]. Ann Surg, 2021, 273(6): 1215 - 1220.

[22] Effects of tranexamic acid on death, disability, vascular occlusive events and other morbidities in patients with acute traumatic brain injury (CRASH-3): a randomised, placebo-controlled trial[J]. Lancet, 2019, 394(10210): 1713 - 1723.

[23] Spahn D R, Bouillon B, Cerny V, et al. The European guideline on management of major bleeding and coagulopathy following trauma: fifth edition[J]. Crit Care, 2019, 23(1): 98.

[24] Fan E, Brodie D, Slutsky A S. Acute Respiratory Distress Syndrome: Advances in Diagnosis and Treatment[J]. JAMA, 2018, 319(7): 698 - 710.

[25] Harrois A, Soyer B, Gauss T, et al. Prevalence and risk factors for acute kidney injury among trauma patients: a multicenter cohort study[J]. Crit Care, 2018, 22(1): 344.

[26] Hatton G E, Du RE, Wei S, et al. Positive Fluid Balance and Association with Post-Traumatic Acute Kidney Injury[J]. J Am Coll Surg, 2020, 230(2): 190 - 199.

[27] Kovacs G, Sowers N. Airway Management in Trauma[J]. Emerg Med Clin North Am, 2018, 36(1): 61 - 84.

[28] Goodman S M, Springer B, Guyatt G, et al. 2017 American College of Rheumatology/American Association of Hip and Knee Surgeons Guideline for the Perioperative Management of Antirheumatic Medication in Patients With Rheumatic Diseases Undergoing Elective Total Hip or Total Knee Arthroplasty[J]. J Arthroplasty, 2017, 32(9): 2628 - 2638.

[29] Berger M, Schenning K J, Brown C H, et al. Best practices for postoperative brain health: recommendations from the fifth international perioperative neurotoxicity working group[J]. Anesth. Analg, 2018, 127(6): 1406 - 1413.

[30] Fillingham Y A, Ramkumar D B, Jevsevar D S, et al. Tranexamic Acid Use in Total Joint Arthroplasty: The Clinical Practice Guidelines Endorsed by the American Association of Hip and Knee Surgeons, American Society of Regional Anesthesia and Pain Medicine, American Academy of Orthopaedic Surgeons, Hip Society, and Knee Society[J]. J Arthroplasty, 2018, 33(10): 3065 - 3069.

[31] Katsoulis M, Benetou V, Karapetyan T, et al. Excess mortality after hip fracture in elderly persons from Europe and the USA: the CHANCES project[J]. J Intern Med, 2017, 281(3): 300 - 310.

[32] Freter S, Koller K, Dunbar M, et al. Translating delirium prevention strategies for elderly adults with hip fracture into routine clinical care: a pragmatic clinical trial[J]. J Am Geriatr Soc, 2017, 65(3): 567 - 573.

[33] Bhandari M, Swiontkowski M. Management of Acute Hip Fracture[J]. N Engl J Med, 2017, 377(21): 2053 - 2062.
[34] 刘克玄,熊利泽. 围术期液体管理核心问题解析[M]. 北京：人民卫生出版社,2018.
[35] 中华医学会麻醉学分会老年人麻醉学组,国家老年疾病临床医学研究中心,中华医学会精神病学分会,等. 中国老年患者围术期脑健康多学科专家共识(一)[J]. 中华医学杂志,2019,99(27): 2084 - 2110.
[36] 中国康复技术转化及发展促进会,中国研究型医院学会关节外科学专业委员会,中国医疗保健国际交流促进会关节疾病防治分会,等. 中国骨科手术加速康复围手术期氨甲环酸与抗凝血药应用的专家共识[J]. 中华骨与关节外科杂志,2019,12(2): 81 - 88.
[37] 中华医学会麻醉学分会老年人麻醉学组,中华医学会麻醉学分会骨科麻醉学组. 中国老年髋部骨折患者麻醉及围术期管理指导意见[J]. 中华医学杂志,2017,97(12): 897 - 905
[38] 王天龙,李民,冯艺. 姚氏麻醉学：问题为中心的病例讨论(第 8 版)[M]. 北京：北京大学医学出版社,2018.
[39] 邓小明,姚尚龙,于布为,等. 现代麻醉学(第 5 版)[M]. 北京：人民卫生出版社,2020.
[40] Griffiths R, Babu S, Dixon P, et al. Guideline for the management of hip fractures 2020: Guideline by the Association of Anaesthetists[J]. Anaesthesia, 2021, 76(2): 225 - 237.
[41] 国家卫健委能力建设和继续教育超声专科专家委员会,等. 超声引导下外周神经阻滞技术应用专家共识[J]. 中华医学超声杂志,2019,16(12): 915 - 918.
[42] 米卫东,万里,王庚,等. 外周神经阻滞并发症防治专家共识[J]. 临床麻醉学杂志,36(9): 913 - 919.
[43] 张闻力,毕文志,董扬,等. 中国骨肿瘤大手术加速康复围手术期管理专家共识[J]. 中华骨与关节外科杂志,2019,12(5): 321 - 327.
[44] 邓小明,姚尚龙,于布为,黄宇光,等. 现代麻醉学(第 5 版)[M]. 北京：人民卫生出版社,2020.
[45] 邓小明,黄宇光,李文志主译. 米勒麻醉学(第 9 版)[M]. 北京：北京大学医学出版社,2021.
[46] Hamilton TW, Athanassoglou V, Mellon S, et al. Liposomal bupivacaine infiltration at the surgical site for the management of postoperative pain[J]. Cochrane Database Syst Rev, 2017, 2: D11419.
[47] Ilfeld B M. Continuous Peripheral Nerve Blocks: An Update of the Published Evidence and Comparison With Novel, Alternative Analgesic Modalities[J]. Anesth Analg, 2017, 124(1): 308 - 335.
[48] King R, Mariano E R, Yajnik M, et al. Outcomes of Ambulatory Upper Extremity Surgery Patients Discharged Home with Perineural Catheters from a Veterans Health Administration Medical Center[J]. Pain Med, 2019, 20(11): 2256 - 2262.
[49] Schafer M, Mousa SA, Shaqura M, et al. Background and current use of adjuvants for regional anesthesia : From research to evidence-based patient treatment[J]. Anaesthesist, 2019, 68(1): 3 - 14.
[50] Desai N, Kirkham KR, Albrecht E. Local anaesthetic adjuncts for peripheral regional anaesthesia: a narrative review[J]. Anaesthesia, 2021, 76 Suppl 1: 100 - 109.

第二章

四肢手术的麻醉

第一节　上肢和肩锁关节手术的麻醉

1. 臂丛神经有哪些组成、分段和主要分支?

臂丛神经由第 5、第 6、第 7、第 8 颈神经(C_5～C_6)和第 1 胸神经(T_1)前支形成,分为根、干、股、束、支。C_5、C_6 前支形成上干,C_7 前支形成中干,C_8 前支和 T_1 前支合成下干。三干均于第 1 肋外缘、腋动脉第 1 段的上后方分出前、后股。上、中干前股合成外侧束,下干前股独立形成内侧束,上、中、下三干后股合成后束。臂丛主要终末分支有胸长神经、肩胛背神经、肩胛上神经、肌皮神经、桡神经、尺神经、正中神经、臂内侧皮神经、前臂内侧皮神经、胸内侧神经、胸外侧神经等。

2. 臂丛神经阻滞有哪些不同方法?

臂丛神经阻滞可以采用盲法、超声引导、神经刺激仪引导等方法;其中超声引导根据不同阻滞位置可以分为肌间沟入路、锁骨上入路、锁骨下入路、肋锁间隙入路及腋路等。

3. 臂丛神经阻滞有什么禁忌证?

臂丛神经阻滞禁忌与其他神经阻滞操作禁忌证类似,包括患者拒绝、穿刺部位感染、神经阻滞操作影响手术部位、神经损伤等。但目前有研究显示使用罗哌卡因进行神经阻滞操作后反而有部分神经保护作用。神经损伤是否为神经阻滞操作禁忌证仍有待商榷。

4. 臂丛神经阻滞的持续时间是多久?

神经阻滞持续时间主要根据使用的局部麻醉药物种类、浓度及容量决定。目前临床常用浓度 0.3%～0.5%罗哌卡因 15～20 mL 做臂丛神经阻滞,持续阻滞时间一般为 8～12 小时。新兴的丁哌卡因脂质体,单次注射后持续时间可达 2～3 天。

5. 超声引导下臂丛神经阻滞有哪些不同入路?

臂丛神经阻滞入路主要包括肌间沟入路、锁骨上入路、锁骨下入路、肋锁间隙入路和腋窝入路 5 种,根据探头不同位置的轻微调整及进针的入路,还有喙突旁锁骨下入路、锁骨后入路等。

6. 超声引导下肌间沟臂丛神经阻滞的要点是什么?

肌间沟入路是最常采用的臂丛阻滞入路,该入路容易定位穿刺,适用于肩部、锁骨及上臂近端手术。根据颈椎横突定位神经根进行阻滞是非常可靠的定位方法。老年患者有时较难辨认肌间沟臂丛解剖结构,可先在锁骨上水平定位臂丛后再向近端追踪扫描肌间沟臂丛。采用后侧中斜角肌进针注意避免损伤胸长神经及肩胛背神经,若采用前侧前斜角肌进针避免损伤膈神经。

7. 肌间沟入路臂丛神经阻滞有哪些常见并发症?

颈交感阻滞造成霍纳综合征;气管后喉返神经阻滞造成声音嘶哑、饮水呛咳等症状;经椎间孔误入椎管内造成椎管内麻醉,严重者可致全脊麻危及生命;椎动脉容易被误认为颈神经根造成血管内注射引起局部麻醉药中毒,此外还会引起神经损伤;膈神经麻痹等。

8. 超声引导肌间沟入路臂丛神经阻滞尺神经阻滞效果不佳的原因是什么?

一般情况下在肌间沟水平阻滞更多的是 C_5、C_6、C_7 前支形成的臂丛上、中干,无法完善阻滞臂丛下干。而尺神经起自臂丛内侧束,来源于臂丛下干前股。所以肌间沟臂丛阻滞,尺神经阻滞效果一般不理想。需要显示出 C_8、T_1 后再进行阻滞,才能完善尺神经阻滞效果。

9. 不同进针入路超声引导下肌间沟臂丛阻滞可能造成哪些穿刺路径上的神经损伤?

前路经前斜角肌阻滞容易损伤膈神经,此入路进针点下方可能紧邻颈总动脉、颈内静脉及颈交感神经；后路经中斜角肌入路，穿刺路径容易损伤胸长神经及肩胛背神经；考虑到膈神经损伤后果更严重，两害取其轻者，故临床目前更多使用后入路。

10. 肌间沟臂丛阻滞导致霍纳综合征的原因及临床表现是什么?

因为肌间沟水平臂丛神经阻滞时，需要将局部麻醉药物注射在前、中斜角肌之间，椎前筋膜深面；而此水平颈交感神经也位于椎前筋膜深面、颈部大血管周围；局部麻醉药扩散可能造成颈交感神经阻滞，造成霍纳综合征。临床变现为阻滞侧眼球内陷、瞳孔缩小、上睑下垂、血管扩张及面颈部无汗等。

11. 肌间沟臂丛阻滞导致膈神经阻滞的原因及临床表现是什么?

膈神经由 C_3、C_4、C_5 神经前支组成，由前斜角肌上端的外侧浅出下行，继而沿着该肌肉内侧缘下行，在锁骨下动、静脉之间经胸廓上口进入胸腔并向远端走行。肌间沟水平阻滞的局部麻醉药容量较大时，易扩散后阻滞膈神经。一般单侧膈神经阻滞患者可能出现呼吸困难，严重者可引起呼吸衰竭，需机械通气辅助治疗。双侧膈神经阻滞，会引起患者膈肌完全麻痹，呼吸困难，因此双侧肌间沟阻滞为绝对禁忌操作。

12. 肌间沟臂丛阻滞导致喉返神经阻滞的原因及临床表现是什么?

肌间沟水平臂丛阻滞注射大量局部麻醉药后，可能出现药液向气管后扩散，阻滞喉返神经。单侧喉返神经阻滞会出现声音嘶哑；双侧喉返神经阻滞，可能出现声带关闭，引起窒息，危及生命，故而双侧肌间沟臂丛阻滞为绝对禁忌操作。

13. 超声引导下锁骨上入路臂丛阻滞有哪些要点?

该水平臂丛神经较为集中，一般位于锁骨下动脉外上方。锁骨上入路臂丛阻滞曾被称为上肢的“腰麻”。但是实际操作过程中，臂丛所有分支并不一定能被完全阻滞。相较于肌间沟入路，锁骨上入路臂丛阻滞发生膈神经阻滞的概率降低，可以作为连续神经阻滞操作、置管术后镇痛的选择。锁骨上入路的一项严重并发症为气胸，故而操作时务必将胸膜及针尖显影清晰后再注射药物，避免损伤胸膜，造成气胸。

14. 锁骨上入路臂丛阻滞有哪些常见并发症?

锁骨上入路臂丛阻滞也会引起霍纳综合征、膈肌麻痹,但是相较于肌间沟入路的发生概率降低。此外还有误入血管、出血、神经损伤的风险。锁骨上入路臂丛阻滞还可能损伤胸膜,引起气胸。

15. 锁骨上入路臂丛阻滞是不是上肢的“腰麻”?

不是,锁骨上入路臂丛并不能阻滞所有的臂丛分支。肯定无法阻滞的分支包括三支:胸长神经,肩胛背神经及锁骨下肌神经,该三支均在神经根水平即已发出。此外锁骨上水平臂丛阻滞对于臂丛下干的阻滞也无法保证百分百完善,因为该水平的 C_8、T_1 神经根贴近第一肋水平,有时药液扩散较难完善。

16. 超声引导下锁骨下入路臂丛阻滞的要点是什么?

锁骨下入路臂丛神经位于胸大肌、胸小肌深面,腋动脉第 2 段周围,臂丛神经的内、外、后三束围绕腋动脉。该水平臂丛神经阻滞需要在腋动脉周围多点进行注射,才能达到臂丛神经阻滞完善效果。然而该水平臂丛神经可能位置较深且贴近胸膜,阻滞难度高且风险大;临床上一般在其他入路臂丛阻滞存在禁忌时再考虑该入路臂丛操作。

17. 锁骨下入路臂丛阻滞有哪些常见并发症?

锁骨下入路臂丛阻滞可能引起出血、感染、神经损伤等问题。同时由于阻滞位置深且贴近胸膜,可能损伤胸膜,引起气胸。另外,该入路阻滞也可能造成膈神经麻痹,其原因是因副膈神经被麻痹而引起的。

18. 超声引导下腋路入路臂丛阻滞的要点是什么?

腋路入路臂丛神经一般位于腋动脉周围,腋血管神经鞘中。腋路入路臂丛神经阻滞一般阻滞位点距离体表位置浅,解剖结构一般较为清晰;故而操作相对简便,安全性较高。对于上肢远端的手术可以提供完善的麻醉阻滞效果。此外,在该水平可以同时对肌皮神经及肋间臂神经进行阻滞操作,为上肢近端手术提供部分镇痛效果。

19. 腋路入路臂丛阻滞有哪些常见并发症?

腋路入路臂丛阻滞并发症相对于其他入路臂丛的发生率较低,主要包括出血、感染、神经损伤等。可以通过探头加压将腋静脉压扁后进行阻滞，从而降低出血、误入血管的风险。

20. 超声引导下肋锁间隙入路臂丛阻滞的要点是什么？

肋锁间隙臂丛可以理解为锁骨上臂丛的镜像图像。臂丛神经一般位于腋动脉外侧。肋锁间隙入路臂丛神经阻滞位置相对较浅且神经束较为集中，故而操作相对简便，效果相对完善。同时，该水平臂丛神经位于胸大肌及锁骨下肌深面位置较为固定，可以作为上肢远端手术、术后镇痛置管的选择。

21. 超声引导下肋锁间隙入路臂丛阻滞有哪些常见并发症？

肋锁间隙入路臂丛阻滞可能引起常见的出血、感染、神经损伤等。此外，在部分肥胖患者中，因为阻滞位置较深，可能造成误入血管，损伤胸膜，引起气胸的风险。

22. 超声引导下锁骨后入路臂丛阻滞的要点是什么？

锁骨后入路臂丛神经阻滞由于穿刺针与探头几乎平行进针，故而在显影区域可以很好地显示出穿刺针。但是在锁骨后深面，进针的初始路径存在一段盲区，可能造成该区域的血管神经损伤。故而临床上该入路一般也是作为其他入路禁忌的替代选择。

23. 超声下颈神经根的定位方法是什么？

颈神经根定位方法，主要依靠辨认颈椎横突。先找到第一个颈椎横突只有后结节的椎体，定位为 C_7 神经根，再向近端扫查，当再出现的一个颈椎横突有前、后结节显影，那么可以确定为 C_6 神经根。由此依次可以定位出其余颈神经根。

24. 胸长神经支配范围是什么？超声引导胸长神经阻滞的方法是什么？

胸长神经由 C_5～C_7 神经根前支组成，支配前锯肌及肩胛骨内侧缘。胸长神经阻滞可以在肌间沟水平、中斜角肌内进行阻滞；也可以在腋中线、前锯肌水平进行阻滞。

25. 肩胛上神经支配范围是什么？超声引导下肩胛上神经阻滞的方法是什么？

肩胛上神经由 C_5、C_6 神经根前支组成，支配冈上肌、冈下肌、肩关节上半部、肩胛骨冈上窝、冈下窝和肩峰下面。肩胛上神经单独阻滞可在锁骨上切面，肩胛舌骨肌深面进行阻滞；也可以在肩胛上切迹、肩胛上动脉内侧进行阻滞。

26. 腋神经支配范围是什么？超声引导下腋神经阻滞的方法是什么？

腋神经由 C_5、C_6 神经根前支组成，支配肩关节囊、三角肌、小圆肌、上臂外侧及肩关节下方皮肤。腋神经单独阻滞可在腋路水平，旋肱后动脉附近进行阻滞；也可以在上臂后侧、四边孔水平进行阻滞。

27. 肋间臂神经支配范围是什么？超声引导下肋间臂神经阻滞的方法是什么？

肋间臂神经由 C_8、T_1、T_2 神经前支组成，支配上臂内侧皮肤感觉。肋间臂单独阻滞可以在腋路、腋血管神经鞘 4～5 cm 后侧，肱三头肌浅面筋膜内进行阻滞；也可以在腋前线、第二肋间水平进行阻滞。

28. 前臂外侧皮神经支配范围是什么？超声引导下前臂外侧皮神经阻滞的方法是什么？

前臂外侧皮神经由 C_5～C_7 神经前支组成，支配前臂外侧皮肤感觉。单独阻滞前臂外侧皮神经，可以在肘关节水平，肱肌浅面、头静脉附近寻找圆形或点状神经回声进行阻滞。

29. 前臂内侧皮神经支配范围是什么？超声引导下前臂内侧皮神经阻滞的方法是什么？

前臂内侧皮神经由 C_8、T_1 神经前支组成，支配前臂内侧皮肤。单独阻滞前臂内侧皮神经，可以在肱骨中段、贵要静脉前内侧寻找点状或圆形神经回声进行阻滞。

30. 胸外侧神经支配范围是什么？超声引导下胸外侧神经阻滞的方法是什么？

胸外侧神经由 C_5～C_7 神经根前支组成，支配胸大肌上半部和内侧部分，锁骨上面中间部分，并发出少量关节支参与肩关节神经支配。胸外侧神经阻滞可在胸大、小肌之间，胸肩峰动脉胸肌支外侧进行阻滞。

31. 前臂后侧皮神经支配范围是什么？超声引导下前臂后侧皮神经阻滞的方法是什么？

前臂后皮神经为桡神经分支，起自桡神经沟水平；支配前臂后侧皮肤感觉。单独阻滞前臂后侧皮神经可以在肱骨中段、肱三头肌与肱桡肌之间寻找高回声前臂后侧皮神经进行阻滞。

32. 肌皮神经支配范围是什么？超声引导下肌皮神经阻滞的方法是什么？

肌皮神经由 $C_5 \sim C_6$ 神经根前支组成，支配肱二头肌及喙肱肌、前臂外侧皮肤感觉等。单独阻滞肌皮神经可以选择腋路臂丛入路，在肱二头肌及喙肱肌之间寻找高回声肌皮神经进行阻滞。

33. 超声引导下上臂水平的桡、尺、正中神经阻滞的方法是什么？

选择高频线阵探头，探头放置在上臂中下段外侧，在肱三头肌与肱肌之间寻找高回声桡神经图像；探头放置在上臂前内侧，在肱三头肌与肱二头肌之间，肱动脉内上方寻找高回声正中神经图像；探头放置在上臂内后侧，在肱三头肌浅面，贵要静脉附件寻找高回声尺神经图像。

34. 超声引导下肘关节水平的桡、尺、正中神经阻滞的方法是什么？

选择高频线阵探头，探头放置在肘关节外侧，在肱桡肌与肱肌之间寻找高回声桡神经图像；探头放置在肘关节上方，在肱动脉内侧寻找高回声正中神经图像；探头放置在肘关节内侧，在尺神经沟内寻找高回声尺神经图像。

35. 超声引导下腕关节水平的桡、尺、正中神经阻滞的方法是什么？

选择高频线阵探头，探头放置在腕关节外侧，在桡动脉桡侧寻找高回声桡神经图像；探头放置在腕关节正上方，在指浅、深屈肌肌腱之间寻找高回声正中神经图像；探头放置在腕关节内侧，在尺动脉尺侧寻找高回声尺神经图像。

36. 肩关节的神经支配(皮支、肌支、骨支、关节囊支)有哪些？

皮支：锁骨上神经、腋神经、肋间臂神经；肌支：肩胛上神经、腋神经、肌皮神经、胸外侧神经、副神经；骨支：肩胛上神经、腋神经；关节囊支：肩胛上神经、腋神经、胸外侧神经。

37. 上臂部分的神经支配(皮支、肌支、骨支)有哪些？

皮支：腋神经、桡神经、臂内侧皮神经、肋间臂神经；肌支：肌皮神经、桡神经；骨支：肌皮神经、桡神经。

38. 肘关节的神经支配(皮支、肌支、骨支)有哪些?

皮支：臂内侧皮神经、前臂内侧皮神经、桡神经、肌皮神经及肋间臂神经；肌支：桡神经、肌皮神经、正中神经、尺神经；骨支：桡神经、尺神经、正中神经。

39. 前臂部分的神经支配(皮支、肌支、骨支)有哪些?

皮支：肌皮神经、前臂内侧皮神经、桡神经；肌支：桡神经、尺神经、正中神经；骨支：桡神经、尺神经、正中神经。

40. 腕关节的神经支配(皮支、肌支、骨支)有哪些?

皮支：前臂内侧皮神经、肌皮神经、尺神经、桡神经；肌支：桡神经、尺神经、正中神经；骨支：桡神经、尺神经、正中神经。

41. 手部的神经支配(皮支、肌支、骨支)有哪些?

皮支：桡神经、尺神经、正中神经；肌支：桡神经、尺神经、正中神经；骨支：桡神经、尺神经、正中神经。

42. 上肢手术神经阻滞复合喉罩浅全麻的术中麻醉管理要注意哪些要点?

目前，临床采用的臂丛神经阻滞技术可以提供非常可靠的手术麻醉镇痛效果。临床上以神经阻滞为基础的喉罩浅全麻，在神经阻滞效果保证的情况下，一般术中吸入维持在 0.6～0.7 MAC 值。肢体远端手术对于肌松无要求，可以使用保留自主呼吸的麻醉方式，术中患者呼吸频率及潮气量，可以作为镇痛是否完善的参考指标。

43. 上肢手术神经阻滞复合静脉麻醉的术中麻醉管理要注意哪些要点?

在神经阻滞效果保证的情况下，可以使用无阿片静脉麻醉，给予丙泊酚 1～1.5 mg/kg 诱导，术中靶控输入丙泊酚，维持效应室浓度由 2 μg/mL 起，根据患者生命体征变化，0.2 μg/mL 调整效应室浓度。注意术中呼吸道通畅的维护及呼吸频率及潮气量的变化。

44. 上肢手术能够采用单纯神经阻滞完成吗?

肢体远端手术，对于肌松无要求且无神经阻滞禁忌的患者，均可采用单纯神经阻滞作为手术麻醉的选择。锁骨及肩关节手术可采用肌间沟入路臂丛阻滞联合颈浅丛阻滞；上臂手术可选择肌间沟入路或锁骨上入路臂丛；前臂手术可采用肌间沟、锁骨上、锁骨下臂丛阻滞；手外科手术可采用腋路臂丛阻滞。

45. 锁骨骨折手术切口入路及神经支配是什么？

锁骨骨折手术一般采用锁骨上横切口，内侧缘由胸锁乳突肌附着，由 C_2～C_3 颈神经前支形成的颈袢支配；中间部分皮肤由锁骨上神经支配；外侧缘由斜方肌附着，由副神经支配。臂丛分支锁骨下肌神经支配锁骨下方。

46. 锁骨骨折患者有哪些常见并发症？

邻近组织与骨损伤，胸膜及肺损伤，臂丛神经损伤，血管损伤等。

47. 锁骨骨折手术的麻醉和神经阻滞该如何选择？

锁骨骨折可以选择全身麻醉、神经阻滞麻醉、神经阻滞复合浅全麻。若选择单纯神经阻滞麻醉，绝大多数患者可使用肌间沟臂丛阻滞＋颈浅丛阻滞或锁骨上神经阻滞满足手术要求。部分患者可能仍有不适主诉，可再加副神经阻滞或静脉给予少量镇痛药物。

48. 锁骨骨折可能损伤的血管和神经有哪些？

锁骨骨折可能损伤锁骨下动脉、锁骨下静脉、颈内静脉；少见腋动脉及肩胛上动脉损伤。锁骨骨折还可能造成臂丛神经损伤，尺神经损伤最为常见。

49. 肩关节脱位患者的麻醉选择是什么？

肩关节脱位复位麻醉可选择静脉麻醉或神经阻滞麻醉。静脉麻醉需要患者空腹状态，神经阻滞麻醉一般选择肌间沟臂丛阻滞即可满足复位要求，快速便捷。

50. 超声引导下颈浅丛阻滞的方法是什么？

超声引导颈浅丛神经阻滞，选择高频线阵探头，定位颈神经根，追踪到 C_4 水平后，可在胸锁乳突肌深面封套筋膜与肩胛提肌浅面的椎前筋膜之间的颈神经通路内进行颈浅丛阻滞。也可在 C_5 水平，胸锁乳突肌后缘，欧勃士点位置对颈浅丛进行阻滞。

51. 超声引导下锁骨上神经阻滞的方法是什么?

锁骨上神经阻滞,选择高频线阵探头,将探头放置于 C_6 水平,中斜角肌浅面,寻找低回声锁骨上神经图像。若无法寻找到明确的神经图像,可在 C_6 水平,中斜角肌浅面,颈浅筋膜内注射药物。

52. 超声引导下锁胸筋膜阻滞的要点是什么?

锁胸筋膜为胸部筋膜深层,超声探头放置于锁骨下方,在锁骨下肌深面,胸小肌上缘进行阻滞,主要用于锁骨手术的麻醉及镇痛。

53. 肩锁关节脱位患者手术切口入路及神经支配如何选择?

肩锁关节脱位手术切口位于锁骨上方延续至肩关节上方。锁骨上方皮支一般由锁骨上神经支配,外侧缘由斜方肌附着副神经支配,肩关节上方有肩胛上神经支配。锁骨下肌神经支配锁骨下方。

54. 肩锁关节脱位患者的麻醉和神经阻滞该如何选择?

肩锁关节脱位患者可选择全身麻醉、神经阻滞麻醉、神经阻滞复合浅全麻。神经阻滞可使用肌间沟臂丛阻滞+颈浅丛阻滞或锁骨上神经阻滞满足绝大多数患者手术麻醉要求。部分患者可能仍有不适主诉,可再加副神经阻滞或静脉给予少量镇痛药物。

55. 超声引导下肌间沟入路臂丛连续阻滞置管术的要点是什么?

连续肌间沟入路臂丛神经置管可以为肩关节术后患者提供良好的围术期镇痛,一般采用后侧入路,尽可能地将更多的导管留置于前中斜角肌间隙内。对于肺功能较差患者,不推荐采用此置管方法,避免膈神经阻滞,影响呼吸功能。

56. 锁骨、肩关节手术时,沙滩椅体位可能造成患者哪些变化?麻醉管理需注意哪些事项?

沙滩椅体位会造成下肢静脉淤积,脑灌注降低,易发生脑卒中,缺血性脑损伤;特别是全身麻醉后血管扩张,心肌抑制更易造成脑灌注不足,术中需避免血压过低,一般建议平均动脉压(mean artery pressure, MAP)需保持在 70 mmHg 以上(MAP 零点在中耳水平)。同时长时间沙滩椅位可能造成受压部位神经损伤,压疮等问题。

57. 肩关节手术麻醉该如何选择？

肩关节手术可以选择全身麻醉、神经阻滞麻醉、神经阻滞复合浅全麻。一般情况良好的患者根据医疗条件及麻醉医生对于各类麻醉技术熟悉程度，可以选择任意麻醉方式。依据目前ERAS理念及多模式镇痛的要求，在有条件、有技术的情况下，更推荐的是以区域麻醉为基石的麻醉理念。

58. 肩关节手术采用神经阻滞方式该如何选择？

肩关节附近手术的神经阻滞选择：根据肩关节的神经支配，由皮支到关节囊支，包括肩胛上神经、腋神经、胸外侧神经、肋间臂神经、锁骨上神经、肌皮神经、副神经等，主要由臂丛分支，颈浅丛分支，还有少部分颅神经及胸神经参与。对于绝大多数患者，采用肌间沟臂丛神经阻滞联合颈浅丛阻滞即可对于肩关节周围手术麻醉镇痛起到理想效果。若需要使用单纯神经阻滞麻醉，再联合副神经阻滞＋肋间臂神经阻滞，可以起到更完善的阻滞效果。

59. 肩关节术后连续肩胛上神经周围置管术的操作要点是什么？

肩关节术后镇痛可以选择连续肩胛上神经置管。选择在锁骨上入路寻找从臂丛上干分出的肩胛上神经；调整探头位置，寻找位于肩胛舌骨肌深面的低回声肩胛上神经回声。尽量调整出肩胛上神经的长轴切面，将针内管留置针贴近神经周围放置，妥善固定即可。

60. 肱骨近端手术一般手术切口入路及神经支配是什么？

肱骨近端手术使用的最常用切口为经三角肌胸大肌间隙切口。该切口皮肤区域感觉支配由肋间臂神经、臂内侧皮神经及胸外侧神经参与；肌支由腋神经及胸外侧神经支配。

61. 肱骨近端手术的麻醉和神经阻滞该如何选择？

肱骨近端手术可以选择全身麻醉、神经阻滞麻醉、神经阻滞复合浅全麻。根据患者情况及医疗技术条件选择合适的麻醉方式。若选择单纯神经阻滞麻醉方式，可以选择肌间沟臂丛阻滞联合肋间臂神经阻滞起到完善的手术麻醉效果。

62. 上臂中段手术的麻醉和神经阻滞该如何选择？

上臂中段手术可以选择全身麻醉、神经阻滞麻醉、神经阻滞复合浅全麻。需要注意的是上臂中段肱骨骨折手术，经常伴随桡神经损伤；手术中也需要仔细游离桡神经，可能造成桡神经损伤。所以肱骨中段手术进行神经阻滞操作时，需要明确桡神经功能状态，再进行阻滞操作。可以使用各个入路进行臂丛神经阻滞。

63. 肱骨中下段骨折有哪些常见并发症?

肱骨中下段骨折可能造成血管/神经损伤、肌腱撕裂、软组织水肿、局部血肿形成。其中最常出现的并发症是桡神经损伤，患者无法跷起大拇指，桡神经功能丧失。

64. 肱骨髁上骨折手术的切口入路及麻醉该如何选择?

肱骨髁上骨折一般选择沿肱二头肌、肱三头肌间隙肘上内侧起向外下方做切口直到轴下外侧肱桡肌内侧缘。该切口皮支由臂内侧皮神经、桡神经、肌皮神经、肋间臂神经支配，肌支由肌皮神经和桡神经支配。肱骨髁上骨折手术麻醉可以选择全身麻醉、神经阻滞麻醉、神经阻滞复合浅全麻。神经阻滞麻醉可以选择肌间沟臂丛阻滞＋腋路臂丛阻滞＋肋间臂神经阻滞。

65. 俯卧位肘关节手术患者的麻醉管理有哪些注意事项?

俯卧位手术需要关注患者肢体受压部位的保护，避免造成眼部损伤、神经受压、局部血液循环障碍等。对于全麻患者，俯卧位还会导致胸廓受压，顺应性下降，注意呼吸循环变化，及时调整呼吸参数，避免呼吸循环障碍。对于俯卧位肘部手术患者，若患者情况及麻醉技术条件允许的情况下，更推荐使用单纯神经阻滞麻醉，可以帮助患者更平稳地度过手术麻醉应激。

66. 尺骨鹰嘴手术的一般手术切口入路及麻醉该如何选择?

尺骨鹰嘴手术一般采用以尺骨鹰嘴为中心肘后部正中切口。该切口皮支支配由肋间臂神经、桡神经、臂内侧皮神经、前臂内侧皮神经参与；骨支由尺神经、桡神经、正中神经参与。手术可以选择全身麻醉、神经阻滞麻醉或神经阻滞复合浅全麻。若选择单纯神经阻滞麻醉，可以使用肌间沟臂丛阻滞＋腋路臂丛阻滞＋肋间臂神经阻滞。

67. 桡骨头手术的一般手术切口入路及麻醉该如何选择?

桡骨头手术一般采用肘后外侧切口，此切口从肱骨外上髁起经桡骨头向内下延伸至尺骨鹰嘴。该切口皮支支配由桡神经和前臂内侧皮参与；骨支由桡神经和正中神经参与。手术麻醉可以选择全身麻醉、神经阻滞麻醉或神经阻滞复合浅全麻。若选择单纯神经阻滞麻醉，可以考虑肌间沟臂丛阻滞＋腋路臂丛阻滞。

68. 肘关节恐怖三联征的诊断及手术麻醉该如何选择？

肘关节恐怖三联征是指肘关节脱位，同时合并桡骨头和尺骨冠突骨折，此类损伤一般需要手术治疗。肘关节恐怖三联征手术麻醉可以选择全身麻醉、神经阻滞麻醉或神经阻滞复合浅全麻。若考虑采用单纯神经阻滞麻醉可以做肌间沟臂丛阻滞＋腋路臂丛阻滞。此类手术难度较高，手术时间长，考虑患者体验及长时间止血带压迫等问题，更多时候可考虑神经阻滞复合浅全麻的麻醉方式。

69. 肘关节恐怖三联征患者有哪些常见并发症？

肘关节不稳定、肘关节僵硬、异位骨化、尺神经卡压、创伤性关节炎、关节功能丧失等。

70. 肘关节术后锁骨上臂丛水平连续神经阻滞置管术的操作要点是什么？

连续锁骨上臂丛神经置管可以阻滞臂丛神经的绝大多数分支，对于肘关节手术术后镇痛起到良好效果。但是该水平置管仍可能造成膈神经阻滞，引起患者呼吸困难。锁骨上入路臂丛神经置管位置距离锁骨下血管及胸膜较近，需要避免损伤血管造成气胸的风险。采用短轴平面内技术进行置管，一般置管位于臂丛神经上表面。

71. 桡骨远端手术的麻醉和神经阻滞该如何选择？

桡骨远端手术切口一般采用前臂远端掌侧切口。该入路皮肤感觉由肌皮神经及正中神经支配；肌支由正中神经及桡神经支配；骨支由正中神经及桡神经支配。桡骨远端手术麻醉可以选择全身麻醉、神经阻滞麻醉或神经阻滞复合浅全麻。若考虑单纯神经阻滞麻醉，可以选择腋路臂丛阻滞＋肌皮神经阻滞。

72. 孟氏骨折及盖氏骨折该如何诊断？麻醉该如何选择？

孟氏骨折是指尺骨上 1/3 骨干骨折合并桡骨头脱位或半脱位。盖氏骨折是指桡骨干下 1/3 骨折合并下尺桡关节脱位。前臂骨折手术麻醉可以采用全身麻醉、神经阻滞麻醉或神经阻滞复合浅全麻。若考虑单纯神经阻滞麻醉，一般可使用肌间沟臂丛阻滞＋腋路臂丛阻滞。

73. 手外科手术的麻醉和神经阻滞该如何选择？

手外科手术神经支配，皮支、肌支、骨支均由桡神经、尺神经及正中神经支配。手外科手术麻醉可以选择全身麻醉、神经阻滞麻醉或神经阻滞复合浅全麻，若考虑单纯神经阻滞麻醉，可采用腋路臂丛神经阻滞。

（周申元，王爱忠）

第二节 下肢手术的麻醉

74. 腰丛神经的来源、主要分支及支配区是什么？

腰丛一般由 L_1～L_4 脊神经前支及来自 T_{12} 脊神经前支的一部分构成。个别有 T_{11} 或 S_1 的参与。腰丛的较大分支从头侧到尾侧依次为：髂腹下神经、髂腹股沟神经、生殖股神经、闭孔神经、副闭孔神经、股外侧皮神经和股神经。其中股神经是腰丛最大的分支（终末支）。以股神经为主的腰丛主要支配下肢的前面。

75. 髂腹下神经的来源和走行是什么？主要支配区是什么？

髂腹下神经由 T_{12} 和 L_1 神经纤维组成。自腰大肌上部外侧缘发出，斜经肾下部背侧，沿腰方肌向外侧下行穿过腰大肌，于髂嵴上方进入腹横筋膜，在腹内斜肌与腹横肌之间朝向腹股沟韧带走行，在皮下环上方浅出，分成前皮支和外侧皮支。前皮支支配耻骨区的皮肤。外侧皮支在髂嵴前、中 1/3 交界处上侧、T_{12} 神经外侧皮支后侧穿过腹内斜肌和腹外斜肌下行至浅筋膜层，支配大转子及臀部外侧、耻骨表面皮肤及阴囊或阴唇。

76. 髂腹股沟神经的走行和支配区是什么？

髂腹股沟神经主要源于 L_1 神经纤维前支，T_{12} 神经的纤维也加入其中。发出后在髂腹下神经下方与之毗邻走行，于肋下神经正下方出腰大肌外侧缘，从髂嵴上方穿腹横肌至腹内斜肌深层，在腹股沟韧带中点附近穿出腹内斜肌进入腹股沟管。沿精索/子宫圆韧带外下侧下降，穿出该管皮下环至浅筋膜，分布于大腿上部内侧皮肤。并发支分布于阴茎根部和阴囊/阴唇的皮肤，称阴囊/阴唇前神经。肌支分布并支配在髂腹股沟神经所经过的腹壁诸肌。

77. 生殖股神经的走行和支配区是什么?

生殖股神经为 L_1～L_2 神经根的分支。发出后斜向前下方从腰大肌穿出达 L_3、L_4 椎体水平腹部表面，在输尿管后方沿腹膜下行至腹主动脉分叉处、腹股沟韧带上方分成生殖支和股支。男性生殖支又称精索外神经，它穿过腹股沟管到达腹股沟管深环，分布于提睾肌和阴囊表面的皮肤。女性生殖支与圆韧带的走行路径一致，发出纤维分布于同侧的阴阜和大阴唇。股支与股动脉伴行穿过腹股沟韧带下方，进入到股动脉外侧的股鞘，分布于股三角前上方的皮肤。

78. 闭孔神经的来源走行和支配区是什么?

闭孔神经由 L_2～L_4 神经前支的前股组成。出腰大肌后沿闭孔神经沟走行，穿出闭孔后进入小骨盆。沿小骨盆侧壁前行穿闭膜管出小骨盆至股部分为前、后两支。前支发出关节支至髋关节及膝关节内侧，发出肌支支配耻骨肌、长收肌、股薄肌、短收肌。终支行于长收肌与股薄肌之间，浅出后分布于大腿内侧下 1/3 的皮肤。后支在短收肌后方、大收肌前方走行，支配闭孔外肌、大收肌、短收肌。约 50%人群的闭孔神经不含感觉皮支，其运动纤维支配大腿内收。

79. 股外侧皮神经的走行和支配区是什么?

股外侧皮神经由 L_2 和 L_3 神经根前支组成，正常人股外侧皮神经也可发自生殖股神经或股神经。它自腰大肌外侧缘向髂肌走行，在髂前上棘旁腹股沟韧带下方约 5 cm 处穿出进入皮下组织。股外侧皮神经支配大腿前外侧皮肤，是单一的感觉神经。

80. 股神经的走行和支配区是什么?

股神经来自 L_2～L_4 神经。沿腰大肌外侧、髂腰肌沟下行，经腹股沟韧带下方进入股部分成多条肌支和皮支，前、后 2 股为主要分支。前股支配耻骨肌、缝匠肌及大腿前面皮肤及股前内侧肌肉的收缩。后股分为肌支和感觉支(隐神经)，以及支配部分髋、膝关节的关节支。肌支支配股四头肌、股内侧肌、股中间肌及股外侧肌。隐神经穿收肌管至膝关节内侧，与大隐静脉伴行行至足内缘，支配小腿内侧及踝关节内侧和足内侧缘皮肤。

81. 骶丛神经的来源、走行、主要分支和支配区是什么？

骶丛位于盆腔内，在骶骨及梨状肌前面，髂内动脉的后方。它由腰骶干（L_4～L_5）的前支及全部骶神经和尾神经的前支组成。它沿骨盆后部走行，并由梨状肌最低点的坐骨大切迹穿出。骶丛支配下背部、部分骨盆、会阴部、股后部、大腿后部、小腿以及整个足部的运动和感觉。骶丛的终末神经依次为：臀上神经、臀下神经、支配股方肌及下孖肌的神经、股后皮神经、坐骨神经、胫神经和腓总神经。

82. 坐骨神经的走行和支配区是什么？

坐骨神经由 L_4～S_3 前支组成，是骶丛最主要的终末神经，是全身最粗大的神经。在坐骨切迹处，坐骨神经与股后皮神经和臀下血管毗邻；离开坐骨切迹后，于梨状肌下方经梨状肌下孔出盆腔，在臀大肌深面、坐骨结节与股骨大转子之间至股后，在股二头肌深面下行，一般在腘窝上方分支为胫神经及腓总神经，它在股后部发出肌支支配大腿后群肌，自坐骨结节与大转子之间的中点到股骨内、外髁之间中点连线的上 2/3 段为坐骨神经的体表投影。

83. 胫神经的走行和支配区是什么？

胫神经由 L_4～L_5 和 S_1～S_3 脊神经纤维组成，是坐骨神经本干的延续。在腘窝内胫神经与腘血管伴行，在腓肠肌长短头间走行至小腿下部，于胫骨和比目鱼肌腓骨头之间伴胫后动脉下降至后间隔，经内踝后侧至足部。绕过内踝后方分为足底外侧神经和足底内侧神经。沿途发出分支形成腓肠内侧皮神经，与腓总神经发出的腓肠外侧皮神经汇合形成腓肠神经。胫神经的皮支分布于小腿后面下部、背外侧、足底、小趾外侧缘皮肤。

84. 腓总神经的走行和支配区是什么？

腓总神经由 L_4～L_5 和 S_1～S_2 脊神经前支组成。自坐骨神经分出后沿股二头肌内侧缘向外下绕腓骨颈、在腓骨颈前分为腓浅和腓深神经两终支。腓浅神经在小腿下 1/3 处穿固有筋膜至浅筋膜层内下降，分为足背内侧和足背中间皮神经，终末支支配小腿外前侧及足背皮肤。肌支支配腓骨长、短肌。腓深神经下降于趾长伸肌和胫骨前肌之间和胫前动脉伴行，终末支支配第 1、2 趾相对缘的皮肤感觉，肌支支配胫骨前肌、趾长伸肌、长伸肌和第三腓骨肌。

85. 腰大肌间隙腰丛阻滞如何进行解剖定位?

腰大肌间隙前为腰大肌,后为 $L_1 \sim L_5$ 腰椎横突、横突间肌与横突间带,外侧为腰大肌纤维及腰方肌,内侧是 $L_1 \sim L_5$ 椎体、椎间盘外侧面及起自此面的腰大肌纤维,上界平第 12 肋,下沿腰骶干至骶前间隙。腰丛及股神经,闭孔神经,股外侧皮神经起始部,腰动、静脉都在此间隙中。将局部麻醉药注入腰大肌间隙以阻滞腰丛,称为腰大肌间隙(或后路)腰丛阻滞。一般以双髂连线(相当于 L_4 棘突)和后正中线交点旁开 4 cm 为穿刺点。

86. 腰大肌间隙腰丛阻滞有哪些并发症?

硬膜外阻滞或双侧扩散;蛛网膜下腔内给药及全脊麻;腹膜后血肿;单侧/双侧交感链损伤;肾损伤;神经损伤;感染;血肿;局部麻醉药中毒。

87. 股神经阻滞的解剖定位和阻滞方法是什么?

股神经由腰丛发出后沿腰大肌外侧、髂腰肌沟下行,经腹股沟带下方进入股部,于股动脉外侧分成多条肌支和皮支。股神经阻滞患者一般取仰卧位,双下肢稍分开,阻滞侧足外旋。在腹股沟韧带中点下方 1～2 cm 处触及股动脉搏动明显处,取其外侧 1～2 cm 为进针点,垂直进针,依次穿过脂肪层、筋膜层,经过阔筋膜和髂筋膜时会有两次落空感,当能诱发出沿股神经分布区域内的放射性异感或股四头肌随神经刺激器发出的脉冲(0.2～0.5 mV)抽动时可停针。

88. 闭孔神经阻滞的解剖定位和阻滞方法是什么?

闭孔神经由 $L_2 \sim L_4$ 腰神经前支的前股组成。离开骨盆后经闭孔达到大腿分为前后两支,支配内收肌、髋关节和膝关节。皮支分布于大腿内侧面的皮肤,约50%人群的闭孔神经不含感觉皮支。一般以耻骨结节下 1.5 cm 向外侧 1.5 cm 为穿刺点。垂直缓慢进针至触及骨质,为耻骨下支,微调穿刺针方向,针尖向外向尾侧行进,划过耻骨下支边缘进入闭孔或其附近,继续进针 2～3 cm 即达目标。神经刺激器引导以引出大腿内收肌群收缩作为定位标准。

89. 隐神经阻滞的解剖定位和阻滞方法是什么?

隐神经是股神经后支最长的终支。在股动脉外侧下行进入收肌管,越过股动脉至收肌管内侧,然后在缝匠肌和股薄肌肌腱之间穿过阔筋膜,伴大隐静脉下行,在大腿中部发出一支加入缝匠肌下丛,在收肌管内发出髌下支加入髌周神经丛,最后在远端分成两支，一支继续随胫骨到达踝关节，另一支从踝前方到达足内侧，最远可到达第一跖趾关节。选择膝下水平阻滞时，患者取仰卧位，在胫骨内上髁内侧、膝上缘垂直缓慢进针至出现异感。

90. 传统后入路坐骨神经阻滞的解剖定位和阻滞方法是什么？

自坐骨结节与大转子之间的中点到股骨内、外髁之间中点连线的上 2/3 段为坐骨神经的体表投影。传统后路（经臀入路）阻滞法：患者侧卧位，阻滞侧在上，屈髋屈膝，由股骨大粗隆至髂后上棘做一连线，连线中点做一垂线，该垂线向尾侧 4～5 cm 处为穿刺点，或该垂线与股骨大粗隆至骶管裂孔连线交点作为穿刺点，垂直进针直至触及股骨，略向内侧调整进针方向以越过股骨，继续进针 2～3 cm 引出异感或采用神经刺激器定位。

91. 前路坐骨神经阻滞的解剖定位和阻滞方法是什么？

仰卧位，阻滞侧大腿外旋、屈膝，小腿外旋。将髂前上棘与耻骨结节做一连线（称为上线），并将其三等分，然后经股骨大转子做其平行线（称为下线）。由上线中内 1/3 交界处做一垂直线，该垂线与下线的交点即为穿刺点。术者左手示指沿股直肌与缝匠肌之间隙下压，将股动脉、静脉和神经血管束推向内侧。在穿刺点垂直进针至触及股骨，调整进针方向略向内侧越过股骨，继续进针 2～3 cm，引出异感或采用神经刺激器定位引出小腿、足部抽搐颤动。

92. 腘窝坐骨神经阻滞的解剖定位和阻滞方法是什么？

坐骨神经一般在腘窝上方，自腘窝皱褶 4～12 cm 处分支为胫神经及腓总神经两大终支。患者取俯卧位，膝关节屈曲，暴露腘窝边界，其下界为腘窝皱褶，外界为股二头肌长头，内侧为重叠的半膜肌腱和半腱肌腱。在腘窝皱褶上 7 cm 处做一水平线连接股二头肌腱及半腱肌肌腱，此连线中点即为穿刺点。穿刺针与皮肤呈 45°～60°刺入，使用神经刺激器或超声定位。

93. 胫后神经的分支走行及支配区域是什么？

胫后神经是胫神经的终末分支，支配足跟和足底感觉。在内踝附近分为足跟内侧支、足底内侧神经和足底外侧神经。胫后神经位于胫后动脉的后方。足底内侧神经支配踇展肌、趾短屈肌和第一蚓状肌，其感觉支配为足底内侧面，包括甲床和足趾背侧的内侧 3 个半足趾。足底外侧神经支配跖方肌、小趾屈肌、踇展肌、骨间肌、3 条蚓状肌和小趾展肌，足底外侧神经支配甲床和足趾背侧的外侧一个半足趾皮肤感觉。

94. 腓肠神经的走行及支配区域是什么？

腓肠神经由发自胫神经的腓肠内侧皮神经和发自腓总神经的腓肠外侧皮神经的腓肠交通支构成。腓肠神经在小腿外侧位于小隐静脉附近的皮下组织内，与小隐静脉一起沿跟腱外侧缘下行，通过外踝和跟骨之间的间隙。腓肠神经支配足外侧皮肤。

95. 腓浅神经的走行及支配区域是什么？

腓浅神经在腓骨颈水平自腓总神经分出后，走行于腓骨肌和趾长伸肌之间，发出肌支支配腓骨长肌和腓骨短肌，发出皮支支配小腿下外侧皮肤，绕过腓骨颈后，腓浅神经位于小腿外侧，沿前侧肌间隔下行，在小腿中下 1/3 处腓浅神经穿过深筋膜后进入皮下组织，最终分为足背内侧皮神经和足背中间皮神经，支配除第一、二足趾之间的大部分足背皮肤感觉。

96. 腓深神经的走行及支配区域是什么？

腓深神经在腓总神经绕腓骨颈处，于腓骨长肌上部的深侧分出。在腓骨和腓骨长肌上半部之间向下内走行，下降于趾长伸肌与胫骨前肌之间，在小腿中段与胫前动脉伴行向下直到踝关节前方分出以下终支：① 肌支，支配小腿肌群包括胫骨前肌、趾长伸肌、腓骨长肌和跗长伸肌；② 关节支，支配踝关节；③ 终末支，分为内侧支和外侧支，外侧支支配趾短伸肌和跗短伸肌，内侧支支配第一、二足趾间的皮肤感觉。

97. 踝关节阻滞的方法是什么？

足踝部由 5 支神经支配，其中胫后神经、腓肠神经、腓浅神经、腓深神经发自坐骨神经，隐神经发自股神经。胫后神经和腓深神经位置较深，阻滞时需要把局部麻醉药注射至筋膜下。腓肠神经、腓浅神经和隐神经为浅神经，阻滞时只需要把局部麻醉药注射至皮下。取仰卧位，足部稍抬高。在足背动脉外侧进针直至骨质，针稍后撤给药可以阻滞腓深神经。在胫后动脉后方进针可以阻滞胫后神经。浅神经可在内踝和外踝之间环绕踝关节进行环形浸润阻滞。

98. 什么是椎旁间隙?

椎旁间隙是邻近椎体的楔形解剖腔室。该间隙的前壁是壁层胸膜,后壁为肋横突上韧带(胸段水平),内侧壁为椎体、椎间盘和椎间孔,上下边界为肋骨头。在椎旁间隙里,神经根从椎间孔穿出来分为腹侧支和背侧支,腹侧支的交感纤维通过该间隙内的节前白质交通支和节后灰质交通支进入交感干。

99. 椎旁间隙阻滞的适应证有哪些?

在椎旁间隙内注入局部麻醉药,可以阻滞同侧的运动、感觉和交感神经,与单侧硬膜外阻滞效果相似。椎旁阻滞最常用于乳房手术、胸外科手术、肾切除术和肋骨骨折的麻醉和(或)相应神经支配区域的急慢性疼痛治疗如带状疱疹。

100. 超声引导下腰大肌间隙横断面入路腰丛阻滞的方法是什么?

患者取侧卧位,使用低频凸阵探头垂直脊柱置于 L_4 棘突水平,向腹侧缓慢移动,依次可见以下结构: L_4 棘突、椎板、横突和椎体,竖脊肌、腰大肌和腰方肌,其中竖脊肌、腰方肌和腰大肌在一个平面内呈"三叶草"形状,移动至横突消失时可见腰丛神经位于腰大肌后 1/3,推荐平面内进针。

101. 超声引导下腰大肌间隙矢状面入路腰丛阻滞的方法是什么?

患者取侧卧位,使用低频凸阵探头水平置于脊柱长轴中线旁开 2 cm 处,向腹侧扫描脊柱矢状面,可见以下结构: 竖脊肌、L_3/L_4 横突、腰大肌,相邻横突构成"三叉戟"征象,腰大肌内可见高回声的腰丛声像,推荐平面内/平面外进针。

102. 为什么腰丛阻滞时超声图像被称为"三叶草"征/"三叉戟"征?

低频凸阵探头垂直于脊柱时,在 L_4 棘突水平向腹侧滑动可见竖脊肌,腰方肌和腰大肌在一个平面内呈"三叶草"形状,称为"三叶草"征;低频凸阵探头平行于脊柱旁开 2 cm 时,相邻的横突即构成"三叉戟"征。

103. 股神经阻滞的适应证有哪些?

股神经阻滞适用于大腿前内侧、膝部和小腿内侧以及脚踝内侧手术的麻醉和镇痛,联合闭孔神经、坐骨神经和股外侧皮神经阻滞适用于整个下肢手术的麻醉和镇痛,如膝关节置换术、膝交叉韧带修补术、股骨颈骨折、下肢皮肤清创移植,下肢血管手术、截肢、截趾术等。连续股神经阻滞常用于大腿或膝部手术的术后镇痛。

104. 超声引导下股神经阻滞的方法是什么?

患者取平卧位,患肢略外展外旋。高频线阵探头平行放置于腹股沟韧带,可见搏动的股动脉、股静脉。股动脉外侧、髂筋膜和髂腰肌之间、呈蜂窝状高回声的椭圆形结构,即股神经,可由外侧行平面内穿刺。

105. 闭孔神经阻滞的适应证有哪些?

闭孔神经常联合骶神经和股神经阻滞,以满足大部分下肢手术的要求,此阻滞可改善患者对于止血带的耐受程度并提高术后镇痛的质量,在膀胱电切手术中用以防止内收肌收缩。闭孔神经阻滞还可以用来诊断及治疗髋关节的疼痛,缓解内收肌的痉挛。

106. 超声引导下闭孔神经阻滞的方法是什么?

平卧位,阻滞侧下肢外旋外展,远端阻滞:高频线阵探头平行放置于腹股沟韧带下方、股骨内侧。股动静脉内侧为耻骨肌,其内侧由浅到深依次为长收肌、短收肌、大收肌。闭孔神经的前支在长收肌与短收肌之间,后支在短收肌与大收肌之间。外侧进针平面内穿刺,此法不能阻滞闭孔神经髋关节支。近端阻滞:自上述位置将探头向头侧滑动,可见耻骨上支、闭孔外肌、耻骨肌、短收肌。闭孔神经总干为耻骨肌和闭孔外肌之间的蜂窝状结构,外侧进针平面内穿刺。

107. 股外侧皮神经阻滞的适应证有哪些?

股外侧皮神经阻滞适用于股骨外侧区域的手术麻醉及镇痛,联合股神经用于膝髋关节手术的术后镇痛。

108. 超声引导下股外侧皮神经阻滞的方法是什么?

患者取平卧位,将高频线阵探头横向置于腹股沟韧带外下方,可见位于内侧的缝匠肌和外侧阔筋膜张肌,在缝匠肌外侧缘和阔筋膜张肌内侧缘间、阔筋膜和髂筋膜间的脂肪垫内,可见一支或几支低回声神经结构,即股外侧皮神经。

109. 髂腹下-髂腹股沟神经阻滞的适应证有哪些?

髂腹下-髂腹股沟神经阻滞可用于疝修补术、剖宫产术及开腹子宫切除术术中及术后镇痛,也可用于取髂骨植骨手术的镇痛。

110. 超声引导下髂腹下-髂腹股沟神经阻滞的方法是什么?

患者取平卧位,将高频线阵探头紧贴髂前上棘侧斜向放置于髂前上棘与脐连线上,可见外侧的骨性结构为髂前上棘,内侧的三层肌肉结构,由浅及深依次为腹外斜肌、腹内斜肌、腹横肌。在腹内斜肌和腹横肌之间,亦称腹横筋膜平面,可见两个低回声类圆形结构,有时可见伴行的旋髂深动脉。推荐使用平面内进针。

111. 收肌管的解剖学结构是什么?

收肌管位于股骨中 1/3 段前内侧,缝匠肌、大收肌和股内侧肌三者间的管状间隙,断面呈三角形。其前壁为缝匠肌和大收肌腱板;外侧壁为股内侧肌;后壁是大收肌和长收肌。上口与股三角相通,下口为收肌腱裂孔。内容物从前往后依次为:隐神经、股内侧肌神经、股动脉、股静脉。

112. 收肌管阻滞的适应证有哪些?

① 膝关节手术的术后镇痛。② 与坐骨神经复合用于涉及内踝的足踝部手术的麻醉和镇痛。

113. 超声引导下收肌管阻滞的方法是什么?

患者取平卧位,患肢屈膝外旋外展将高频线阵探头横向放置于股骨内侧、髂前上棘和髌骨上缘连线中点附近,向远端扫描,确定收肌管入口和出口。可见外侧的骨性结构为股骨,肌肉结构外侧为股内侧肌,内侧浅层为缝匠肌,深层为长收肌或者大收肌。在缝匠肌深面,长收肌和股内侧肌之间可见股动静脉以及隐神经。推荐平面内进针。

114. 骶丛阻滞的适应证有哪些?

骶丛由腰骶干(L_4、L_5)以及全部骶神经和尾神经的前支组成。骶丛分支分布于盆壁、臀部、会阴、股后部、小腿以及足肌和皮肤,可用于小腿、足踝部手术麻醉和镇痛,与腰丛神经阻滞联合可以完成所有下肢手术的麻醉和镇痛。

115. 超声引导下骶旁坐骨神经阻滞的方法是什么?

患者侧卧位或者俯卧位。将低频凸阵探头斜向放置于髂后上棘和股骨粗隆连线内侧 1/3,可见连续的高回声髂骨皮质,探头缓慢向尾侧滑动至连续的骨皮质中断,即坐骨大孔,在坐骨大孔内穿出走行于臀大肌和梨状肌深方的高回声蜂窝状结构即为坐骨神经。推荐平面内进针，必要时复合神经刺激器定位。

116. 臀下入路坐骨神经阻滞的适应证有哪些？

小腿、足踝部手术麻醉和镇痛；与腰丛神经阻滞联合可以完成膝关节以下的麻醉和镇痛。

117. 超声引导下臀下入路坐骨神经阻滞的方法有哪些？

患者侧卧位，屈膝屈髋，将低频凸阵探头横向放置于股骨粗隆和坐骨结节之间，超声下可见外侧股骨粗隆，内侧坐骨结节，以及臀大肌、股方肌，在两个骨性结构之间，臀大肌和股方肌之间的椭圆形高回声蜂窝状结构即坐骨神经。推荐平面内进针，必要时联合神经刺激仪器定位。

118. 腘窝入路坐骨神经阻滞的适应证有哪些？

膝关节以下及足底、脚趾等坐骨神经支配区域手术操作；与隐神经阻滞联合可完成膝关节以下区域的手术后镇痛。

119. 超声引导下腘窝入路坐骨神经阻滞的方法是什么？

患者常侧卧位或者俯卧位。高频凸阵超声探头横向放置于腘窝三角内，超声图像可见股骨，外侧的股二头肌，内侧的半膜肌、半腱肌。在肌肉深面可见股动脉、静脉，在肌肉和血管之间可见紧邻的两个椭圆形高回声蜂窝状结构，外侧为腓总神经，内侧为胫神经。两个神经从腘窝顶端向远端逐渐分开。可选择分叉处行平面内进针。

120. 腘窝坐骨神经阻滞有什么并发症？

① 出血和血肿：在腘窝处坐骨神经两个分支胫神经和腓总神经分离，距离腘动脉和腘静脉非常近，穿刺不当可能会引起血管损伤。② 神经损伤：坐骨神经比较粗大，且位置较深，超声显像经常不清，下肢手术止血带压力较高，特殊的手术体位将对坐骨神经造成进一步压迫。③ 阻滞不全：坐骨神经较粗大，阻滞起效时间较长，经常存在阻滞效果不全的情况。

121. 腘窝坐骨神经阻滞有哪些注意事项？

① 腘窝坐骨神经的解剖存在较大的变异，它在距腘横纹不定的距离出分为胫

神经和腓总神经，明确胫神经和腓总神经的位置关系有利于使坐骨神经的两个分支都被充分阻滞。② 患者处于合适的体位，如果神经不能立即显示，可向近端或远端倾斜探头以提高对比度，且可改善图像质量，更利于显示神经。③ 应避免高阻力注射，因为可能提示发生了神经内注射。

122. 踝部阻滞主要阻滞哪些神经？

股神经的终末支隐神经、坐骨神经终末支胫后神经、腓深神经、腓浅神经、腓肠神经。

123. 超声引导下胫后神经阻滞的方法是什么？

胫后神经支配踝和足底，走行于跟腱和胫后动脉之间。患者仰卧位，患肢足跟垫高后，将高频线阵探头横向置于踝关节内侧，超声图像可见胫骨、拇长屈肌肌腱、趾长屈肌肌腱，位于胫骨后侧，拇长屈肌肌腱、胫后动静脉与跟腱之间的蜂窝状高回声影像即胫后神经。可使用平面内或者平面外进针。

124. 腓深神经阻滞的适应证是什么？

腓深神经支配第一、二趾间皮肤感觉，腓深神经阻滞适用于相应部位手术麻醉及镇痛。

125. 超声引导下腓深神经阻滞的方法是什么？

患者仰卧位，将高频线阵探头横向置于胫骨远端前方。超声图像可见胫骨、趾长伸肌、踇长伸肌以及在肌肉和胫骨之间的胫前动脉，腓深神经为由内而外跨过胫前动脉的高回声结构，显影欠佳时可予胫前动脉周围注射局部麻醉药。推荐使用平面内或者平面外进针。

126. 超声引导下腓浅神经阻滞的适应证是什么？

足背部手术的麻醉或者镇痛。

127. 隐神经阻滞的适应证是什么？

大隐静脉剥除术或取大隐静脉的手术、涉及内踝及小腿内侧的手术麻醉及镇痛。隐神经阻滞联合坐骨神经阻滞可完成足/踝内侧手术。

128. 超声引导隐神经阻滞的方法是什么?

隐神经为股神经终末支,在小腿内侧与大隐静脉伴行。患者取仰卧位,患肢足跟垫高后,将高频线阵探头置于内踝上方,超声图像可见胫骨,胫骨浅层的软组织筋膜内可见大隐静脉及其伴行呈高回声的隐神经,超声显影欠佳时将局部麻醉药注射在大隐静脉附近。

129. 腓肠神经阻滞的适应证是什么?

涉及足和踝外侧缘的手术麻醉及镇痛。

130. 超声引导下腓肠神经阻滞的方法是什么?

患者仰卧位,患侧足跟垫高后,将高频线阵探头置于外踝后上方。超声图像可见腓骨和比目鱼肌。在比目鱼肌浅层,软组织筋膜内可见小隐静脉,腓肠神经为与其伴行的高回声结构,显影困难时将局部麻醉药注射在小隐静脉附近即可,可使用平面内或者平面外进针。

131. 胫腓骨骨折有哪些特点?

胫腓骨骨折多为暴力引起,易伴有皮肤血管损伤。由于骨折引起的小腿高度肿胀,可能导致骨筋膜室综合征;直接暴力引起的骨折多发生于暴力作用的部位,胫腓骨骨折多在一个平面;间接暴力骨折多呈斜形或螺旋形,骨折不在一个平面;除了受伤当时发生失血性休克危及生命外,其后的主要危险是骨筋膜室综合征和深静脉血栓形成。

132. 胫腓骨骨折的手术方式有哪些?

螺丝钉固定;钢板和螺丝钉固定;髓内钉固定;外固定架治疗。

133. 胫腓骨骨折手术切口涉及的小腿区域有哪些神经支配?

胫腓骨骨折手术切口涉及的小腿区域由坐骨神经和股神经的分支支配。股神经的终支隐神经分布于髌下、小腿内侧面和足内侧缘的皮肤。坐骨神经的分支胫神经分布于小腿后面和足底皮肤,腓总神经分布于小腿外侧、足背和趾背的皮肤。

134. 胫腓骨骨折患者如何预防下肢深静脉血栓?

① 尽早手术治疗(72 小时内)。② 卧床患者鼓励翻身和被动锻炼,鼓励早期

功能锻炼和下床活动。③ 间断抬高或垫高患肢以及行趾、踝、膝、髋关节的伸屈活动。④ 药物预防：抗凝药物的应用。

135. 腰丛阻滞有哪些并发症?

腰丛位置较深，穿刺风险较大。操作时易发生误入蛛网膜下隙、双侧阻滞、肾损伤、感染、神经损伤、局部血肿、局部麻醉药中毒等并发症。

136. 坐骨神经阻滞有哪几种入路?

坐骨大孔下缘超声引导坐骨神经阻滞；坐骨结节和股骨大转子间超声引导坐骨神经阻滞；臀下超声引导坐骨神经阻滞；超声引导前路坐骨神经阻滞；超声引导股骨中段内侧入路坐骨神经阻滞术；超声引导股骨中段外侧入路坐骨神经阻滞；超声引导腘窝后侧入路坐骨神经阻滞；超声引导腘窝内侧路坐骨神经阻滞；超声引导腘窝外侧入路坐骨神经阻滞。

137. 超声引导踝部隐神经分支阻滞如何实施?

患者平卧位，患侧下肢略外展外旋，或足跟垫高后，高频线阵探头横置于内踝上部，探头与胫骨垂直，超声下可显示胫骨声像，在胫骨上方可显示大隐静脉声像，在大隐静脉的两侧可显示梭形或圆形的隐神经声像。

138. 超声引导踝部胫神经阻滞如何实施?

嘱患者平卧，患侧足跟垫高后，高频线阵探头横置于内踝与跟腱连线，超声下可显示内踝、跟腱、趾长屈肌和拇长屈肌等，在趾长屈肌和拇长屈肌之间可探寻到搏动的胫后动脉，在血管的周围可显示梭形或卵圆形的胫后神经声像。

139. 超声引导踝部腓肠神经阻滞如何实施?

患者取平卧位，患侧足跟垫高后，充分暴露小腿和踝部外侧区。选用高频线阵探头，横置于外踝与跟腱之间，超声下可见外踝、跟腱、腓骨肌等声像，在外踝与跟腱之间的浅层可探寻到小隐静脉声像，腓肠神经位于小隐静脉周围，呈圆形或椭圆形声像。

140. 超声引导踝部腓浅神经阻滞如何实施?

患者取平卧位，患侧足跟垫高后，使用高频线阵探头横置于外踝上方 10～

15 cm 水平处，探头与小腿垂直。超声下可显示腓骨肌、趾长伸肌和腓骨等，在腓骨肌和趾长伸肌交界区的浅层可显示腓浅神经声像，多呈卵圆形或梭形，可采用平面内进针技术。

141. 踝部超声引导腓深神经阻滞如何实施？

患者取平卧位，患侧足跟垫高后，使用高频线阵探头横置于踝关节的前部，稍靠外侧，探头与踝关节垂直。超声下可显示胫骨，拇长伸肌和趾长伸肌的深部、胫骨的浅层可显示搏动的胫前动脉，在胫前动脉的附近可探寻到呈梭形或卵圆形的腓深神经，该水平腓深神经多已发出内、外侧两条末端分支，分别位于胫前动脉的两侧。采用平面内或平面外进针技术。

142. 坐骨神经损伤的运动感觉表现有哪些？

坐骨神经主要支配大腿后肌群和小腿肌群，损伤会导致相应的运动障碍，及相关皮区出现麻木、酸胀、疼痛。高位损伤导致屈膝不能、踝关节与足趾运动丧失，足下垂；小腿以下感觉和运动丧失，足部出现神经营养性改变、无汗；股四头肌健全，膝关节呈伸直状态，行走时呈跨越步态。低位损伤可能会影响足部活动，如足背伸、屈膝以及踝关节活动。部分损伤如挤压伤、挫伤会出现神经压迫症状，不同区域肌力下降，相关部位麻木、酸胀、疼痛。

143. 胫神经损伤的运动感觉表现有哪些？

胫神经支配小腿三头肌、腘肌、跖肌、趾长屈肌、胫骨后肌、拇长屈肌和足底所有短肌。胫神经损伤的主要症状有：① 小腿后侧屈肌群及足底肌麻痹，使足不能跖屈、内收、内翻，足趾跖屈、外展和内收障碍；② 小腿后侧、足背外侧、足跟外侧和足底感觉障碍；③ 呈仰趾足、高弓足畸形，足弓弹性和强度丧失，不能用足尖站立，可出现爪形趾畸形；④ 足跖反射和跟腱反射消失。

144. 腓总神经损伤的运动感觉表现有哪些？

腓总神经在腓骨颈部，位置表浅，周围软组织少，移动度差，容易发生损伤。腓总神经损伤是下肢最常见的神经损伤。主要症状：① 小腿前外侧及足背皮肤感觉减退或缺失；② 患侧足下垂、内翻、足趾不能背伸；踝关节不能背伸和外翻；胫前和小腿外侧肌肉萎缩。

145. 股神经损伤的运动感觉表现有哪些?

股神经损伤根据损伤部位的不同临床表现也不同。① 高位损伤:损伤一般在髂窝上方,髂腰肌、股四头肌瘫痪,大腿不能伸屈,膝关节不能伸直,步态不稳,行走困难,不能跳跃,大腿前侧肌群明显萎缩,股前内侧(髌骨内上方)及小腿内侧感觉丧失。② 低位损伤:无髂腰肌瘫痪,屈髋正常。小腿不能伸直,膝腱反射消失,小腿内侧感觉障碍,晚期患者股四头肌无力可由阔筋膜张肌代偿部分功能,病变可能不明显。

(费昱达,陈绍辉)

第三节 骨盆和髋关节手术的麻醉

146. 髋部的主要神经支配包括什么?

支配髋关节的神经前后各两条,前方包括股神经和闭孔神经,后方有坐骨神经和臀上神经。股神经发出的关节支,主要来自耻骨肌支,其次为股四头肌支,在关节囊前方支配近侧的内面及远侧的外面。股神经关节支主要分布于髂股韧带的下部,也分布于关节囊的后上部及耻股韧带。由闭孔神经发出的关节支分布于关节囊内侧,终于耻股韧带。由臀上神经发出的关节支分布于关节囊后方的上部及外部,至股方肌的支则稀疏分布于关节囊的后部。

147. 关节置换患者常见合并疾患的主要病理生理变化对麻醉管理有什么影响?

应根据患者 ASA 分级、营养状况、是否存在可疑困难气道、视力状况、精神/认知状况、言语交流能力、肢体运动状况、是否急症手术、近期急性气道疾患、过敏史、脑卒中病史、心肺疾病病史、内分泌疾病病史、用药史(包括抗凝药物等)、头颈部放疗史、既往外科病史等对患者进行全面评估,以期全面掌握患者的身体状态。麻醉医师对此类手术患者应实施精细化和个体化的麻醉,为患者提供最佳手术条件,尽量减少疼痛,保障患者的围术期安全。

148. 老年患者髋部手术麻醉方式的选择是什么?

既往研究认为全身麻醉与椎管内麻醉对于患者的转归没有差别,但最新的国际指南及专家共识认为，出于对老年患者脆弱脑功能的保护，推荐在能够满足外科手术要求的条件下，优选使用椎管内麻醉或外周神经阻滞技术，对于术前服用抗凝药物的患者，如果没有时间进行抗凝治疗替代转化，可以优选外周神经阻滞技术实施麻醉。

149. 髋部手术患者术前访视要点是什么？

髋部手术患者中老年居多，并发症较多，除常规检查外，还应特别重视心、肺、脑等重要脏器的评估检查。对于长期高血压病史的患者，需要评估靶器官功能损害情况。对于既往COPD病史的患者，还需要行动脉血气分析、肺功能检查评估阻塞的严重程度。对于既往脑梗病史的患者，需要检查血脂、血糖明确是否合并高脂血症、糖尿病等疾病。

150. 患者术前是否可服用镇痛、抗焦虑药物？

髋关节炎、骨盆肿瘤等患者常有长期慢性疼痛，术前开始镇痛治疗，可以减少术后疼痛，促进关节功能康复。术前可使用非甾体抗炎药(NSAIDs)、对乙酰氨基酚、α_2 受体激动剂，或者与阿片类药物联合应用进行预防性镇痛。患者术前常伴有焦虑、紧张，可以给阿米替林、普瑞巴林等抗焦虑药物，不仅可以改善患者的抑郁焦虑状态，还可改善围术期睡眠。苯二氮䓬类药物可增加围术期神经认知紊乱的发生，应尽量避免。

151. 超声引导辅助定位是否有助于椎管内麻醉的实施？

传统的椎管内麻醉是以手触摸骨性解剖标志进行定位，对于类风湿关节炎患者，尤其是已经伴有脊柱畸形的患者，徒手触摸骨性解剖标志定位存在一定的难度。穿刺前利用超声扫查，可准确定位穿刺间隙、预测硬膜外腔或者蛛网膜下隙的深度；并通过测量前后复合体的宽度，预测椎管内穿刺的难易程度，选择适当的穿刺间隙。

152. 如何应用外周神经阻滞进行髋部手术麻醉？

应用外周神经阻滞进行髋部手术麻醉，常用的组合方案包括腰丛阻滞联合坐骨神经阻滞骶旁入路或Labat点入路。常用局部麻醉药为0.375%～0.5%罗哌卡因、丁哌卡因或左旋丁哌卡因，腰丛20～30 mL，骶丛阻滞15～20 mL。对于老年人实施多支神经阻滞应重视局部麻醉药用量，避免总量过大造成局部麻醉药中毒。外周神经阻滞复合喉罩全麻，对生理影响小、苏醒迅速、术后镇痛满意，可用于高龄、心肺功能不全患者。

153. 老年髋部手术术中采用哪些监测方法?

监测的选择基于患者既往身体状况。如果患者既往高血压、脑梗死病史、慢性阻塞性肺病、类风湿关节炎,预计手术持续时间较长,失血较多,需开放粗的静脉通路,心电图、脉搏氧饱和度、无创血压、桡动脉置管监测有创动脉血压、间断血气分析、出血量、尿量。如施行全身麻醉监测呼气末二氧化碳、如采用吸入性全麻药,监测呼气末麻醉气体浓度、气道压力、体温、BIS 等。

154. 髋部手术术中是否需要使用氨甲环酸?

髋部及骨盆手术围术期失血较多,抗纤溶药物可以减少纤溶酶激活,从而稳定纤维血栓,减少出血。氨甲环酸(tranexamic acid, TXA)是临床上常见的抗纤溶药物。氨甲环酸不会影响 PT 或者 APTT 时间,不增加围术期并发症发生率。即使合并深静脉血栓栓塞、脑卒中、冠心病等疾病的高危患者,氨甲环酸也不会增加动静脉血栓栓塞事件。对术前预期有较高输血风险、手术中预计失血量较大等患者,围术期推荐使用氨甲环酸。

155. 髋部术中氨甲环酸的给药方案是什么?

氨甲环酸的用法多样,可以口服、静脉、关节内注射或组合使用,目前术中推荐的单次静脉给药方案为:切开皮肤前 5～10 分钟,20～60 mg/kg 或 1～5 g 静脉滴注完毕。

156. 髋部及骨盆手术使用骨水泥的风险是什么?

使用骨水泥的主要风险为可引起骨水泥植入综合征(bone cement implantation syndrome, BCIS),威胁患者生命安全。BCIS 即骨水泥植入所引起的一系列临床症状,包括低血压、心律失常、严重低氧血症、心肌梗死、肺动脉压增高等。BCIS 的严重程度差异很大,大部分患者表现为骨水泥植入后出现短暂的低血压、心动过缓及低氧血症,可自行恢复或使用小剂量的麻黄素、多巴胺等血管活性药后恢复。小部分患者可出现恶性心律失常,甚至心搏骤停及休克,死亡率达 0.6%～1%。

157. 老年髋部骨折有哪些常见分型?

髋部骨折分类方法是基于影像资料中骨折的类型制定的,通常不考虑先前的髋部手术、关节炎、癌症、发育不良、骨质量、软组织情况和疼痛等因素。髋部骨折主要是指位于小转子远端 5 cm 以内的股骨近端骨折。根据骨折和髋关节囊的位置关系，将髋部骨折主要分成两大类：① 囊内的股骨颈骨折；② 囊外的股骨颈基底部骨折、股骨转子间骨折和股骨转子下骨折。这两种骨折在患者中的分布比例非常接近。

158. 老年髋部骨折主要的手术方式是什么？

在囊内骨折中，所有指南都推荐内固定技术治疗无移位的股骨颈骨折，一定程度上推荐在老年患者的移位股骨颈骨折进行关节置换。在囊外骨折中，对于稳定性骨折（通常定义为 AO/OTA A1 型）推荐使用滑动髋螺钉，而对于不稳定性骨折（通常定义为 AO/OTA A3 型和更远端）推荐使用髓内钉。

159. 老年髋部骨折的最佳手术时机是什么？

对于大多数患者而言，早期手术治疗（如入院 48 小时内实施手术）除可减轻患者疼痛外，还可降低术后并发症发生率和死亡率、改善术后自理能力。与入院 48 小时内手术相比，48 小时后手术者术后 30 天死亡率增加 41%，1 年死亡率增加 32%；患者手术拖延时间越长，住院死亡率越高；而在 48 小时内手术可降低术后死亡风险。此外，错过最佳手术时机也会导致肺部感染或深静脉血栓形成等并发症的风险明显增加。需要尽量避免因管理因素导致的手术延迟。

160. 老年髋部骨折术前镇痛方式包括什么？

术前中、重度疼痛不仅使患者遭受痛苦，也是谵妄的诱因之一。常见的术前镇痛包括药物治疗和外周神经阻滞。

161. 老年髋部骨折术前镇痛的药物选择是什么？

髋部骨折引起的静态疼痛可通过常用的镇痛药缓解，可以静脉注射对乙酰氨基酚和吗啡。对乙酰氨基酚不良反应很小，可有效减少谵妄的发生。可待因、曲马多等阿片类药物有明显的不良反应，老年人对恶心、呕吐、便秘和精神错乱的耐受性差，应该避免使用这些药物。非甾体抗炎药的使用可以加重胃的不良刺激和出血，因此用于治疗时应极其谨慎。服用抗高血压药物的患者同时使用非甾体抗炎药时肾功能损害风险增加。

162. 老年髋部骨折术前外周神经阻滞镇痛的方案是什么？

外周神经阻滞越来越多地用于治疗静态和动态疼痛，并减少对阿片类止痛药物的需求。对于髋部骨折的患者，股神经阻滞和髂筋膜间隙阻滞（fascia iliaca compartment block，FICB）均有明显疗效。通过髂筋膜腔内进行单次大剂量注射（通常约 30 mL）局部麻醉药对分布于大腿内侧、前侧和外侧以及股骨头范围的股神经、股外侧皮神经和闭孔神经进行阻滞。即使没有超声，FICB 也可以由经过训练的医护人员进行操作，临床疗效良好。

163. 老年髋部手术患者延迟手术的指证有哪些？

① Hb＜80 g/L。② 血钠浓度＜120 mmol/L，或＞150 mmol/L。③ 血钾浓度＜2.8 mmol/L，或＞6.0 mmoL/L。④ 可纠治的出凝血异常。⑤ 可纠治的心律失常，心室率＞120 次/分。

164. 老年髋部手术患者术前输血治疗的标准是什么？

由于骨折出血、容量治疗引起血液稀释、营养状况不良和慢性疾病，术前 40%的患者存在贫血。如未及时纠正，严重贫血可导致心、脑等重要器官氧供不足，并可严重影响预后。建议术前 Hb＜80～90 g/L 时应考虑输血，缺血性心脏病患者术前 Hb＜100 g/L 可考虑输血。

165. 老年髋部手术患者围术期氧疗的目标是什么？

氧疗可明显降低围术期谵妄发生率，建议所有患者均监测脉搏血氧饱和度（SpO_2）。而且无论老年髋部骨折后状态如何，建议伤后 12 小时内均应吸氧，12 小时后根据血氧状态决定是否继续吸氧，目标是维持 SpO_2 水平在 92%～98%。对于并存慢性呼吸系统疾病或Ⅱ型呼吸衰竭患者，维持 SpO_2 在 88%～92%即可。

166. 髋部手术患者围术期低血压的防治策略是什么？

不论是全身麻醉还是腰麻，髋部骨折手术麻醉过程中低血压发生比率较高，术后死亡率与血压下降的程度正相关。低血压可以通过使用少量麻醉药、严密地监测血压、避免脱水和使用合适的血管活性药来避免。术后充分的血液氧饱和、避免过度的贫血和提供充分的镇痛等措施可以进一步减轻低血压相关并发症。

167. 骨盆骨折的手术指证是什么？

① 闭合复位失败；② 外固定术后残存移位；③ 耻骨联合分离大于 2.5 cm 或耻骨联合交锁；④ 垂直不稳定骨折；⑤ 合并髋臼骨折；⑥ 骨盆严重旋转畸形导致下肢旋转功能障碍；⑦ 骨盆后环结构损伤移位大于 1 cm，或耻骨移位合并骨盆后方不稳，患肢缩短大于 1.5 cm；⑧ 无会阴污染的开放性后方损伤；⑨ 耻骨支骨折合并股神经、血管损伤；⑩ 开放骨折。

168. 骨盆骨折 Young & Burgess 分类？

① 分离型（APC）由前后挤压伤所致；② 压缩型（LC）由侧方挤压伤所致；③ 垂直型（VS）剪切外力损伤；④ 混合外力（CM）侧方挤压伤及剪切外力损伤。

169. 骨盆骨折 Tile's/AO 分类？

① A 型稳定，轻度移位；② B 型纵向稳定，旋转不稳定，后方及盆底结构完整；③ C 型旋转及纵向均不稳定（纵向剪力伤）。

170. 骨盆骨折的临床表现有哪些？

① 多有强大暴力外伤史，尤其是骨盆受挤压的外伤史；② 可存在严重的多发伤，休克等常见；③ 脐棘距可见增大（分离型骨折）或减小（压缩型骨折）；髂后上棘可有增高（压缩型骨折）、降低（分离型骨折）、上移（垂直型骨折）；④ 骨盆分离挤压试验、4 字征、扭转试验为阳性，但禁用于检查严重骨折患者。

171. 骨盆骨折可能失血量为多少？

骨盆骨折出血量可为 500～5 000 mL，出血量多少主要决定于骨折严重程度。骨盆骨质通常为松质骨，周围有很多动脉以及静脉丛，血液供应极其丰富。骨盆骨折发生后可引起广泛性出血，并形成巨大血肿，血肿可沿腹膜后疏松结缔组织间隙扩展至肠系膜根部，肾虚区以及膈下，还可以向前侧腹壁扩散，如累及腹膜后主要大动脉、静脉，患者可迅速死亡。

172. 骨盆骨折常见并发症包括什么？

① 出血性休克，骨折断端的出血及后方损伤造成的骶前静脉丛破裂为休克主要原因。② 腹膜后血肿，盆腔与后腹膜的间隙由疏松结缔组织组成，有巨大的间隙容纳出血，因此骨盆骨折后可引起广泛出血。③ 尿道或膀胱损伤，尿道损伤远

较膀胱损伤常见。可出现排尿困难、尿道口溢血等表现。④ 直肠损伤，骨盆骨折伴会阴部开放性损伤时，要考虑直肠损伤的可能。⑤ 神经损伤，多在骶骨骨折时发生，组成腰骶神经干的 $S_1 \sim S_2$ 最易受损。

173. 老年髋部骨折患者术前心血管疾病的评估内容是什么？

有缺血性心脏病史的患者是围术期心脏事件的高危患者。基础心电图可能显示存在无症状心脏病的征兆。超声心动图可明确心肌梗死区域的异常活动情况、评估左室功能和是否存在心脏瓣膜疾病。需重视疑似冠状动脉疾病的患者，除非有明显的心动过缓或低血压，已经接受β受体阻滞剂治疗的患者应该在手术前继续常规剂量治疗。血红蛋白水平很重要，围术期贫血可能加剧心脏应变并可能增加心脏事件的风险。

174. 老年髋部骨折患者术前血糖评估的主要内容是什么？

围术期血糖控制不佳伴随持续的高糖血症会导致脱水和伤口愈合不良。低糖血症也会带来严重的后果，如谵妄、跌倒和癫痫发作。疼痛和应激可导致高血糖，因此术前定期监测血糖水平很重要。对口服长效降糖药或注射长效胰岛素的患者应密切监测血糖。大多数口服降糖药的患者只要在手术当天停用药物即可，但吡格列酮无须停用。由于乳酸酸中毒的原因，有肾功能损害风险的患者，术前应停用二甲双胍 48 小时。

175. 老年髋部骨折患者术前慢性肾脏疾病的评估内容和注意事项是什么？

慢性肾脏疾病(chronic kidney disease, CKD)在老年人中很常见，且手术并发症发生率较高。术前应该把贫血和代谢异常纠正到可接受的限度。对于依赖透析的终末期肾病患者，术前 24 小时内应予以透析治疗以减少液体超负荷。许多药物经过肾脏排泄，容易在 CKD 患者体内产生蓄积。需要调整此类药物剂量或给药时间间隔乃至避免使用。麻醉通常会引起低血压，导致肾血流量骤降进而引起术后肾功能恶化。麻醉医生应该意识到 CKD 患者的肾储备功能不佳，从而避免低血压。

176. 老年髋部骨折患者术前呼吸系统疾病的评估内容和注意事项是什么？

术前评估中，胸部X线片和动脉血气可提供重要的基础信息，有助于提前发现术后肺部并发症风险较高的患者，及时进行术前干预和优化治疗。多数髋部骨折的患者存在肺不张和肺部感染的风险，因此提倡早期手术和活动。对于慢性阻塞性呼吸道疾病加重的患者，术前可能需要治疗和优化管理，但大多数呼吸道感染患者的手术不应推迟，除非其伴有脓毒血症、心血管功能不全或高流量氧依赖。

177. 老年髋部骨折患者术前用药的评估内容是什么？

麻醉医师应了解患者所有常规用药的种类及其适应证，并清楚该继续服用或停用的药物。大多数虚弱的老年患者脆性骨折后会出现血容量不足，因此围术期可能需要停用可能导致肾脏低灌注和急性肾衰竭的药物（如利尿剂、ACEI类降压药）。长效镇静剂应重新评估或减少用量。控制心绞痛或心率的β受体阻滞剂，抗惊厥类药物和帕金森病药物等应术晨继续使用。

178. 老年髋部骨折患者的术中手术室管理要点有哪些？

由于老年髋部骨折患者并存疾病和并发症较多，麻醉风险大且管理复杂，建议安排经验丰富的高年资医师或建立专门的临床小组，特别是能很好掌握区域阻滞技术的医师实施。建议手术室温度控制在20～23℃，湿度控制在50%～60%。联合变温毯和液体加温措施积极保温，既能符合感染控制要求，也有利于减少围术期低体温的发生。

179. 老年髋部骨折患者的术中目标导向血流动力学管理和血容量优化措施有哪些？

对老年危重患者，建议利用微创或无创连续血流动力学监测技术监测心排出量，根据目标导向容量管理原则精确管理，维持理想血流动力学状态。老年患者脏器的血流灌注对血压有显著依赖性，建议维持血压不低于术前基线血压10%。血流动力学优化应涵盖术前、术中及术后整个围术期。

180. 老年患者的器官灌注有哪些特点？

老年患者的器官灌注更依赖于血压水平，患者不能耐受明显的血压下降（＜20%），并存糖尿病、高血压、脑血管疾病的患者，对低血压的耐受力更差。老年患者麻醉过程中的血压下降多与静脉容量血管张力的快速下降有关。老年患者与年轻患者相比，在麻醉状态下，静脉容量血管张力更容易丧失。老年患者自主神经兴奋性下降，循环系统自主调节能力减弱，对麻醉和手术的应激适应能力下降，麻醉过程中不易维持血流动力学稳定。

181. 老年髋部骨折患者围术期血液管理的特点及原则是什么?

入院时存在贫血是预后不良的独立预测指标。可以根据股骨颈骨折的类型来大致预测失血量：囊内骨折失血量约1 000 mL，囊外骨折失血量1 200 mL，股骨转子间或转子下骨折失血量可达1 600 mL。服用抗血小板药物或抗凝药物的患者，失血量可能更大。临床医生的输血决策应基于术前不同的个体情况，需考虑患者虚弱程度：心肺储备及功能等级。通常，对于身体状况尚可的患者保持血红蛋白80 g/L以上，对心肺储备较差的患者保持血红蛋白100 g/L以上。

182. 老年髋部骨折患者的术后镇痛要点是什么?

首选神经阻滞镇痛技术，包括髂筋膜阻滞、股神经阻滞、腰丛阻滞以及以上技术的联合；其次选择硬膜外镇痛，外周神经阻滞镇痛效果接近硬膜外镇痛。切口局部浸润用于髋部手术后镇痛效果不佳。由于NSAIDs药物在老年患者中不良反应增加，包括消化道出血和肾脏毒性，建议谨慎使用。对乙酰氨基酚相对安全，可作为预防性镇痛和多模式镇痛的选择。谨慎应用阿片类药物，如果使用，应加强术后呼吸功能监测以防止呼吸抑制导致严重并发症。

183. 老年患者术后谵妄的影响因素是什么?

老年髋部骨折患者是术后谵妄的高发人群，术后老年患者谵妄的发生率为15%～53%，髋关节骨折后则是40%～60%。老年髋部骨折手术术后谵妄高发的原因包括高龄、并发症多、术前用药、手术创伤大出血多、脂肪栓塞与低氧及术后疼痛等因素。

184. 哪些药物有可能影响老年患者发生术后谵妄?

老年患者术后谵妄可能是在大脑退行性变的基础上，多种因素相互作用导致大脑神经递质的改变有关。乙酰胆碱的下降和多巴胺的升高可能是引起术后谵妄的重要因素。阿托品及东莨菪碱可能会增加老年髋关节置换患者的术后谵妄发生率，可能与其抗胆碱能作用有关。

185. 老年患者术后谵妄的DSM-5诊断标准是什么?

诊断谵妄的主要标准是DSM或CAM，使用DSM时，目前的标准是DSM-5，需要满足以下5个条件：① 意识障碍，伴注意力不集中，或变换目标能力的降低；② 认知的改变或出现知觉障碍；③ 短时间内发生的，并在一天内有所波动；④ 病史、体检或实验室检查提示为一般躯体情况的直接生理性后果；⑤ 不能用已有的神经功能障碍来解释，也不能存在如昏迷等意识水平严重降低的情况。

186. 老年患者术后谵妄管理的要点是什么？

在患者出现髋部骨折的即刻，就应该积极寻找患者是否存在认知损害相关表现；入院后重新评估患者，以确定是否有新发谵妄的出现；针对每个患者的不同特点，提供符合“谵妄”的个体化护理。

（傅强，史立凯）

第四节　膝关节置换手术的麻醉

187. 膝关节置换类型有哪些？

膝关节置换类型包括 3 种：髌股关节置换、全膝关节置换术及膝关节单髁置换术。

188. 膝关节单髁置换术适应证有哪些？

适合行膝关节单髁置换术的病例是病变累及单个间室的膝关节病变。在临床评估中，需要结合症状、体征及影像学特征，确认病变来源于膝关节单个间室，排除感染、炎性疾病等涉及多间室的疾病。

189. 膝关节全膝关节置换术的适应证有哪些？

全膝关节置换术适用于经临床诊断学、影像学检查均确诊为膝关节骨性关节炎，经保守治疗无效或效果不明显，膝关节疼痛严重，出现了不同程度屈伸活动受限以及关节畸形，日常生活及行走出现困难的患者。

190. 双侧同期全膝关节置换和单侧分期全膝关节置换术各自利弊有哪些？

同期双侧治疗全膝关节置换可以减少手术次数，降低医疗费用和缩短住院时间，术后患者可以同时进行训练，有利于患者康复；但同期行双侧全膝关节置换会显著增加手术难度和术中出血量。单侧分期全膝关节置换术手术时间短，术中出血少，对患者整体影响小，减少了术后不良反应的发生。但同时增加了手术次数、医疗费用，住院时间明显延长。

191. 膝关节置换术后常见的并发症有哪些？

感染、疼痛、贫血、下肢深静脉血栓形成等。

192. 膝关节置换术患者合并心脏疾病的手术时机如何确定？

髋、膝关节置换术患者若合并心脏病急性发作或慢性心脏病，需经内科治疗一段时间控制症状后，待心肌损害恢复、心房颤动患者心室率控制在 80～90 次/分、心脏功能Ⅰ级或Ⅱ级或心脏射血分数达 60%以上，才能考虑行膝关节置换术。具体手术时机为：冠心病发生心梗、心绞痛经内科治疗病情稳定 6 个月以上，心脏金属裸支架植入术后 6 周以上，药物洗脱支架植入术后 1 年以上。

193. 膝关节置换术患者术前应用华法林的桥接抗凝方法有哪些？

① 在术前需停药至凝血功能接近正常。非急诊手术，术前 5 天停用华法林，术前 1 天检测 INR 值，使术前 INR 降低至 1.5 以下。② 停用华法林后第 2 天启用普通肝素或低分子肝素进行桥接抗凝。③ 术前接受低分子肝素治疗的患者，术前最后 1 次注射应在术前 12～24 小时进行；接受普通肝素治疗的患者，术前最后 1 次注射应在术前 4 小时以上进行。术后继续应用治疗剂量的低分子肝素或普通肝素 1～2 天。

194. 膝关节置换术患者术前合并肢体深静脉血栓的处理有哪些？

深静脉血栓规范化抗凝治疗 3 个月以上，血栓稳定(机化)或部分再通，血栓远端无肢体肿胀者，可以行膝关节置换术，但术前应桥接抗凝；深静脉血栓规范化抗凝治疗<3 个月或血栓纤维化不完全，无再通表现或有血栓远端肢体肿胀者暂不考虑手术，继续抗凝治疗至 3 个月以上再次评估后手术。住院期间深静脉血栓形成者，应先行规范抗凝治疗 3 个月，待血栓稳定(机化)或部分再通时，再考虑行膝关节置换术。

195. 抗凝治疗患者接受膝关节置换术的麻醉方式选择如何确定？

如果患者术前接受抗凝治疗应采用全身麻醉，若采用硬膜外穿刺至少在停用普通肝素 6 小时以上，低分子肝素 12 小时以上；术后用药，普通肝素至少在硬膜外导管拔出 6 小时以上，低分子肝素在硬膜外导管拔出 12 小时以上。

196. 膝关节置换翻修手术的麻醉如何考虑?

膝关节翻修手术较初次手术难度加大,风险变高,失血量显著增加。首先需要考虑手术时间,然后选用能满足对应手术时长的麻醉方式,其次对预计失血量大或高危患者,可采用直接动脉测压,实施功能性血流动力学监测及目标导向液体治疗。

197. 强直性脊柱炎患者拟行膝关节置换术的术前评估要点是什么?

按常规术前评估方法进行评估,重点关注头颈部活动度、有无困难气道、腰椎活动度,以及术前用药情况。

198. 强直性脊柱炎患者拟行膝关节置换术的麻醉方式选择是什么?

强直性脊柱炎特别是后期的患者,一旦出现脊柱的韧带钙化、竹节样改变,如果手术选择腰麻,可能操作比较困难,手术的麻醉方式要采取全身性麻醉来进行手术。必要时术前可用超声评估腰椎间隙情况。如果术前评估患者存在困难气道,可以选用腰丛加坐骨神经阻滞为主,静脉复合使用镇静药物的方法进行麻醉。

199. 膝关节置换术患者合并睡眠障碍者如何处理?

① 环境因素导致的单纯性失眠者,推荐使用镇静催眠药物,如苯二氮䓬类药物(氯硝西泮或阿普唑仑)或非苯二氮䓬类药物(唑吡坦或扎来普隆);② 习惯性失眠或伴明显焦虑情绪者,推荐使用选择性5羟色胺再摄取抑制剂(SSRIs)类药物(帕罗西汀、舍曲林、艾司西酞普兰)及苯二氮䓬类药物(地西泮、氯硝地泮、阿普唑仑);③ 既往有其他精神疾病病史者,推荐按原专科方案用药或请专科会诊或转诊。

200. 膝关节置换术术前镇痛方案有哪些?

① 非药物治疗:a. 疼痛宣教,介绍手术方法、可能发生的疼痛和疼痛评估方法及处理措施,消除患者对疼痛的恐惧;b. 行为疗法,分散注意力、放松疗法及自我行为疗法。② 药物治疗:术前关节疼痛者应给予镇痛治疗,选择不影响血小板功能的药物,如对乙酰氨基酚和塞来昔布;对失眠或焦虑患者选择镇静催眠或抗焦虑药物,如苯二氮䓬类药物(地西泮或氯硝西泮)或非苯二氮䓬类药物(唑吡坦或扎来普隆)等。

201. 膝关节置换术麻醉方式如何选择及利弊?

目前,临床常用的麻醉方法有椎管内麻醉、神经阻滞和全身麻醉等,单一或联合应用均安全有效,2 种或 2 种以上麻醉方法联合应用可增加患者的舒适性,减少术中或术后的并发症,并可克服单一麻醉方法给术后康复锻炼带来的不便。如全身麻醉(喉罩或气管插管)联合局部浸润麻醉或椎管内麻醉(较低局部麻醉药浓度)使患者术中更为舒适,增加术后的镇痛效果,减少麻醉性镇痛药的用量和并发症,且对术后运动功能影响小。

202. 股神经阻滞和收肌管阻滞各自的优劣及特点?

股神经阻滞具有显著的镇痛效果,但其所引起股四头肌肌力下降以及临床跌倒事件逐渐受到关节科医师的重视。良好的股四头肌肌力对膝关节置换术后的康复尤为重要,股神经阻滞对术后股四头肌肌力影响明显,不利于患者术后的早期康复,同时增加了住院跌倒的风险。收肌管阻滞具有不影响股四头肌肌力的优势,连续收肌管阻滞在全膝关节置换术后的镇痛效果并不优于连续股神经阻滞,但能保留更多的术后股四头肌肌力,利于患者术后的早期康复。

203. 腰丛神经阻滞术中以及术后镇痛效果是否优于股神经阻滞?

连续股神经阻滞进行术后镇痛,常有闭孔神经阻滞不全,从而导致术后膝内侧镇痛不足。膝关节感觉主要为腰骶丛神经支配,腰丛神经阻滞镇痛效果优于股神经阻滞,但操作较股神经复杂,且腰丛神经阻滞需要局部麻醉药量较大,局部麻醉药中毒风险较高。

204. 是否可以通过单纯使用神经阻滞完成膝关节置换手术?

可以通过腰丛神经阻滞联合坐骨神经阻滞完成膝关节置换手术。腰丛神经阻滞建议在超声和神经刺激器双重引导下完成,坐骨神经阻滞尽量选取经臀或臀下入路进行阻滞。

205. 单纯使用神经阻滞完成膝关节手术的优缺点?

优点:腰丛复合坐骨神经阻滞可以取得下肢完全麻醉,同时避免了全身麻醉对循环呼吸系统的影响,避免了椎管内麻醉出血的风险,适用于单侧下肢的手术,尤其适用于 ASA Ⅲ或Ⅳ级患者。缺点:腰丛阻滞解剖定位困难,操作复杂,周围有大血管等重要脏器,成功阻滞难度较高。联合阻滞局部麻醉药用量较大,局部麻醉药中毒风险高，且联合阻滞耗时较长，患者不适感较大。

206. 术中镇痛方案有哪些？

术中镇痛的目的在于预防术后疼痛，提高患者的术后舒适度，增加康复信心，加速康复进程。术中镇痛方案：① 椎管内镇痛；② 股神经或收肌管隐神经阻滞；③ 术中切口周围注射镇痛（鸡尾酒疗法）；④ 选择性 COX－2 抑制剂静脉或肌内注射。根据创伤程度和患者对疼痛的耐受性，可选择多种方案联合镇痛。

207. “鸡尾酒疗法”常见的配方是什么？

罗哌卡因或佐用芬太尼、肾上腺素等药物关节囊及皮下细针多点注射。

208. “鸡尾酒疗法”镇痛的优缺点有哪些？

鸡尾酒疗法指将局部麻醉剂、肾上腺素、阿片类药物、非类固醇类抗炎药及皮质类固醇混合，利用局部浸润麻醉技术注射于膝关节周围，起到术后镇痛作用。有研究表明膝关节置换后膝关节周围注射含类固醇的鸡尾酒镇痛疗法可缓解术后疼痛、改善膝关节活动度及减少相关并发症，但也有研究认为类固醇可增加术后感染、髌腱断裂等风险。因此，膝关节周围注射含类固醇鸡尾酒疗法在膝关节置换后镇痛中的安全性和疗效尚存在争议。

209. 膝关节囊后间隙(infiltration between the politeal artery and capsule of the posterior knee, iPACK)阻滞的临床应用效果如何？

据报道，不含膝后阻滞的镇痛方案中，术后膝后疼痛的发生率高达 72％～89％。为了覆盖膝关节后方的镇痛，起源于闭孔神经后支和胫神经的神经末梢参与形成的腘窝丛，支配膝后关节囊。在不丧失足部力量的情况下，为膝关节后部提供镇痛的“保留运动”阻滞已经受到越来越多的关注，包括 iPACK 阻滞，腘窝丛神经阻滞和膝关节后感觉神经阻滞。iPACK 阻滞可在保留运动功能的情况下提供膝关节后方的镇痛，提高全膝关节置换术（total knee arthroplasty，TKA）术后患者的运动功能。

210. 膝关节囊后间隙阻滞的优缺点有哪些？

膝关节囊后间隙（iPACK）阻滞就是“腘动脉与膝关节后囊之间注射局部麻醉药”，并为膝关节后方提供感觉阻滞。iPACK 阻滞靶向目标是膝关节后方神经的关节支。膝关节后方关节支神经包括腓总神经、胫神经和闭孔神经关节支。这些神经主要提供膝关节后方感觉神经支配。iPACK 阻滞的局部麻醉药扩散是属于"腔隙"扩散，可能会出现扩散范围过广阻滞胫神经和腓总神经，进而影响下肢肌力。

211. 术中止血药物的选择原则是什么？

术中控制出血有利于改善预后，从而加快全膝关节置换术后患者的术后康复进程。术中控制出血主要包括控制性降压、微创化手术操作技术、血液回输、药物控制出血等。

212. 膝关节置换术中氨甲环酸的应用要点是什么？

氨甲环酸是一种抗纤溶药，其与纤溶酶原的赖氨酸结合位点具有高亲和性，可使纤溶酶原失去与纤维蛋白结合的能力，导致纤溶活性降低而发挥止血作用。氨甲环酸在全膝关节置换术围术期静脉滴注联合局部应用比单纯静脉滴注或局部应用能更有效减少出血及降低输血率。推荐：松止血带前或切开皮肤前(不用止血带者)5～10 分钟氨甲环酸 15～20 mg/kg 或 1 g 静脉滴注完毕，关闭切口时以氨甲环酸 1～2 g 局部应用。

213. 膝关节置换术是否需要控制性降压？

全膝关节置换术术中维持平均动脉压在 60～70 mmHg 可明显减少术野出血，而不影响患者认知功能及脑氧代谢平衡，不造成重要器官的缺血缺氧损害。微创化操作技术、缩短手术时间无疑会减少术中出血。若手术时间长、术中出血量多，可采用术中血液回输，以降低异体输血率及术后贫血发生率。推荐：术中 MAP 降至基础血压的 70%(60～70 mmHg)，或收缩压控制在 90～110 mmHg 可以减少术中出血。

214. 膝关节置换术是否推荐使用止血带？

应用止血带可以有效止血、使术野清晰、方便术者操作等，但应用止血带引起的缺血再灌注损伤常引起肿胀疼痛，不用止血带可以减少缺血再灌注损害。术中不用止血带可以减轻 TKA 术后大腿肌肉疼痛、加快膝关节功能恢复、缩短住院时间，且不会增加围术期总失血量和静脉血栓栓塞症(venous thromboembolism，VTE)。

215. 膝关节置换术使用和不适用止血带的指证分别是什么？

使用止血带指证：① 关节畸形严重，需要清除大量骨赘及广泛软组织松解；② 手术时间长，出血多；③ 有轻度凝血功能障碍。不使用止血带指证：① 手术时间<1.5 小时;② 术中控制性降压稳定;③ 出血量<200 mL;④ 合并下肢动脉粥样硬化,尤其是狭窄、闭塞的患者。

216. 如何预防膝关节置换术后感染?

感染是 TKA 的灾难性并发症。感染危险因素包括肥胖(BMI>35)、糖尿病、高血压、激素治疗、类风湿关节炎及切口周围细菌定植。① 排除体内潜在感染灶及皮肤黏膜破损;② 百级层流手术室进行手术;③ 控制手术参观人数,避免人员走动;④ 严格消毒与铺巾;⑤ 缩短手术时间,减少手术创伤;⑥ 手术过程中反复冲洗术野;⑦ 按抗生素使用相关规定选择抗菌药物。

217. 膝关节置换翻修手术术中需要注意哪些?

① 心脑血管意外;② 术中膝关节周围骨折;③ 膝关节腘窝血管、腓总神经损伤;④ 止血带反应;⑤ 血容量不足。

218. 膝关节置换术后镇痛方案如何选择?

近年来外周神经阻滞、关节周围局部麻醉浸润镇痛及多模式镇痛较为常用。关节周围局部浸润麻醉镇痛:常使用局部麻醉剂直接浸润切口区域,也可以注入局部麻醉药与非甾体抗炎药、肾上腺皮质激素和肾上腺素等的混合物,后者通常被称为鸡尾酒疗法,其优点是实施相对简单、并发症少。多模式镇痛是联合应用不同作用机制的镇痛药物或应用不同的镇痛方法,通过多种机制阻断疼痛的传导,以获得更好的镇痛效果,并使不良反应减少到最少。

219. 连续股神经阻滞是否为术后镇痛的优先选择?

股神经阻滞对于膝关节前侧具有显著的镇痛效果,但其所引起股四头肌肌力下降以及临床跌倒事件逐渐受到重视。全膝关节置换术的最佳术后镇痛方案尚无定论。连续股神经阻滞并不认为是术后镇痛的优先选择。目前,针对全膝关节置换术的术后镇痛方式和药物很多,但是至今对于这些方法之间的效果差异和优缺点都不甚清楚。目前公认的最为理想的镇痛方式应当包括 3 个要素:良好的镇痛效果、阿片类药物用量最小化,并能优化康复过程。

220. 连续收肌管阻滞的临床应用效果如何?

良好的股四头肌肌力对膝关节置换术后的康复尤为重要,收肌管阻滞具有不影响股四头肌肌力的优势，连续收肌管阻滞在全膝关节置换术后的镇痛效果并不优于连续股神经阻滞但能保留更多的术后股四头肌肌力，连续收肌管阻滞能否替代连续股神经阻滞成为在膝关节置换术后的常规镇痛方法仍值得进一步的研究与探讨。

221. 膝关节置换术后恢复进食与饮水时间如何确定？

椎管内麻醉对胃肠道的影响较小，采用细针腰麻或硬膜外麻醉者，返病房后可进饮和进食，尽量控制输液。采用全身麻醉者，患者完全苏醒未出现恶心、呕吐等不良反应时，可先进饮再进食。

222. 膝关节置换术后深静脉血栓如何预防？

术后深静脉血栓是 TKA 术后严重并发症，影响功能恢复，甚至威胁生命。TKA 患者不使用氨甲环酸的 VTE 预防措施：① 术前 12 小时内不使用低分子肝素，术后 12～24 小时(硬膜外腔导管拔除后 4～6 小时)皮下给予常规剂量低分子肝素；② 术后 6～10 小时(硬膜外腔导管拔除后 6～10 小时)开始使用利伐沙班 10 mg/d 口服，每日 1 次；③ 术前或术后当晚开始应用维生素 K 拮抗剂(华法林)，监测用药剂量，维持 INR 在 2.0～2.5，切勿超过 3.0。

223. 不同麻醉方式对膝关节置换患者术后认知功能有什么影响？

TKA 创伤较大，因此导致术后认知功能下降的危险性也更大。全身麻醉药物往往可以影响中枢神经的受体与递质而影响术后的认知功能；不同麻醉药物以及输注方式对于细胞的凋亡、炎性反应以及大脑的血流动力学影响都不同，从而影响术后认知功能障碍的发生率。椎管内麻醉的作用靶器官是脊神经，可以减少静脉用药，对中枢神经刺激较少。因此，比全身麻醉产生更少的中枢神经不良反应。

（王庚，陶岩）

第五节 踝关节置换手术的麻醉

224. 踝关节置换术是如何发展的？

踝关节置换术能够解除疼痛、保留踝关节活动度、减轻踝周围关节退变。但因操作复杂且学习曲线较长，同时患者多为 BMI 较大的男性创伤关节炎者，术后无菌性松动、假体下沉等并发症较多，所以手术效果远不及髋、膝关节置换术。近年来旨在提高截骨和假体安置精准度的计算机辅助全踝关节置换术（total ankle arthroplasty，TAA）技术逐渐开始临床应用，但其临床效果有待进一步随访观察，同时临床需要进一步开发适合 TAA 的术中导航和机器人手术系统。

225. 踝关节置换术如何进行临床诊断？

（1）适用对象：第一诊断为踝关节骨关节病，或踝关节类风湿关节炎、踝关节创伤性关节炎。

（2）诊断依据：① 病史：慢性病程，踝关节肿痛，活动受限逐渐加重；② 体检：患侧踝关节肿胀，活动范围受限疼痛；③ 辅助检查：X 线检查发现关节退变，关节间隙狭窄或消失。

226. 踝关节置换术的放射学检查特点是什么？

踝关节置换术的影像学评估应包括：① 骨质量；② 冠状面踝上畸形或关节面不吻合；③ 是否存在需要切除的骨赘；④ 近关节的骨性关节炎或者需要纠正的力线异常；⑤ 提示腓肠肌萎缩的跟骨倾斜角；⑥ 如果存在较大的囊性变或者骨缺损则需要植骨。

227. 踝关节置换术与踝关节融合术的区别是什么？

对于中至重度的踝关节骨性关节炎而言，踝关节融合术一直是外科治疗的金标准，融合术后患者满意度很高。但对于合并距下关节或者其他后足的骨性关节炎的患者来说，如果踝关节能保持一定的活动，会对整个下肢和患者的功能有好处。目前缺乏长期的对比研究结果，但是已有的数据表明置换和融合术后结果类似。总的来说，融合的优势在于缓解疼痛可靠，不足为活动受限；而关节置换的优点在于保留了关节活动度，缺点是并发症较为常见。

228. 踝关节置换手术适应证有哪些？

原发性或创伤性骨关节炎；类风湿关节炎；系统性红斑狼疮；血友病性关节炎。

229. 踝关节置换术绝对禁忌证有哪些？

距骨坏死；Charcot 关节；神经方面的问题，如足部感觉缺失；小腿远端区域肌肉功能缺失；胫距关节畸形>35°；精神病患者。

230. 踝关节置换术相对禁忌证有哪些？

以前在踝关节区域或胫骨有过深部位的感染；严重的骨质疏松；侵蚀明显的骨关节炎如持续存在的牛皮癣性骨关节炎；外侧韧带缺失，无法修复者。

231. 踝关节手术方式有几种？

开放式或关节镜下踝关节清理术；关节周围截骨术；踝关节牵张成形术；人工全踝关节置换术；踝关节融合术。

232. 青年与老年患者踝关节置换有哪些区别？

就患者的年龄来讲，传统上认为只有对活动要求低的高龄踝关节骨关节炎患者才建议应用人工踝关节置换术。但踝关节骨关节炎主要由创伤所致，患者发病年龄往往较低，因此人工踝关节置换术并没有患者年龄的限制。

233. 血友病患者踝关节置换术的特点是什么？

血友病患者的关节畸形较重，韧带松弛；且血友病患者出血后导致肌肉纤维化，且因关节疼痛导致运动减少，因此血友病患者的肌细胞更少且萎缩；血友病患者先天缺乏凝血因子，较非血友病患者更易出血。因此在血友病患者术前必须充分评估患者体内凝血因子水平以及因使用凝血因子后产生的抑制物水平，根据检验结果判断患者术中所需凝血因子剂量。此外，还需关注患者全身营养状况。

234. 踝关节置换术后常见并发症有哪些，如何预防和治疗？

① 软组织愈合和感染：手术切口应尽量精确，避免损伤过分紧张的皮肤边缘；皮瓣应为全厚度，可以减少皮下剥离；切到骨后，拉开深部组织而不是拉开皮肤的边缘；如果手术中要将畸形复位，不能以牺牲正常伤口软组织为代价。② 术后踝关节僵硬：系统的康复锻炼，避免术后的活动度僵硬。③ 内踝应力性骨折：术后内踝的应力性骨折，与手术中松解不够有关。早期发现的话，通常可以经保守治疗而愈合。④ 踝关节置换后慢性疼痛：踝关节置换后慢性疼痛的原因很多，比如术中骨赘清除不够、术后异位骨化、假体尺寸选择不正确等，都会造成踝关节撞击，引起疼痛。⑤ 假体下沉/无菌性松动：聚乙烯垫片的磨损会造成骨吸收、软骨下骨囊性变、假体与骨界面松动等后果。以上并发症的发生，有假体本身的原因，也有手

术者操作不当的原因。

235. 踝关节置换术的麻醉方法是什么？

全身麻醉，椎管内麻醉，区域阻滞麻醉。

236. 踝关节置换术的镇痛方法是什么？

① 全身性药物治疗阿片类药物、非甾体抗炎药、加巴喷丁、氯胺酮等，可通过口服、肌内注射、静脉注射等途径给药。② 椎管内镇痛：硬膜外镇痛可以对踝关节置换手术患者提供良好的围术期镇痛，但易发生低血压、下肢感觉异常、肠麻痹发生率较高，且影响下肢肌力，影响患者功能锻炼。③ 外周神经阻滞：包括股神经、坐骨神经、收肌管阻滞，目前常用的是坐骨神经联合隐神经阻滞。④ 切口局部浸润麻醉。⑤ 冷冻镇痛。

237. 踝关节置换术的围术期管理有哪些注意事项？

① 术前完善相关检查，对于术前合并严重的心肺合并症的患者，应对于合并疾病进行治疗和调整，保证围术期患者安全。② 对患者及家属进行术前有效沟通、宣教，减少患者紧张焦虑。③ 术前麻醉医师对于患者进行访视，制定个体化的麻醉方案，围术期镇痛方案，减轻患者疼痛和应激反应，促进患者术后康复。④ 就术后护理与患者及家属沟通并进行正确且有效的护理。⑤ 术后康复科医生制订康复计划，促进踝关节功能锻炼。

238. 踝关节置换患者麻醉方案选择，腰麻、全身麻醉、区域阻滞麻醉如何选择？

麻醉方式的选择首先应该考虑患者本身的情况，踝关节置换的患者多为老年患者，老年患者对药物的耐受性和需要量均降低，因此麻醉方法首先应选用对生理干扰较少，麻醉停止后能迅速恢复生理功能的药物和方法。其次该麻醉方式能在手术实施过程中有效地维持机体处于或接近生理状态，并能满足手术操作的需要。还应根据麻醉医师的工作条件、本身的技术水平和经验加以综合和考虑。结合体格情况和病情，制定最佳麻醉方案。

239. 踝关节置换手术实施小腿中段坐骨神经分支阻滞方法？

① 超声引导下胫神经阻滞：患者仰卧位，探头置于内踝上方 1～2 cm 处，先扫查胫后动脉，用短轴切面，可见胫骨内后方近 0.5 cm 处显示低回声环状结构即胫

后动脉，位于胫后动脉的后方的高回声环状结构即为胫神经。单纯局部麻醉，用量5 mL，能产生阻滞。② 超声引导下腓深神经阻滞：患者仰卧位探头置于内踝上方1～2 cm，在短轴切面上，足背动脉表现为小的低回声搏动性结构，腓深神经位于动脉外侧，表现为小的高回声环状结构，单纯局部麻醉，用量5 mL，能产生阻滞。

240. 哪些连续坐骨神经阻滞可能用于踝关节置换手术?

连续腘窝坐骨神经阻滞、连续臀下坐骨神经阻滞，常用的注射模式是0.2%罗哌卡因5 mL/h，患者自控单次注射量是5 mL。

241. 哪些外周神经阻滞可以用于踝关节置换术?

股神经阻滞、坐骨神经阻滞、隐神经阻滞(收肌管阻滞)、胫神经阻滞、腓深神经阻滞。

242. 是否可以单纯使用神经阻滞完成踝关节置换术?

可以，可使用坐骨神经联合隐神经阻滞，或坐骨神经联合股神经阻滞完成踝关节置换术，考虑到止血带的使用，如果单纯使用神经阻滞完成踝关节置换术，目前较为推荐的为经臀坐骨神经阻滞联合股神经阻滞。

243. 踝关节置换术患者实施外周神经阻滞对阿片类药物的应用有什么影响?

外周神经阻滞可以提供良好的术中、术后镇痛，可减少患者围术期对于阿片类药物的使用，并减少由阿片类药物引起的并发症，如恶心、呕吐。

244. 外周神经阻滞对于踝关节置换患者远期预后有什么影响?

可缓解患者术后疼痛，促进患者积极进行术后踝关节功能锻炼，从而尽快恢复踝关节正常功能。

245. 踝关节置换术患者外周神经阻滞常见相关并发症有哪些?

局部麻醉药中毒；神经损伤；感染；局部血肿形成；局部麻醉药的肌肉细胞毒性。

246. 踝关节置换手术有哪些常用神经阻滞的药物剂量与浓度?

① 股神经阻滞：常使用0.25%～0.5%罗哌卡因15～20 mL。② 隐神经阻

滞：收肌管部多使用0.25%～0.5%罗哌卡因15～20 mL；踝部隐神经由于比较表浅，2～3 mL局部麻醉药即可获得较好的镇痛效果。③ 坐骨神经阻滞：临床上常使用0.25%～0.5%罗哌卡因20～30 mL。

247. 踝关节由哪些神经支配？隐神经支配范围是什么？

踝关节的神经支配：① 胫神经是踝关节处5条神经中最大的一条，支配后踝和足底。② 腓深神经：是腓总神经的分支，支配第1、2足趾之间的区域。③ 腓浅神经：支配足背面，位于踝关节上方10～20 cm处，小腿前外侧筋膜表面。④ 腓肠神经：支配足和踝的外侧缘。⑤ 隐神经：支配内踝、足部内侧缘和膝关节下小腿内侧区域皮肤。隐神经支配范围：内踝、足部内侧缘和膝关节下小腿内侧区域的皮肤，该区域有个体差异性。

248. 膝关节置换和踝关节置换能一次手术完成吗？

目前有文献报道可以同时进行双关节置换，三四个关节同时置换罕见。有学者认为同时置换可以减少患者的痛苦，治疗费用，尽早改善生活质量；但是也有学者认为，同时实施关节置换术手术创伤较大，围术期风险高，术后并发症发生率高。另外，由于分次置换手术不能一次性改善关节疼痛，对已经手术关节进行功能锻炼带来不便，所以可以根据患者的身体状况，是否能够耐受手术和麻醉，评估是否能进行多关节置换手术。

249. 3D打印技术在踝关节置换中的进展是什么？

踝关节具有独特的解剖结构，其解剖学和生物力学特点与膝关节和髋关节明显不同。3D打印技术可为需要踝关节置换的患者提供结构准确、个体化的假体。3D打印的距骨与关节周边结构如舟骨、跟骨、胫骨和腓骨等更加紧密。3D打印的距骨可以与原来的距骨一样，满足相同的解剖学要求，重新创造了关节一致性，均匀分布力的作用消除踝关节疼痛的根源，是一项非常有前景的临床医疗方案。

250. 多学科诊疗在踝关节置换手术如何实施？

多科室协作对于患者十分重要。对于术前合并严重的心肺并发症的患者，麻醉医生和内科医生共同对合并疾病进行治疗和调整，保证围术期患者安全。手术医生和床旁护士进行对手术方案和术后护理的等重要方面进行术前有效沟通、宣教，减少患者紧张焦虑。术前麻醉医生对于患者进行访视，制定个体化的麻醉方案,围术期镇痛方案,减轻患者疼痛和应激反应,促进患者术后康复。术后康复科医生制订康复计划,促进踝关节功能锻炼。

251. 踝关节置换翻修手术围术期有哪些注意事项?

① 围术期下肢深静脉血栓的检查和预防,部分患者由于术前合并内科疾病,假体周围骨折、感染等情况,术中手术刺激、麻醉以及患者的高凝状态,围术期出现下肢深静脉血栓的风险较高。术前检查、术后预防,必要时血管外科放置下肢深静脉滤网,避免严重并发症的发生。② 治疗术前合并的内科疾病。③ 缓解紧张焦虑。④ 戒烟。⑤ 提供围术期有效的镇痛,减轻应激反应,促进患者功能恢复锻炼。

252. 踝关节置换与膝关节置换、髋关节置换比较围术期更为安全吗?

踝关节置换并不比膝关节置换和髋关节置换更为安全,踝关节置换患者术前常合并内科疾病、肥胖,可能合并下肢深静脉血栓,对于翻修患者这些问题更为严重,并且术后功能锻炼同样重要。而且踝关节置换手术更为精细,周围结构更为复杂,手术时间更长,对于围术期管理要求更高。

253. 踝关节假体感染有哪些风险因素?

全踝关节置换的感染率可高达6%,明显高于全膝关节置换和全髋关节置换。可能由于多种原因造成。全踝关节置换患者多数为创伤性关节炎,常经历多次踝关节手术史,局部有多处手术瘢痕,软组织条件差。另外,部分患者合并糖尿病,外周血管疾病,局部血供较差。覆盖假体的软组织缺乏也是造成假体感染的风险因素。

254. 减少踝关节置换术后下肢深静脉血栓发生的术前预防措施有哪些?

① 确定高危人群,控制基础疾病:高龄、女性、吸烟、糖尿病、肥胖、小腿水肿、下肢静脉曲张、心功能不全、严重外伤、下肢深静脉血栓病史。② 术前做好宣教,缓解患者紧张情绪,主动关心患者的心理情况。③ 加强营养、合理膳食、劝导戒烟。④ 术前宣教如何进行术后有效的功能锻炼:踝泵运动。⑤ 抗凝药:低分子肝素预防量皮下注射、口服立伐沙班预防。

255. 术后如何减少踝关节置换术后下肢深静脉血栓发生?

① 患者肿胀处理：弹力绷带包扎，下肢抬高 30 cm，膝下垫以 10 cm 高度的海绵垫。② 监护生命体征，保持引流通畅，应用抗凝药物。③ 术后观察患肢的肿胀程度、肢端皮肤温度、颜色、感觉、静脉充盈情况以及足背动脉搏动情况、检查局部辅料包扎松紧度。④ 术后有效镇痛，促进早期功能锻炼。⑤ 预防性抗凝用药。

256. 踝关节置换围术期镇痛方案都有哪些?

① 全身药物治疗：目前常用的有阿片类药物、非甾体抗炎药、加巴喷丁、氯胺酮等，通过口服、肌内注射、静脉注射等途径给药；② 局部浸润麻醉；③ 椎管内镇痛：硬膜外镇痛可以提供良好的镇痛，但是不良反应发生率较高，且影响下肢肌力，影响患者功能恢复锻炼，应用受到一定的限制；④ 外周神经阻滞：目前临床上常用的是腘窝坐骨神经阻滞联合隐神经阻滞；⑤ 冷冻镇痛。

257. 踝关节置换术后镇痛需要阻滞隐神经吗?

踝关节置换手术需要阻滞隐神经，隐神经是股神经的一条分支，隐神经在缝匠肌与股薄肌之间，伴行大隐静脉下降至小腿内侧，至小腿下 1/3 处分为两支，至内踝和足部的内侧缘。所以踝关节置换术需要同时阻滞坐骨神经和隐神经才能达到完善的术后镇痛。

258. 连续腘窝坐骨神经阻滞对于踝关节置换是安全有效的镇痛方式吗?

目前，已经有文献报道连续腘窝坐骨神经应用于踝关节置换手术，可以很好地控制术后疼痛，减少补救镇痛药物的使用，降低并发症的发生率，患者的满意度较高。但是连续腘窝神经阻滞需要麻醉医生有很好的神经阻滞经验，确保将导管放置于正确的位置。

259. 术后立即康复治疗对于踝关节置换术后住院时间的影响?

功能锻炼是全踝关节置换术成功的重要环节。术后立即康复治疗应用于踝关节置换术患者围术期管理，可明显降低患者住院天数，改善患者术后关节功能及疼痛评分，降低术后各种并发症的发生。术后由于石膏固定，可以指导患者进行足趾屈伸运动功能锻炼，将患足趾尖用力向上抬起保持 5 秒后放松，再将患足趾尖用力踩下保持 5 秒后放松，使肿胀有效缓解。关节僵直的发生与患者不配合功能锻炼有关，常因患者只担心关节脱位而忽视关节活动所致。

（王庚，陶岩）

第六节 关节镜手术的麻醉

260. 肩关节的组成和解剖学结构特点是什么？

肩关节是人体中轴与上附肢之间最重要且最灵活的关节之一，由 6 个关节组成，分为肩肱关节、盂肱关节、肩锁关节、胸锁关节、喙锁关节、肩胛胸壁间关节。盂肱关节和肩锁关节为肩关节主要组成，盂肱关节是狭义上肩关节，负责肩关节的大部分运动，但为了进一步稳定和达到最佳运动状态，需要肩锁关节的协助。

261. 什么是肩袖？

肩袖是由冈上肌、冈下肌、小圆肌和肩胛下肌以及它们的肌腱组成，肌肉起于肩胛骨并连接到肱骨头，在盂肱关节周围形成一个袖口，位于肩峰和三角肌下方，与深面的关节囊紧密相连。肩袖的功能是稳定肩关节的肱骨头，将肱骨头保持在肩胛骨的小关节盂窝内，以扩大盂肱关节的活动范围。肩袖肌用于各种上肢运动，包括屈曲、外展、内旋和外旋。在几乎所有类型的肩部运动中，它们都起着关键作用。

262. 肩袖撕裂的解剖学改变是什么？

约占肩关节损伤的 50%，是肩膀疼痛的常见原因，特别是 60 岁以上人群。可分为部分撕裂（肌腱仍在一定程度上附着在肱骨上）和完全撕裂（肌腱与骨头分离）。肩袖撕裂可能是由反复运动磨损造成，如棒球、仰泳、蝶泳、举重、球拍运动，也可能由摔倒或举重物造成，如肩峰下撞击综合征，其发生在肱骨、喙突和肩峰之间的冈上肌肌腱、肩峰下囊和肱二头肌肌腱被压缩时，病理可表现为肩峰下滑囊炎、肩袖肌腱病变和全层肩袖撕裂。

263. 肩袖撕裂的临床表现有哪些？

肩袖急性撕裂会立即引起肩膀的剧烈疼痛；退行性撕裂可能会有轻微的疼痛，非处方止痛药可缓解疼痛，随着病情进展疼痛进行性加重，止痛药疗效越来越差。

肩袖撕裂的主要症状包括：① 抬举手臂时肩膀疼痛及手臂无力；② 肩关节酸痛并影响睡眠；③ 常不能使用患肩，难以举起重物；④ 肩袖完全撕裂时，因其丧失对肱骨头的稳定作用，将严重影响肩关节外展功能。

264. 肩袖撕裂的治疗原则是什么？

需对多种因素综合分析以制定最佳治疗方案，如患者全身健康状况、功能需求、撕裂严重程度，既往肩部病史。对身体状况不佳、功能需求低的老年患者，以减轻疼痛为目的，采用保守治疗或微创手术，如关节镜清创或结节成形术。对功能要求较高的年轻患者，可尝试完全修复，如补片植入、盂肱关节上囊重建，可降解肩峰下生物垫片植入，肌腱移植。传统关节镜无法处理的肩关节疾病，反向全肩关节置换术可以有效地控制肩袖撕裂引起的关节炎。

265. 肩峰的解剖学结构是什么？

肩峰类型是根据其形状进行分类的。肩峰类型：① Ⅰ型（扁平），约占 21%；② Ⅱ型（弯曲）最常见，约占 62%；③ Ⅲ型（钩状），约占 17%。不同类型的肩峰下间隙存在差异，肩峰下间隙过窄，如Ⅲ型钩状肩峰，可引起肩袖肌腱与肩峰之间发生机械接触导致肩袖损伤，是引起肩峰下疼痛的解剖学原因。

266. 什么是肩峰下疼痛？

肩峰下疼痛占所有肩关节疼痛问题的 70%，会损害患者的工作和生活能力。肩峰下疼痛的解剖学原因是肩袖肌腱与肩峰之间发生机械接触导致肩袖损伤。

267. 肩峰下疼痛的手术治疗方式是什么？

关节镜下肩峰下减压术是治疗肩峰下肩痛的一种常见手术，关节镜下去除骨刺和软组织，对肩峰下间隙进行减压，使Ⅱ、Ⅲ型肩峰转变为Ⅰ型肩峰，以缓解手臂运动时肩峰对下方肩袖肌腱的冲击。

268. 肩关节周围皮肤的神经支配是什么？

肩关节部位皮肤主要由颈浅丛分支锁骨上神经和腋神经分支臂外侧上皮神经支配。锁骨上神经主要支配胸骨柄上部、胸锁关节部位、锁骨及其上部皮肤，以及肩锁关节部位、肩后部和肩上部皮肤。臂外侧上皮神经主要支配肩下部和上臂上外侧皮肤。肩部内侧接近胸壁的一小部分皮肤由肋间臂神经支配。

269. 肩关节内部的神经支配是什么？

肩关节内部主要由肩胛上神经和腋神经关节支支配。肩胛上神经支配肩关节70%的感觉，肩胛上神经关节支支配喙锁韧带、喙肱韧带、肩锁关节、肩峰下关节囊和肩关节囊后部，以及肱骨头颈后部筋膜。腋神经在小圆肌和三角肌运动支远端有末端关节支。这些末端关节支均以小圆肌上、下或三角肌外侧、内侧方向支配肱骨头颈部筋膜、下盂肱关节和后下肩关节囊。而喙突由锁骨上神经支配，锁骨肩峰端由副神经支配。

270. 肩关节镜手术常采用的手术体位是什么？

肩关节镜手术最常采用的手术体位是沙滩椅位和侧卧位。

271. 沙滩椅位行肩关节镜手术的优缺点有哪些？

沙滩椅位因关节盂与地面平行，具有更好的解剖位置，有需要可随时转开放手术；患肢无须持续牵引，避免因牵引导致上肢神经、血管及软组织的损伤。缺点是可能会增加脑血氧饱和度下降事件和脑缺血事件的发生率。术中烧灼的气泡会模糊肩峰下间隙的手术视野；存在枕小神经、耳大神经及股外侧皮神经(约 1.3%，可能是肥胖患者使用约束带引起)等神经损伤的可能，并在理论上会增加患者发生空气栓塞的风险，在体位设置成本上也高于侧卧位。

272. 侧卧位行肩关节镜手术的优缺点有哪些？

侧卧位时因患者前臂的持续牵引可增加盂肱关节和肩峰下的间隙，术者可获得更加宽广的操作空间；侧卧位脑灌注更好，脑缺血事件的发生十分罕见；用于治疗肩关节前方不稳定患者术后具有更低的复发率，体位设置成本也较沙滩椅位明显降低。但侧卧位的缺点也显而易见，前臂的持续牵引增加了臂丛神经等神经、血管及软组织损伤的可能(10%～30%)，同时持续牵引力也是血栓形成的危险因素等。如转开放可能需要重新定位和消毒铺巾。

273. 如何在肩关节镜手术中获得更清晰的手术视野？

当患者的收缩压与肩峰下间隙内测量的压力保持在≤49 mmHg 时，可有效减少术中出血，易获得清晰、完整的手术视野。这可以通过适度提高冲洗液的泵压或悬挂高度(泵压一般保持在 150 mmHg 以下)和控制性降压来实现。控制性降压是利用降压药物和技术降低动脉压，以减少失血，而不影响重要器官的血供，是一种可以改善术野的安全有效方法。

274. 肩关节镜术中使用控制性降压的意义及风险是什么?

控制性降压就是利用降压药物和技术,在一定时间内将收缩压或平均动脉压降低到一定水平,既不引起重要器官缺血缺氧性损害,又能获得清晰的手术视野。但控制性低血压麻醉有缺血性脑和脊髓损伤的风险,尤其老年或合并心脑血管疾病的患者,在控制性降压后容易发生心肌缺血和脑梗死等不良事件。

275. 肩关节镜手术围术期控制性降压的目标是什么?

控制性降压不应影响重要器官的血供,且必须维持末端器官灌注和组织氧合。建议无高血压患者的收缩压降至 80～90 mmHg,或平均动脉压降至 60～65 mmHg;而高血压患者的平均动脉压降至 30%。在临床中,患者实际能耐受更低的收缩压和平均动脉压,而不增加神经认知障碍的风险。沙滩椅位患者平均动脉压>70 mmHg 时,可保持正常的脑血流量。尽管如此,仍建议高危和沙滩椅位患者术中使用脑血氧仪,帮助识别和处理术中脑灌注减少。

276. 肩关节镜手术麻醉方式的选择有哪些?

肩关节镜手术目前推荐选择全身麻醉复合区域神经阻滞。与单纯全身麻醉相比,全麻复合区域神经阻滞已被证明是一种安全且经济的肩关节镜手术的麻醉和疼痛控制方法。全身麻醉前行区域神经阻滞不仅可以提供良好的镇痛效果,而且术中血压易于管理和控制在适当水平。

277. 肩关节镜手术时如何进行气道管理?

肩关节镜手术可能会导致液体外溢到周围组织,引发胸部、颈部、面部、上呼吸道水肿和呼吸障碍。气管插管能更好地防止上呼吸道梗阻的发生。手术结束后测量颈围、喉镜观察上呼吸道水肿等,仔细评估上呼吸道。若术后出现上呼吸道水肿,气管拔管风险极大,拔管前应充分评估气道,做好紧急二次气管插管的准备;若出现颈部水肿,多保守治疗,24 小时内可自行恢复;或给予糖皮质激素、呋塞米等加快水肿消退。

278. 肩关节镜手术可以实施神经阻滞吗?

对于一些不能耐受全身麻醉的患者,可在区域神经阻滞下进行肩关节镜手术。

虽然患者意识清醒并保留自主呼吸，但必须更加注意气道的管理。多观察患者呼吸情况和患者的主诉，若出现呼吸困难、喉咙发紧等症状，应及时干预。一旦出现颈部水肿、上呼吸道梗阻，即刻行气管插管难度较大；若无法完成气管插管，应紧急气管切开。

279. 肩关节镜手术常见术后并发症有哪些？

手术相关并发症有关节僵硬、手术部位感染、神经损伤（术中操作、体位牵拉等）。麻醉相关并发症主要来自区域神经阻滞引起的神经损伤，大多可自愈，但容易与手术相关的神经损伤混淆。对于呼吸功能不全的患者，肌间沟臂丛神经阻滞可能引起膈神经阻滞，增加呼吸功能不全的风险。

280. 肩关节镜术后神经损伤的处理措施有哪些？

目前暂无有效促进神经修复的药物和治疗手段。可选用的方法有：① 营养神经（糖皮质激素、维生素 B_{12} 等）和物理疗法，短暂性的神经损伤可自行恢复；② 局部血肿压迫神经、神经离断和轴索断伤患者，必要时可行外科手术治疗。

281. 区域神经阻滞应用于肩关节镜手术的价值是什么？

在肩关节镜手术中，区域神经阻滞可以减少手术应激，从而减少血压心率的波动、减少全麻药物的用量，有利于术中血压控制并减少出血所造成的术野模糊。术后明显降低患者疼痛，有利于术后早期康复。

282. 肩关节镜手术可采用什么类型的区域神经阻滞？

肌间沟臂丛神经阻滞是最常用的方法，可以提供至少 6～12 小时的有效术后镇痛。近年来，肩胛上神经阻滞、腋神经阻滞也常被用于肩关节镜手术，两者联合使用可以提供较好的术后镇痛，而且对上肢运动功能影响较小。

283. 肩关节镜肌间沟神经阻滞入路及局部麻醉药的用量？

20 世纪 70 年代以来，Winnie 提出将肌间沟臂丛阻滞作为标准区域阻滞方法应用于肩关节手术。肌间沟臂丛阻滞具有效果完善、技术成熟、操作简单等优点。但由于膈神经靠近 C_5 神经根，局部麻醉药在大多数情况下会扩散到膈神经导致膈神经阻滞，对存在肺部疾病的患者有呼吸功能衰竭的风险。局部麻醉药浓度及用量常选择 0.2%～0.5%罗哌卡因 15～20 mL。

284. 肩关节镜肩胛上神经、腋神经阻滞入路及局部麻醉药的用量？

肩关节70%的感觉神经纤维由肩胛上神经支配，冈上肌和冈下肌直接受肩胛上神经支配，其余30%的感觉神经由腋神经、肌皮神经和胸外侧神经支配。对于肩关节镜手术，肩胛上神经阻滞是常用的区域阻滞技术，肩胛上神经联合腋神经阻滞，镇痛效果与肌间沟臂丛神经阻滞相当。肩胛上神经可选择0.25%～0.5%罗哌卡因5～10 mL，腋神经可选择0.25%～0.5%罗哌卡因10～15 mL。

285. 肩关节镜肌间沟上干臂丛阻滞入路及局部麻醉药的用量？

使用高频超声探头在肌间沟水平识别C_5、C_6神经根，追踪两个神经根，在它们合成圆形或椭圆形的上干后，于臂丛上干外侧、肩胛上神经发出之前，注入0.5%罗哌卡因10 mL。与传统的肌间沟臂丛阻滞在肩关节手术中相比，效果确切，而且可以减少膈神经阻滞的概率。

286. 如何做好肩关节镜手术的术后镇痛？

① 区域神经阻滞：肌间沟臂丛阻滞、选择性颈神经根阻滞、肩胛上神经阻滞、腋神经阻滞、臂丛上干阻滞等。② 静脉镇痛药：区域阻滞镇痛效果消退后，患者可能会出现“反跳痛”，可联合静脉镇痛药如阿片类药物、NSAIDs等，患者自控静脉镇痛(PCIA)也能够持久镇痛。③ 关节腔注射：关节腔内注射糖皮质激素、局部麻醉药等，可以改善炎症反应，缓解疼痛。④ 低温疗法：通过物理降温，包括局部冰袋降温和加压冷，减少炎性渗出，缓解疼痛。

287. 什么是膝关节镜手术？

膝关节镜手术是通过切开皮肤数个5～10 mm大小的孔，将摄像头、手术器具伸入关节内，在显示器直视下，诊断和治疗各种关节疾病。根据手术的需求建立不同的手术入路。膝关节镜前外侧及前内侧为标准的手术入路。在膝关节间隙的上缘，髌腱旁15 mm即内外侧膝眼凹陷处，一侧作为关节镜入口，另一侧作为器械入口，进行膝关节内探查和手术操作，必要时可增加髌腱正中入路。

288. 膝关节镜半月板手术类型有哪些？

关节镜下半月板手术主要有2种：① 关节镜下的半月板部分切除术，或者叫半月板成形术。它指的是把半月板损伤的部位切除掉，然后将边缘修整光滑，保留剩余稳定的半月板边缘，其形状类似于正常的半月板组织。② 半月板缝合手术，它有一定的适应证，主要是针对一些小的纵行撕裂，通过缝合达到保全半月板的作用，主要针对年轻患者。

289. 膝关节镜前交叉韧带(ACL)重建术的手术特点是什么？

前交叉韧带重建术用于治疗前交叉韧带断裂，此手术为关节镜微创手术，只要没有发生骨性关节炎，都可以考虑做前交叉韧带重建术。根据移植材料不同，手术方式可分为：① 自体腘绳肌腱(HT)重建前交叉韧带术，这是目前最流行的一种方法；② 骨-髌骨-骨(BTB)交叉韧带术，是经典的韧带重建方法；③ 同种异体肌腱重建前交叉韧带术，与自体材料重建相比，优点是不需要取自体的肌腱，缺点是可能排异、价格较高。

290. 膝关节镜后交叉韧带重建术的手术特点是什么？

后交叉韧带重建手术用于治疗后交叉韧带断裂，手术创伤比较小，术后恢复时间短。重建后交叉韧带材料可以选自体半腱肌及半膜肌，也可以选择同种异体肌腱。通过微创通道，将重建材料一侧固定于胫骨上，另外一侧固定于股骨上。术后需要辅助可调式膝关节支具外固定，根据不同的时间段，进行不同角度的屈伸训练。除保护下膝关节屈伸锻炼，平时需要多伸直抬腿训练，手术后需要避免剧烈运动，长距离行走和过度屈膝。

291. 膝关节镜十字韧带重建术的手术步骤是什么？

手术步骤大致分为：① 关节镜检查，② 移植物切取，③ 半腱肌、股薄肌腱移植材料的切取，④ 股骨骨道制作，⑤ 胫骨骨道制作，⑥ 髌骨-髌腱-胫骨(PT－B)移植物的植入与固定，⑦ 腘绳肌腱移植 Endobutton 固定。

292. 膝关节镜手术采用什么体位？

一般取仰卧位，膝关节可采用伸直位或屈膝下垂位。

293. 膝关节镜麻醉方式的选择有哪些？

膝关节镜手术一般推荐选择全身麻醉复合区域神经阻滞，或者椎管内麻醉，具体方式可根据患者的基础情况决定。

294. 膝关节的神经支配是什么?

膝关节神经分布可以分为浅、深两层。浅层由股部前方皮神经和股后皮神经组成，深层由关节支组成。浅层为皮神经，膝前部为4～5支股中间皮神经分布；膝后部为股后皮神经、闭孔神经分布，膝内侧部为股内侧皮神经、隐神经分支等分布。深层为分布到关节周围韧带、关节囊及进入关节内的关节支。可以分为4组：① 髌上区组；② 内侧及髌下区组；③ 外侧区组；④ 腘区组。

295. 膝关节区域神经阻滞的选择有哪些?

实施区域阻滞有很多种方法，都可以不同程度减少术中阿片类用量，延长术后的镇痛效果。可以选择股神经阻滞、股神经联合坐骨神经阻滞、收肌管阻滞、"三合一"阻滞、髂筋膜阻滞、"iPACK"阻滞。

296. 什么叫"三合一"阻滞和髂筋膜远端阻滞?

在腹股沟股鞘处通过一次注药以阻滞腰丛3条分支(股外侧皮神经、股神经及闭孔神经)，称为腹股沟血管旁腰丛阻滞或"三合一"阻滞。膝关节镜手术也可选择髂筋膜远端阻滞，即在腹股沟韧带处的髂筋膜和髂肌之间注射局部麻醉药物，良好的药物扩散能达到阻滞股神经、股外侧皮神经与闭孔神经的效果。

297. 髂筋膜阻滞与"三合一"阻滞的特点是什么?

两种阻滞理论上效果相似，且因为人体结构的影响，都有较高概率的闭孔神经阻滞不全。两者在膝关节手术当中的镇痛效果无差异，满意度得分相似，但"三合一"阻滞起效快，而髂筋膜阻滞术后镇痛持续时间长，故如果主要目的是起效快用于手术镇痛，建议采用"三合一"阻滞；若主要目的是延长术后镇痛，则建议采用髂筋膜阻滞。

298. 股神经阻滞和收肌管阻滞的特点是什么?

股神经阻滞是膝关节镜手术有效的镇痛方式，不仅能有效地控制术后的疼痛，还能减少阿片类药物的消耗量，缩短住院时间，降低恶心呕吐的发生率。但会降低股四头肌肌力，导致下肢不能运动，增加跌倒风险，故在微创的日间膝关节镜手术中的应用受到一定限制。收肌管阻滞在膝关节镜术后的康复质量和疼痛缓解方面与股神经阻滞相似，而其对股四头肌强度的影响较小，可作为膝关节镜术后多模式镇痛的重要组成部分。

299. 如何在膝关节镜手术中实施局部浸润镇痛?

局部浸润镇痛(local infiltration analgesia, LIA)是在手术结束时操作,局部麻醉药联合阿片类药物、抗生素、非甾体抗炎药或肾上腺素(鸡尾酒)注入关节周围,包括后关节囊、侧副韧带、关节囊切口、股四头肌肌腱和皮下,直接阻止切口疼痛信号的产生和传导。目前,LIA 已成为股神经阻滞的一种替代镇痛方案,且不会损害股四头肌力量。此外,与收肌管阻滞相比,LIA 亦可显著改善术后疼痛、减少阿片类药物摄入。然而,对于 LIA 的最佳配方和注射技术还未达成共识。

300. 膝关节镜手术选择哪种神经阻滞更为合适?

建议选择收肌管阻滞。与股神经阻滞相比,收肌管阻滞在改善术后 24 小时疼痛的同时可保留简单的运动强度,有益于患者及早下床活动以及康复。

301. 神经阻滞在膝关节镜手术中如何应用?

膝关节镜手术麻醉方式常选择全身麻醉或椎管内麻醉,神经阻滞常作为术中及术后的镇痛,根据膝关节的神经支配,临床上常选择超声引导下股神经阻滞或收肌管阻滞,但对于关节镜下交叉韧带修补术或重建术,髌骨三联等手术需要复合坐骨神经或 iPACK 阻滞,才能提供满意的镇痛效果。

302. 神经阻滞对膝关节镜术后运动功能早期恢复有什么影响?

术后早期康复锻炼,可以优化关节功能恢复,减少患者术后的卧床时间,从而降低深静脉血栓发生。神经阻滞削弱神经所支配肌肉的运动功能,如股神经阻滞削弱股四头肌肌力,增加了术后跌倒风险,影响患者下肢活动。对于术后需要早期康复锻炼的患者,应选择合适的阻滞方法,如收肌管阻滞或 iPACK 阻滞,并选择合适的局部麻醉药浓度(如 0.25%~0.3%罗哌卡因)。

303. 膝关节镜术后神经损伤的原因是什么?

全膝关节置换术后腓神经麻痹的发生率为 0.3%~10%,大多数患者功能可恢复,个别出现永久性损伤,这与神经拉伸、局部受压和(或)血管供应减少有关。关节镜改变了膝关节的手术方式,微创操作显著降低了神经损伤的发生率。而膝关节镜手术后神经损伤的发生率仅为 0.02%。但值得大家注意的是,膝关节镜手术常在髌骨下方建立隧道,易损伤隐神经髌下支,造成覆盖髌骨下方的皮肤麻木。

304. 膝关节镜术后常见并发症有哪些?

常见的手术并发症有关节感染、深静脉血栓形成、肺栓塞的发生,甚至死亡。并发症的发生率与患者术前身体状况密切相关,亦与采用的术式有关,对于涉及韧带重建的更复杂的关节镜手术,并发症的风险较高,其次是半月板修复、软骨成形术和半月板切除术。目前所报告的术后并发症存在较大差异:化脓性关节炎0.08%～0.42%,深静脉血栓形成0.12%～0.41%,肺栓塞0.03%～0.11%。

305. 膝关节镜术后镇痛方式如何选择?

很多患者在膝关节镜术后24小时内出现中度至重度疼痛,严重影响患者的早期康复和满意度。临床上的镇痛方式主要包括药物镇痛、神经阻滞、关节腔给药等方法。治疗原则提倡个体化多模式镇痛,在围术期使用全身性阿片类和非阿片类镇痛药的基础上,可进行超声引导下收肌管阻滞(0.2%～0.3%罗哌卡因10～20 mL)。另外,部分外科医生采用关节腔注射"鸡尾酒"进行局部浸润镇痛。

306. 髋关节镜的手术特点是什么?

髋关节镜是目前快速发展的关节腔镜领域,起初仅仅作为髋关节相关疾病的一种诊断手段,发展为用于局部的活检、异常组织切除,目前已经发展到髋关节相关结构的修复和治疗。随着对髋关节相关疾病研究,髋关节镜的适应证不断扩大。其手术适应证包括关节镜游离体、盂唇和韧带损伤、软骨损伤、股骨髋臼撞击、滑膜疾病、骨关节炎、股骨头坏死和粘连等。

307. 髋关节镜手术的麻醉方式如何选择?

许多医疗中心,髋关节镜手术常在门诊手术室或日间手术室进行。麻醉方式常选择全身麻醉或者椎管内麻醉。目前还没有大样本的临床研究比较这两种麻醉方法的优劣。全身麻醉复合超声引导区域阻滞如腰丛阻滞和髂筋膜阻滞,用于术中及术后的镇痛管理。

308. 神经阻滞在髋关节镜手术中如何应用?

围术期神经阻滞技术为髋关节镜检查术后提供了有效的疼痛管理,有效地减少术后急性疼痛的严重程度以及阿片类药物消耗量。神经阻滞方式包括股神经阻滞、髂筋膜阻滞、腰丛阻滞以及 L_1 和 L_2 椎旁神经阻滞。

309. 髋关节镜术后有哪些常见并发症?

髋关节镜手术所有并发症发生率约为8%,轻微并发症占绝大部分,其中医源性关节软骨和盂唇损伤为最常见的并发症。另外,还有神经血管并发症,如阴部神经、股外侧皮神经损伤。其他还包括会阴皮肤损伤、髋关节脱位、腹腔内和胸腔内液体外渗、低温、感染、血栓栓塞现象、缺血性坏死、异位骨化、股骨颈骨折等。

310. 髋关节镜术后康复与麻醉的关系是什么?

髋关节镜手术时间差异较大,有些病例可长达数小时。全身麻醉可靠,术后不需要等待感觉运动阻滞恢复,可尽早进行功能锻炼,门诊手术患者更早出院。椎管内麻醉避免了气管插管和机械通气,减少了全麻相关并发症如短期认知障碍和肺部影响。相比全麻髋关节置换术,椎管内麻醉降低超过50%的术后深静脉血栓发生率,但髋关节镜与全髋关节置换术发生深静脉血栓的风险不同,对椎管内麻醉能否降低髋关节镜术后深静脉血栓,目前尚无研究。

311. 神经阻滞对髋关节镜术后康复有什么影响?

神经阻滞可复合全身麻醉用于髋关节镜手术,作为术后镇痛方式,能有效降低患者的疼痛评分、减少术后阿片类使用量、降低门诊手术住院率和并发症,患者满意度较高。根据髋关节神经支配,可选择的神经阻滞方式包括股神经、髂筋膜、L_1~L_2 神经根或腰丛神经阻滞,哪种阻滞方法能在髋关节镜手术中为患者带来最佳受益目前仍不清楚。

312. 髋关节镜术后的镇痛方式是什么?

髋关节镜术后疼痛程度差异很大,从轻微到严重疼痛,术后24小时内最明显。术后镇痛方式包括药物治疗、关节腔内局部麻醉和神经阻滞。药物干预措施与大多数骨科手术相同,多模式镇痛仍是术后疼痛治疗的基础,包括非甾体抗炎药和阿片类药物。神经阻滞镇痛如股神经阻滞,可以改善髋关节镜术后早期疼痛控制,减少阿片类用量。由于可能增加跌倒风险,不建议在门诊手术中常规使用。

313. 肘关节镜的手术特点是什么?

肘关节周围的神经血管结构复杂,关节镜工作空间受限,神经血管并发症的发生率高于其他关节镜手术。既往肘部外伤史、手术史、类风湿关节炎、烧伤、皮肤移植,尺神经半脱位或肘部先天性畸形,这些因素可能由于解剖学发生改变而导致手术复杂化。手术时选择侧卧位、肘关节屈曲 90°、关节内注射生理盐水扩张关节囊以及选择合适的关节镜入路等措施，使神经血管尽可能远离关节镜工作区域，增加工作空间。

314. 肘关节镜的麻醉方式是什么？

可以选择全身麻醉或臂丛神经阻滞，全身麻醉能为手术提供完全的肌肉松弛，避免患者术中意外的体动，患者舒适度较好。臂丛神经阻滞可减少术后疼痛，避免全麻相关并发症，神经阻滞麻醉损伤神经风险小，发生率约为 3/10 000。

315. 肘关节镜术后神经损伤的发生率是多少？

肘关节镜术后神经损伤的总体发生率为 0～14%，肘关节周围所有神经损伤都有报道，包括尺神经、桡神经、前骨间神经和后骨间神经等，其中尺神经与关节镜入口最近，是肘关节镜中最容易损伤的神经。最近 5 年大型研究统计，肘关节镜术后神经损伤发生率约 1.2%，较多的是尺神经、桡神经和后骨间神经损伤，其占比分别为 38%、22%和 19%，近一半的患者需要手术干预，包括神经移植、肌腱转移或神经修复。

316. 肘管综合征的临床表现及特点是什么？

尺神经受压可发生在神经走行过程中的多个位点，在肘部受到压迫，被称为肘管综合征，是尺神经最常见的受压部位。早期表现包括无名指和小指的麻木、刺痛和感觉异常。发展为进行性和慢性疾病的患者可表现为肌肉无力或肌肉萎缩。约 50%患者可进行保守治疗。

317. 肘管综合征的手术方式及麻醉选择是什么？

肘管综合征的手术治疗主要包括单纯尺侧腕屈肌腱膜松解、尺神经松解前置术或内上髁切除减压。根据手术方式不同，全身麻醉、臂丛神经阻滞和局部麻醉都有报道用于肘管综合征手术的麻醉，局部麻醉可用于单纯的尺侧腕屈肌腱膜松解手术，可以避免全麻或神经阻滞的并发症，提高手术当日出院率，但不能满足手术范围较广的术式。

318. 踝关节镜的手术适应证有哪些？

撞击伤、骨软骨病变、踝关节融合术、游离体、踝关节不稳、脓毒性关节炎、关节纤维化、踝关节骨关节炎、滑膜炎和骨折。

319. 踝关节镜手术的特点是什么?

与开放关节手术相比,踝关节镜手术能缩短术后恢复时间、减少手术并发症。由于踝关节间隙狭窄,牵引技术是踝关节镜的一个重要组成部分。在踝关节镜早期使用有创牵引装置,并发症的发生率较高,故已被无创牵引术所取代。踝关节镜的并发症发生率为0.7%～17%,神经损伤是最常见的并发症,约占所有并发症的49%,常发生于建立关节镜入路或牵引时。

320. 踝关节镜的麻醉方式有哪些?

踝关节镜手术的麻醉方法包括全身麻醉、椎管内麻醉和神经阻滞,局部麻醉也有少数报道,需结合患者情况、手术方式和时间选择合适的麻醉方式。在治疗踝关节骨关节炎的患者中,有报道关节镜在局部麻醉下进行,使用局部麻醉复合罗哌卡因关节内注射,可以提供良好的术中和术后镇痛,相比椎管内麻醉有更少的术后并发症、住院时间更短,但支持局部麻醉用于踝关节镜手术的证据较少。

321. 踝关节镜手术神经阻滞如何选择?

根据踝关节神经支配,需要阻滞隐神经和坐骨神经。考虑大腿放置止血带,需在隐神经更近端阻滞股神经或收肌管,以消除止血带不适。股神经联合坐骨神经阻滞常用于后足和踝关节手术患者的麻醉和镇痛。但股神经阻滞导致股四头肌无力,阻滞后股四头肌强度较基线平均下降81.5%,增加术后摔倒的风险。收肌管阻滞可提供足够的麻醉或镇痛作用,阻滞后股四头肌强度较基线平均下降53.2%,降低潜在的跌倒风险,是股神经阻滞的较好替代方案。

322. 踝关节镜术后常见并发症有哪些?

总体并发症发生率为3.4%～10.3%,包括神经血管、肌腱、软骨损伤,以及已知的骨科术后并发症,如深静脉血栓形成、伤口感染、窦道形成、局部肿胀和复杂的区域疼痛综合征。神经血管损伤是最常见的并发症,约占所有并发症的49%。

323. 踝关节术后镇痛方式如何选择?

关节腔内注射长效局部麻醉药或止痛药物如吗啡被用于控制术后疼痛。局部麻醉联合踝关节腔内注射罗哌卡因,可以在术后早期提供有效的疼痛缓解,减少术后非甾体类药物的使用。

（陈钢）

参考文献

[1] 王怀经，吴阶平，裘法祖，等．局部解剖学[M]．北京：人民卫生出版社，2005.

[2] Admir Hadzic. Hadzic's Peripheral Nerve Blocks and Anatomy for Ultrasound-Guided Regional Anesthesia. 2nd edition[M]. The McGraw-Hill Companies.，Inc，2012.

[3] 王爱忠，范坤，赵达强，等．超声引导下的神经阻滞技术[M]．上海：上海交通大学出版社，2019.

[4] 赵达强，江伟，王爱忠，等．超声引导区域麻醉解剖与实践[M]．北京：中国人口出版社，2020.

[5] Sadowski M，Tulaza B. Lysenko L. Renaissance of supraclavicular brachial plexus block [J]. Anaesthesiol Intensive Ther，2014，46(1)：37－41.

[6] Hanumanthaiah D，Vaidiyanathan S，Garstka M. et al. Ultrasound guided supraclavicular block[J]. Med Ultrason，2013，15(3)：632－636.

[7] Charbonneau J，Frechette Y，Sansoucy Y，et al. The Ultrasound-guided retroclavicular block：A prospective feasibility study[J]. Reg Anesth Pain Med，2015，40(5)：605－609.

[8] Nowakowski P，Bierylo A. Ultrasound guided axillary brachial plexus block. Part I—basic sonoanatomy[J]. Anaesthesiol Intensive Ther，2015，47(4)：409－416.

[9] Kang S，Yang S N，Kim S H，et al. Ultrasound-guided cervical nerve root block：does volume affect the spreading pattern? [J]. Pain Med，2016，17(11)：1978－1984.

[10] Bamgbade O A. Magnesium suprascapular nerve block for the management of painful shoulder disorders[J]. J Clin Anesth，2018，44：48－49.

[11] Lyons C，Herring A A. Ultrasound-guided axillary nerve block for ed incision and drainage of deltoid abscess[J]. Am J Emerg Med，2017，35(7)：1032－1033.

[12] Seidel R，Gray A T，Wree A，et al. Surgery of the axilla with combined brachial plexus and intercostobrachial nerve blcok in the subpectoral intercostal plane[J]. Br J Anaesth，2017，118(3)：472－474.

[13] Kuo Y C，Hsieh L F，Chiou H J. Ultrasound-guided musculocutaneous nerve block in postherpetic neuralgia[J]. Am J Phys Med Rehabil，2016，95(1)：1－6.

[14] Milligan R，Houmes S，Goldberg L C，et al. Ultrasound-guided forearm nerve blocks in managing hand and finger injuries[J]. Intern Emerg Med，2017，12(3)：381－385.

[15] 江伟，仓静．骨科手术麻醉经典病例与超声解剖[M]．上海：上海交通大学出版社，2015.

[16] 唐佩福，王岩，卢世璧，等．坎贝尔骨科手术学[M]．北京：北京大学医学出版社，2018.

第二章

[17] Beals T, Haines L. Ultrasound-guided superficial cervical plexus blockade for acute spasmodic torticollis in the ed[J]. Am J Emerg Med, 2017, 35(2): 371 - 376.

[18] Mayhew D, Sahgal N, Khirwadkar R, et al. Analgesic efficacy of bilateral superficial cervical plexus block for thyroid surgery: meta-analysis and systematic review[J]. Br J Anaesth, 2018, 120(2): 241 - 251.

[19] Ince I, Kilicasian A, Roques V, et al. Ultrasound-guided clavipectoral fascial plane block in a patient undergoing clavicular surgery[J]. J Clin Anesth, 2019, 58: 125 - 127.

[20] Chong M A, Wang Y, Dhir S, et al. Programmed intermittent peripheral nerve local anethetic bolus compared with continuous infusions for postoperative analgesia: a systematic review and meta-analysis[J]. Journal of clinical anesthesia, 2017, 42: 69 - 76.

[21] 邓小明,姚尚龙,于布为,等. 现代麻醉学(第 5 版)[M]. 北京: 人民卫生出版社,2020.

[22] 江伟,仓静. 骨科手术麻醉——经典病例与超声解剖[M]. 上海: 上海交通大学出版社,2017.

[23] 赵达强. 超声引导区域麻醉解剖与实践[M]. 北京: 中国人口出版社,2020.

[24] Kaufman R M, Djulbegovic B, Gernsheimer T, et al. Platelet transfusion: a clinical practice guideline from the AABB[J]. Ann Intern Med, 2015, 162(3): 205 - 213.

[25] Effects of tranexamic acid on death, disability, vascular occlusive events and other morbidities in patients with acute traumatic brain injury (CRASH - 3): a randomised, placebo-controlled trial[J]. Lancet, 2019, 394(10210): 1713 - 1723.

[26] Spahn D R, Bouillon B, Cerny V, et al. The European guideline on management of major bleeding and coagulopathy following trauma: fifth edition [J]. Crit Care, 2019, 23 (1): 98.

[27] Glen J, Constanti M, Brohi K. Assessment and initial management of major trauma: summary of NICE guidance[J]. BMJ, 2016, 353: i3051.

[28] Walrath BD, Harper S, Barnard E, et al. Airway Management for Trauma Patients[J]. Mil Med, 2018, 183(suppl_2): 29 - 31.

[29] Kovacs G, Sowers N. Airway Management in Trauma[J]. Emerg Med Clin North Am, 2018, 36(1): 61 - 84.

[30] Berger M, Schenning K J, Brown C H, et al. Best practices for postoperative brain health: recommendations from the fifth international perioperative neurotoxicity working group[J]. Anesth. Analg, 2018, 127(6): 1406 - 1413.

[31] Fillingham Y A, Ramkumar D B, Jevsevar D S, et al. Tranexamic Acid Use in Total Joint Arthroplasty: The Clinical Practice Guidelines Endorsed by the American Association of Hip and Knee Surgeons, American Society of Regional Anesthesia and Pain Medicine, American Academy of Orthopaedic Surgeons, Hip Society, and Knee Society [J]. J Arthroplasty, 2018, 33(10): 3065 - 3069.

[32] Griffiths R, White S M, Moppett I K, et al. Safety guideline: reducing the risk from cemented hemiarthroplasty for hip fracture 2015: Association of Anaesthetists of Great Britain and Ireland British Orthopaedic Association British Geriatric Society [J]. Anaesthesia, 2015, 70(5): 623 - 626.

[33] Ritcey B, Pageau P, Woo M Y, et al. Regional Nerve Blocks For Hip and Femoral Neck Fractures in the Emergency Department: A Systematic Review[J]. CJEM, 2016, 18(1): 37 - 47.

[34] Katsoulis M, Benetou V, Karapetyan T, et al. Excess mortality after hip fracture in elderly persons from Europe and the USA: the CHANCES project[J]. J Intern Med, 2017, 281(3): 300 - 310.

[35] Fleisher L A, Fleischmann K E, Auerbach A D, et al. 2014 ACC/AHA guideline on perioperative cardiovascular evaluation and management of patients undergoing noncardiac surgery: executive summary: a report of the American College of Cardiology/American Heart Association Task Force on Practice Guidelines[J]. Circulation, 2014, 130(24): 2215 - 2245.

[36] Freter S, Koller K, Dunbar M, et al. Translating delirium prevention strategies for elderly adults with hip fracture into routine clinical care: a pragmatic clinical trial[J]. J Am Geriatr Soc, 2017, 65(3): 567 - 573.

[37] Bhandari M, Swiontkowski M. Management of Acute Hip Fracture[J]. N Engl J Med, 2017, 377(21): 2053 - 2062.

[38] 中华医学会麻醉学分会老年人麻醉学组,国家老年疾病临床医学研究中心,中华医学会精神病学分会,等. 中国老年患者围术期脑健康多学科专家共识(一)[J]. 中华医学杂志,2019,99(27): 2084 - 2110.

[39] 中国康复技术转化及发展促进会,中国研究型医院学会关节外科学专业委员会,中国医疗保健国际交流促进会关节疾病防治分会,等. 中国骨科手术加速康复围手术期氨甲环酸与抗凝血药应用的专家共识[J]. 中华骨与关节外科杂志,2019,12(2): 81 - 88.

[40] 沈彬,翁习生,廖刃,等. 中国髋、膝关节置换术加速康复——围术期疼痛与睡眠管理专家共识[J]. 中华骨与关节外科杂志,2016,9(2): 91 - 97.

[41] 中华医学会麻醉学分会老年人麻醉学组,中华医学会麻醉学分会骨科麻醉学组. 中国老年髋部骨折患者麻醉及围术期管理指导意见[J]. 中华医学杂志,2017,97(12): 897 - 905.

[42] 王天龙,李民,冯艺. 姚氏麻醉学: 问题为中心的病例讨论(第 8 版)[M]. 北京: 北京大学医学出版社,2018.

[43] Kozek-Langenecker S A, Ahmed A B, Afshari A, et al. Management of severe perioperative bleeding: guidelines from the European Society of Anaesthesiology: First update 2016[J]. Eur J Anaesthesiol, 2017, 34(6): 332 - 395.

[44] 中国研究型医院学会关节外科学专业委员会膝关节部分置换研究学组,张启栋,曹光磊,等. 膝关节单髁置换术围手术期管理专家共识[J]. 中华骨与关节外科杂志,2020,13(4): 265 - 271.

[45] 赵中溢,李勇阵,陈峰,等. 同期双侧全膝关节置换和单髁置换治疗创伤性关节炎的比较[J]. 中国组织工程研究,2021,25(6): 854 - 859.

[46] 国家卫生和计划生育委员会公益性行业科研专项《关节置换术安全与效果评价》项目组,中华医学会骨科学分会关节外科学组,中国医疗保健国际交流促进会骨科分会关节学组,等. 中国髋、膝关节置换术加速康复——合并心血管疾病患者围术期血栓管理专家共

第二章

识[J]. 中华骨与关节外科杂志,2016,9(3): 181 - 184.
[47] 周宗科,翁习生,向兵,等. 中国髋、膝关节置换术加速康复——围术期贫血诊治专家共识[J]. 中华骨与关节外科杂志,2016,9(1): 10 - 15.
[48] 周宗科,翁习生,曲铁兵,等. 中国髋、膝关节置换术加速康复——围术期管理策略专家共识[J]. 中华骨与关节外科杂志,2016,9(1): 1 - 9.
[49] 白求恩·骨科加速康复联盟,白求恩公益基金会创伤骨科专业委员会,白求恩公益基金会关节外科专业委员会,等. 骨科手术围手术期禁食禁饮管理指南[J]. 中华创伤骨科杂志,2019,21(10): 829 - 834.
[50] Memtsoudis S G, Cozowicz C, Bekeris J, et al. Anaesthetic care of patients undergoing primary hip and knee arthroplasty: consensus recommendations from the International Consensus on Anaesthesia-Related Outcomes after Surgery group (ICAROS) based on a systematic review and meta-analysis[J]. Br J Anaesth, 2019, 123(3): 269 - 287.
[51] Kim Y M, Joo Y B, Kang C, et al. Can ultrasound-guided nerve block be a useful method of anesthesia for arthroscopic knee surgery? [J]. Knee Surg Sports Traumatol Arthrosc, 2015, 23(7): 2090 - 2096.
[52] Elkassabany N M, Antosh S, Ahmed M, et al. The Risk of Falls After Total Knee Arthroplasty with the Use of a Femoral Nerve Block Versus an Adductor Canal Block: A Double-Blinded Randomized Controlled Study[J]. Anesth Analg, 2016, 122(5): 1696 - 1703.
[53] Tran J, Peng P, Lam K, et al. Anatomical Study of the Innervation of Anterior Knee Joint Capsule: Implication for Image-Guided Intervention[J]. Reg Anesth Pain Med, 2018, 43(4): 407 - 414.
[54] Sankineani S R, Reddy A, Eachempati K K, et al. Comparison of adductor canal block and IPACK block (interspace between the popliteal artery and the capsule of the posterior knee) with adductor canal block alone after total knee arthroplasty: a prospective control trial on pain and knee function in immediate postoperative period[J]. Eur J Orthop Surg Traumatol, 2018, 28(7): 1391 - 1395.
[55] SANKINEANI S R, REDDY A, EACHEMPATI K K, et al. Comparison of adductor canal block and IPACK block (interspace between the popliteal artery and the capsule of the posterior knee) with adductor canal block alone after total knee arthroplasty: a prospective control trial on pain and knee function in immediate postoperative period[J]. Eur J Orthop Surg Traumatol, 2018, 28(7): 1391 - 1395.
[56] Fillingham Y A, Ramkumar D B, Jevsevar D S, et al. Tranexamic Acid Use in Total Joint Arthroplasty: The Clinical Practice Guidelines Endorsed by the American Association of Hip and Knee Surgeons, American Society of Regional Anesthesia and Pain Medicine, American Academy of Orthopaedic Surgeons, Hip Society, and Knee Society [J]. J Arthroplasty, 2018, 33(10): 3065 - 3069.
[57] Fillingham Y A, Ramkumar D B, Jevsevar D S, et al. The Safety of Tranexamic Acid in Total Joint Arthroplasty: A Direct Meta-Analysis[J]. J Arthroplasty, 2018, 33(10): 3070 - 3082.

[58] 岳辰，周宗科，裴福兴，等．中国髋、膝关节置换术围术期抗纤溶药序贯抗凝血药应用方案的专家共识[J]．中华骨与关节外科杂志，2015，8(4)：281－285.
[59] Benes J，Haidingerova L，Pouska J，et al. Fluid management guided by a continuous non-invasive arterial pressure device is associated with decreased postoperative morbidity after total knee and hip replacement[J]. BMC Anesthesiol，2015，15：148.
[60] Kay A B，Klavas D M，Hirase T，et al. Preoperative Warming Reduces Intraoperative Hypothermia in Total Joint Arthroplasty Patients[J]. J Am Acad Orthop Surg，2020，28(6)：e255－e262.
[61] Ilfeld B M，Mccartney C. Searching for the Optimal Pain Management Technique after Knee Arthroplasty：Analgesia Is Just the Tip of the Iceberg[J]. Anesthesiology，2017，126(5)：768－770.
[62] 中华医学会老年医学分会．老年患者术后谵妄防治中国专家共识[J]．中华老年医学杂志，2016，35(12)：1257－1262.
[63] 沈彬，翁习生，廖刃，等．中国髋、膝关节置换术加速康复——围术期疼痛与睡眠管理专家共识[J]．中华骨与关节外科杂志，2016，9(2)：91－97.
[64] Canale ST，Beaty JH 著．王岩主译．坎贝尔手术学(第 12 版)[M]．北京：人民军医出版社，2013.
[65] 邓小明，姚尚龙，于布为，黄宇光，等．现代麻醉学(第 5 版)[M]．北京：人民卫生出版社，2020.
[66] 王爱忠，范坤，赵达强．超声引导下神经阻滞技术[M]．上海：上海交通大学出版社，2019.
[67] 米卫东，万里，王庚．外周神经阻滞并发症防治专家共识[J]．临床麻醉学杂志，2020，36(09)：913－919.
[68] Tor K C，Gurkan Y. Hematoma of thight as popliteal block complication[J]. Agri，2019，31(2)：101－103.
[69] Admir Hadzic 著．李泉主译．外周神经阻滞与超声介入解剖[M]．北京：北京大学医学出版社，2016.
[70] 王洪宾，李凤娟，刘帅，等．踝关节周围皮神经应用解剖学研究及意义[J]．局解手术学杂志，2021，30(5)：376－378.
[71] Gbejuade H，Squire J，Dixit A，et al. Ultrasound-guided regional anaesthesia in foot and ankle surgery[J]. J Clin Orthop Trauma，2020，11(3)：417－421.
[72] Wang J，Liu G T，Mayo H G，et al. Pain Management for Elective Foot and Ankle Surgery：A Systematic Review of Randomized Controlled Trials[J]. J Foot Ankle Surg，2015，54(4)：625－635.
[73] 郭团茂，曹伟宁，陈文恒，等．同期单侧全膝关节置换联合踝关节融合一体化治疗在终末期大骨节病中的应用[J]．局解手术学杂志，2019，28(2)：129－133.
[74] 武勇，赖良鹏，王岩，等．全踝关节置换治疗终末期踝关节炎疗效分析[J]．中华骨科杂志，2015，35(7)：699－706.
[75] Deorio J K，Parekh S G. Total Ankle Replacement An Operative Manual[M]. 2014.
[76] Valderrabano V，Barg A . Complications after total ankle replacement[M]. 2014.

[77] Merrill H M, Dean D M, Mottla J L, et al. Opioid Consumption Following Foot and Ankle Surgery[J]. Foot Ankle Int, 2018, 39(6): 649 - 656.

[78] Shnol H, Laporta G A. 3D Printed Total Talar Replacement: A Promising Treatment Option for Advanced Arthritis, Avascular Osteonecrosis, and Osteomyelitis of the Ankle [J]. Clin Podiatr Med Surg, 2018, 35(4): 403 - 422.

[79] Borenstein T R, Anand K, Li Q, et al. A Review of Perioperative Complications of Outpatient Total Ankle Arthroplasty[J]. Foot Ankle Int, 2018, 39(2): 143 - 148.

[80] Zaidi R, Cro S, Gurusamy K, et al. The outcome of total ankle replacement: a systematic review and meta-analysis[J]. Bone Joint J, 2013, 95 - B(11): 1500 - 1507.

[81] Glazebrook M, Burgesson B N, Younger A S, et al. Clinical outcome results of total ankle replacement and ankle arthrodesis: a pilot randomised controlled trial[J]. Foot Ankle Surg, 2021, 27(3): 326 - 331.

[82] Prusinowska A, Krogulec Z, Turski P, et al. Total ankle replacement-surgical treatment and rehabilitation[J]. Reumatologia, 2015, 53(1): 34 - 39.

[83] Young D S, Cota A, Chaytor R. Continuous Infragluteal Sciatic Nerve Block for Postoperative Pain Control After Total Ankle Arthroplasty[J]. Foot Ankle Spec, 2014, 7 (4): 271 - 276.

[84] Beard D J, Rees J L, Cook J A, et al. Arthroscopic subacromial decompression for subacromial shoulder pain (CSAW): a multicentre, pragmatic, parallel group, placebo-controlled, three-group, randomised surgical trial[J]. Lancet, 2018, 391(10118): 329 - 338.

[85] Li X, Eichinger J K, Hartshorn T, et al. A comparison of the lateral decubitus and beach-chair positions for shoulder surgery: advantages and complications[J]. J Am Acad Orthop Surg, 2015, 23(1): 18 - 28.

[86] Shin J J, Popchak A J, Musahl V, et al. Complications After Arthroscopic Shoulder Surgery: A Review of the American Board of Orthopaedic Surgery Database[J]. J Am Acad Orthop Surg Glob Res Rev, 2018, 2(12): e93.

[87] Checcucci G, Allegra A, Bigazzi P, et al. A new technique for regional anesthesia for arthroscopic shoulder surgery based on a suprascapular nerve block and an axillary nerve block: an evaluation of the first results[J]. Arthroscopy, 2008, 24(6): 689 - 696.

[88] Robles C, Berardone N, Orebaugh S. Effect of superior trunk block on diaphragm function and respiratory parameters after shoulder surgery[J]. Reg Anesth Pain Med, 2022, 47(3): 167 - 170.

[89] Kang R, Jeong J S, Chin K J, et al. Superior Trunk Block Provides Noninferior Analgesia Compared with Interscalene Brachial Plexus Block in Arthroscopic Shoulder Surgery[J]. Anesthesiology, 2019, 131(6): 1316 - 1326.

[90] Kim D H, Lin Y, Beathe J C, et al. Superior Trunk Block: A Phrenic-sparing Alternative to the Interscalene Block: A Randomized Controlled Trial [J]. Anesthesiology, 2019, 131(3): 521 - 533.

[91] Elkassabany N M, Wang A, Ochroch J, et al. Improved Quality of Recovery from

Ambulatory Shoulder Surgery After Implementation of a Multimodal Perioperative Pain Management Protocol[J]. Pain Med, 2019, 20(5): 1012 - 1019.
[92] Xin J, Zhang Y, Li Q, et al. Adductor canal block is similar to femoral nerve block for the quality of rehabilitation after arthroscopic partial meniscectomy[J]. Knee Surg Sports Traumatol Arthrosc, 2020, 28(7): 2334 - 2342.
[93] Smith J H, Belk J W, Kraeutler M J, et al. Adductor Canal Versus Femoral Nerve Block after Anterior Cruciate Ligament Reconstruction: A Systematic Review of Level I Randomized Controlled Trials Comparing Early Postoperative Pain, Opioid Requirements, and Quadriceps Strength[J]. Arthroscopy, 2020, 36(7): 1973 - 1980.
[94] Min H, Ouyang Y, Chen G. Anterior cruciate ligament reconstruction with the use of adductor canal block can achieve similar pain control as femoral nerve block[J]. Knee Surg Sports Traumatol Arthrosc, 2020, 28(8): 2675 - 2686.
[95] Yacub J N, Rice J B, Dillingham T R. Nerve injury in patients after hip and knee arthroplasties and knee arthroscopy[J]. Am J Phys Med Rehabil, 2009, 88(8): 635 - 641, 642 - 644, 691.
[96] Friberger Pajalic K, Turkiewicz A, Englund M. Update on the risks of complications after knee arthroscopy[J]. BMC Musculoskelet Disord, 2018, 19(1): 179.
[97] Bąkowski P, Bąkowska-Żywicka K, Piontek T. Clinical practice and postoperative rehabilitation after knee arthroscopy vary according to surgeons' expertise: a survey among polish arthroscopy society members[J]. BMC Musculoskelet Disord, 2020, 21(1): 626.
[98] Jamil M, Dandachli W, Noordin S, et al. Hip arthroscopy: Indications, outcomes and complications[J]. Int J Surg, 2018, 54(Pt B): 341 - 344.
[99] Karbach L E, Elfar J. Elbow Instability: Anatomy, Biomechanics, Diagnostic Maneuvers, and Testing[J]. J Hand Surg Am, 2017, 42(2): 118 - 126.
[100] Hilgersom N F, Oh L S, Flipsen M, et al. Tips to avoid nerve injury in elbow arthroscopy[J]. World J Orthop, 2017, 8(2): 99 - 106.
[101] Desai M J, Mithani S K, Lodha S J, et al. Major Peripheral Nerve Injuries After Elbow Arthroscopy[J]. Arthroscopy, 2016, 32(6): 999 - 1002.
[102] Han J R, Tran J, Agur A. Overview of the Innervation of Ankle Joint[J]. Phys Med Rehabil Clin N Am, 2021, 32(4): 791 - 801.
[103] An M, Su X, Wei M, et al. Local anesthesia combined with intra-articular ropivacaine can provide satisfactory pain control in ankle arthroscopic surgery: A retrospective cohort study[J]. J Orthop Surg (Hong Kong), 2020, 28(2): 616598410.

第三章

脊柱手术的麻醉

第一节 颈椎手术的麻醉

1. 解剖上，颈椎有什么共同特点？

颈椎椎体较小，横断面呈椭圆形，由1个椎体、1个椎弓及7个突起(1对棘突、1对横突、2对关节突)构成，上位颈椎位于下位颈椎的凹陷处，互相嵌入增加了颈椎的稳定性。各颈椎之间借椎间盘、韧带连接，执行3种功能：提供支撑头部结构的骨骼框架；保护封闭在其中的颈脊髓和神经根；保证灵活性。在颈椎的正常侧位X线片上颈椎呈轻度前凸，能增加颈椎的弹性，减轻和缓冲重力的震荡，减弱对脊髓和大脑的损伤。

2. 颈段脊髓的血液供应来源于哪里？

颈脊髓的血供来源主要是椎动脉，另有节段动脉等发出的分支。双侧椎动脉上行，形成基底动脉。在基底动脉之前，各分出一支，沿脊髓前部中央下行，称脊髓前动脉。脊髓前动脉沿途分出多数分支进入脊髓内，供应脊髓中部前2/3，同时组成软脊膜动脉丛，供应脊髓周边血供。在脊髓后部，两侧椎动脉同样分出两支，各沿脊髓后部两侧的背外侧沟下行，称脊髓左(右)后动脉，沿途亦分出若干细支，供脊髓中部背侧1/3区域。

3. 寰枢椎的解剖学特点是什么？

寰枢椎关节由4个关节组成，2个是寰椎侧块的下关节面与枢椎的2个上关节面组成，寰椎前弓正中后面有一凹形关节面，与齿状突构成关节，称为寰齿关节，齿突与寰枢横韧带也形成关节。寰枢椎关节是颈椎中活动度最大，同时又是最不稳定的颈椎。寰枕关节和寰枢关节构成联合关节，使头部能作多轴运动，即能俯仰、侧屈和旋转运动。寰枢关节以齿突为垂直轴进行旋转运动，使头部连同寰枢椎绕齿突作旋转运动。

4. 什么是正常颈椎的活动度?

患者坐位或站立位，头居正中，两眼平视前方，用颏部去触胸前，正常颈椎可屈曲35°～45°。尽量仰头，正常颈椎能后伸35°～45°。用右耳触碰右肩，左耳触碰左肩，正常颈椎两耳至同侧肩峰的距离相等，侧屈约为45°。颏部分别接触左右肩，但不能抬高肩部去触颏部，正常颈椎的旋转角度为每侧60°～80°。

5. 什么是上颈椎疾病?

是指先天畸形、创伤、退变、肿瘤、感染和手术等因素造成的寰椎与枢椎骨关节面等失去正常的对合关系，发生关节功能障碍和(或)神经压迫的病理改变，其本质是寰枢椎不稳定及高危颈脊髓神经损伤。

6. 上下颈椎活动度变化对气管插管影响有什么不同?

置入喉镜片，颅底及颈椎移动轻微，提升喉镜片观察咽喉部时枕部及C_1矢状位上移，C_2位置基本不变，C_4～C_5矢状位轻度下移，结果颈椎整体背屈，寰枕关节和寰枢关节分别产生夹角。气管插管时，枕部和C_1再略上移，而C_3～C_5的位置基本不变。因此气管插管时，下位颈椎移位较小，而寰枢枕关节移位较大，即下颈椎活动度变化对气管插管的影响小于上颈椎活动度对气管插管的影响。

7. 寰枢椎无骨折脱位的临床表现是什么? 如何评估其对呼吸的影响?

寰枢椎无骨折脱位的临床表现包括脱位本身的症状，如颈项部疼痛；周围组织器官受累症状，如吞咽困难，枢椎棘突后突明显并常有压痛；和脊髓压迫症状，如一过性四肢疼痛或麻木。脱位加重时，可出现不同程度的四肢痉挛性瘫痪，伴大小便功能障碍。由于延脊髓交界区受压，患者可出现呼吸功能障碍并逐渐加重。患者呼吸费力及咳嗽无力的症状、活动耐量、屏气试验、肺功能检查和血气分析对于判断患者呼吸功能情况有重要意义。

8. 不同类型寰枢椎无骨折脱位患者的插管前如何进行气道评估?

寰枢椎无骨折脱位中前脱位最为常见,气管插管嗅物位时上颈椎伸展,有利于寰枢关节脱位复位。对脱位严重型患者(寰椎前弓后缘与齿突间的距离>5 mm),头下垫枕时,枕颈单元前移,下段未跟随移动,可能导致脱位加重。此时应放置足够大的头圈,进行上颈椎而非枕部支撑。后脱位多合并齿突骨折,应避免上颈部伸展。对于齿突骨折等存在游离齿突双向脱位的患者,在麻醉插管时,伸展和屈曲均存在加重脱位的可能性,推荐保持中立位插管。

9. 寰枢椎手术椎动脉损伤的原因及其术前评估方法是什么?

椎动脉在上颈椎的走行有数个弯曲,在枢椎关节面下椎动脉沟处置钉时应充分考虑椎动脉沟的位置。寰枢椎处于前后或旋转移位时,均使得钉道方向发生明显变化,增加了椎动脉损伤的风险。术前影像学检查如 CT 扫描及三维重建检查并进行相关测量,可了解椎动脉寰枢段的大小、形态及行程,获取椎动脉寰枢段与寰椎侧块和枢椎椎弓根的解剖位置关系。前路比后路固定椎动脉损伤的解剖风险低;椎弓根螺钉固定比侧块螺钉固定损伤椎动脉的可能性大。

10. 颈椎外伤的常见原因是什么?

颈椎外伤的原因包括机动车意外事故、跌倒、运动损伤和其他创伤。机动车事故、高处坠落、运动相关伤害是年轻人颈椎外伤最常见的原因。老年人由于骨质疏松性压缩骨折、脊柱退行性疾病或脊柱肿瘤压缩性骨折引起的颈椎损伤更为普遍。大多数脊髓损伤(55%)涉及颈椎,$C_5 \sim C_6$ 和 $C_6 \sim C_7$ 是外伤后最常受伤的颈椎,其次是 $C_1 \sim C_2$ 椎骨。

11. 颈段椎管易于出现脊髓外伤的解剖学原因是什么?

颈椎由位于颅骨近端和胸椎远端之间的 7 个特殊的椎骨组成,分别与颅颈关节和第一胸椎相连。颈椎支撑头部及其运动,保护脊髓,并且通过位于 $C_3 \sim C_7$ 椎骨横向的横突孔提供向大脑供应血管的管道。由于颈椎固有的骨不稳定性,过度依赖韧带结构保持稳定,活动性大,且易受外力影响,使得颈椎最容易受伤。

12. 颈椎外伤导致颈脊髓损伤的主要表现是什么?

创伤患者如存在颈痛、脊椎区域压痛或与颈脊髓损伤相关的神经功能缺损的症状或体征,以及无法明确评估的患者(无意识、不合作、昏迷的患者)均提示可能存在脊髓损伤，根据系统的神经系统检查，明确脊髓损伤的节段和严重程度。完全性脊髓损伤为损伤平面以下运动与感觉功能完全丧失、反射消失、躯体及四肢弛缓性瘫痪。不完全损伤的特征是损伤平面以下的运动或感觉功能出现异常，患者神经功能通常会有不同程度的恢复。

13. 颈椎外伤导致颈脊髓损伤的手术目的是什么？

手术治疗的目的是缓解因进行性水肿和出血等导致脊髓压力持续增高所造成的继发性损伤，移除骨片等对脊髓的压迫以及维持脊柱的稳定性防止二次损伤。

14. 颈脊髓损伤评估的重点是什么？

需要明确颈脊髓损伤的部位和损伤程度。确定损伤阶段对于呼吸和循环管理尤为重要，尤其是累及膈肌功能的颈脊髓损伤，可能不能维持有效自主呼吸，需要辅助或者控制性通气；脊髓损伤的程度通常用美国脊髓损伤协会（ASIA）评分或者Frankel 分级评定，确定完全性损伤还是不完全性损伤。

15. 急性颈脊髓损伤的麻醉用药如何选择？

没有数据表明一种麻醉剂或技术优于另一种麻醉剂或技术。使用的方案能够维持足够的脊髓灌注是至关重要的。麻醉诱导时应谨慎使用丙泊酚、苯二氮䓬类或巴比妥类药物，以避免血容量不足的患者出现严重的低血压。颈脊髓损伤后，应避免使用去极化肌肉松弛药，如琥珀酰胆碱，以避免引发致命的高钾血症。应首选非去极化肌肉松弛药，以避免诱发肌束震颤。

16. 避免体位变化加重脊髓损伤的方法是什么？

所有合并颈椎或颈脊髓损伤，以及存在引起颈椎损伤的受伤机制的患者，均推荐进行脊柱制动。推荐采用颈托合并带有支持性衬垫的背板条带固定，以有效限制颈部的活动。体位变化时，应有专人托扶患者头颈部，手法保持轴线稳定性（manual in-line stabilization，MILS）沿纵轴方向略加牵引，并使头颈部随躯干一同滚动，或由患者自己双手托住头部后再缓慢搬移。

17. 长时间颈脊髓损伤患者反射异常现象及其原因是什么？

T_6 节段以上颈脊髓损伤后的脊髓休克恢复期，在一个相对无害的刺激下，交感神经反射失衡（如躯体疼痛、腹胀或膀胱扩张）可能出现自主神经失调，通常表现为急性、无法控制的高血压，伴出汗、竖毛反应或罕见的心动过缓，严重时可能心搏骤停，同时可能伴发癫痫发作、肺水肿、心肌梗死或脑出血。自主神经失衡在受伤后的慢性阶段较常见，但也可能发生在受伤急性期。治疗包括消除刺激因素并使用血管扩张剂等。

18. 颈椎外伤导致颈脊髓损伤对患者心血管系统的影响是什么？如何进行术前准备？

脊髓休克期，由于交感神经释放冲动减少，表现为心动过缓或低血压。此时对静脉输注晶体液或胶体液反应欠佳，需应用血管活性药物。阿托品可用于纠正心动过缓导致的低血压；严重心动过缓则可能需要放置临时起搏器。脊髓休克恢复期，可出现反射性高血压、出汗、竖毛反应或罕见的心动过缓、心搏骤停。通常在插尿管、吸痰或进行结直肠操作等疼痛刺激下突然发生。高血压危象可危及生命，治疗时应去除刺激，并给予起效快静脉抗高血压药物。

19. 颈椎外伤导致颈脊髓损伤对患者呼吸系统的影响如何评估？

直接颈部外伤和局部出血引起的气道和颈部水肿或血肿可能导致呼吸道梗阻；C_3～C_5 水平以上高位颈脊髓损伤，除了胸式呼吸受影响外，可能导致膈肌神经支配受损，并影响辅助呼吸肌和腹肌功能，导致患者出现明显的呼吸窘迫/呼吸困难，难以维持足够的氧合和通气；另外，颈脊髓损伤患者因呼吸和咳嗽无力，容易出现肺不张和分泌物潴留，从而导致肺炎。如果患者有以下情况，应考虑气管插管和呼吸机支持：PaO_2＜60 mmHg；$PaCO_2$＞45 mmHg；或呼吸频率＞35 次/分。

20. 对颈脊髓损伤患者进行气道评估的要点是什么？

应首先确定颈椎损伤的节段和是否稳定。C_4 以上多为不稳定性颈椎损伤，伴随脊髓损伤的可能性较大，气管插管时可能出现继发颈髓损害；伴随颈脊髓损伤的患者由于水肿、动脉受压甚至颈托固定不当等原因可能造成损伤平面短时间内上升。颈椎损伤患者还可能伴随颅脑损伤，因为呼吸中枢受损而出现呼吸无力、二氧化碳蓄积。术前充分的放射学检查有助于明确颈椎损伤节段及了解颈髓、神经根有受压损伤，制定出合理的管理患者气道的方案。

21. 急性颈脊髓损伤患者的气道处理方法选择及关注要点是什么？

直接喉镜显露对颈脊髓损伤的患者不利，而使用颈托和手法维持中立位虽然能限制颈椎活动，却影响喉镜显露。最大程度减少颈椎活动并确保成功气管插管的有效措施是在清醒状态下使用纤维支气管镜插管，但纤维支气管镜有较高的技术要求。使用视频喉镜经口插管也是安全的。应充分意识到：气管插管有导致脊髓损伤的危险；困难插管的发生率增加；应最小程度地移动颈椎。

22. 颈脊髓损伤对患者的内环境有什么影响？

颈脊髓损伤后患者可能出现低钠血症，可能源于肾交感神经通路控制的肾素—血管紧张素系统。也可能出现高血糖，原因是应激反应导致的糖耐量异常，而糖皮质激素治疗可能进一步加重高糖血症。

23. 颈脊髓损伤患者的体温变化及其原因是什么？

颈脊髓损伤患者在触摸时是温暖的，可能出现中枢性发热。这与脊髓损伤平面以下汗腺功能、血管舒张状态和热量产生等有关，也可能与心理因素和并发症相关，围术期应密切监测核心体温。

24. 如何评估颈脊髓损伤患者的伴发损伤？

颈脊髓损伤患者可能伴有脑、胸部和(或)四肢损伤。应评估是否存在局灶性神经功能缺损；是否存在疼痛性损伤，如长骨骨折、裂伤、脱套伤或挤压伤、大面积烧伤、需要外科处理的内脏损伤、任何导致急性功能障碍的损伤等；还应评估患者是否具有正常的警觉水平，患者对外部刺激是否有延迟或不适当的反应。对于疑似脊柱损伤的患者，应检查整个脊柱和椎旁肌肉组织是否有畸形，并触诊以寻找局部压痛区域。

25. 颈脊髓损伤患者术前需要做哪些准备？

仔细了解患者的病史及可能存在的其他合并损伤，完善检查，了解脊髓损伤的节段及程度，在进行任何操作或处理时应避免二次损伤，了解呼吸和循环系统受累情况。呼吸系统受影响的患者应优先确保气道和呼吸安全，颈椎损伤患者大多处于饱胃状态。为防止进一步颈髓损伤而采用颈托固定并保持中立位，因此人工气道的建立面临挑战。应进行详细的气道评估和 X 线、CT、MRI 检查和完善的器具、血管活性药物等准备。

26. 颈脊髓损伤患者的术前用药原则是什么?

对于呼吸功能明显受影响的颈脊髓损伤患者,术前尽量避免使用镇静镇痛药物。其余患者需要使用镇静和镇痛药物时,注意稀释后小剂量缓慢给药,缓解患者紧张焦虑情绪,同时减少对呼吸的影响。颈脊髓损伤患者心脏交感神经的传入中断可使迷走神经兴奋而引起心动过缓,因此术前用药可使用阿托品,一方面减少呼吸道分泌物,另一方面也可以防治心动过缓。

27. 颈脊髓损伤患者术后能否拔管的评估原则是什么?

对于颈脊髓损伤患者,呼吸功能不全不仅可能在术后立即发生,也可能延迟出现。在决定术后是否立即拔管时,麻醉医师应考虑手术范围、手术并发症(如喉返神经损伤)、手术持续时间、俯卧位、失血程度和随后的液体复苏,以及插管的难易程度。一般认为,如手术时间长、输血量大、再次手术或 4 个及 4 个以上节段的手术或手术涉及第 2 颈椎时,应酌情延迟拔管,拔管的患者术后 12～24 小时应严密监护。

28. 什么是颈椎退行性病变(颈椎病)?

颈椎病是因颈椎间盘退行性改变及其继发病理改变,导致颈部软组织和椎体动、静力平衡失调,产生椎间盘突出(或膨出)、韧带钙化、骨质增生,从而刺激或压迫颈部神经根、脊髓、血管等而出现相应的临床症状。

29. 颈椎病有哪些常见原因和主要分型?

主要病因是颈椎的退行性病变。根据患者的临床症状和综合征特点可分为:神经根型、脊髓型、颈型、交感型、椎动脉型、食管型。

30. 神经根型颈椎病和脊髓型颈椎病的特点是什么?

神经根型颈椎病是临床上最常见的颈椎病类型,表现为与受累神经支配区域一致的放射性疼痛和感觉障碍,肌力减退和肌肉萎缩,或者神经根激惹的体征。脊髓型颈椎病是最严重的,常由于颈椎退变结构压迫脊髓或供应脊髓的血管而出现症状,包括四肢感觉、运动、反射以及大小便功能障碍等。

31. 什么是颈型颈椎病?

颈型颈椎病也称局部型颈椎病,具有头、肩、颈、臂的疼痛及相应的压痛点,X

线片上没有椎间隙狭窄等明显的退行性改变，但可以有颈椎生理曲线的改变，椎体间不稳定及轻度骨质增生等变化，此型是最早期的颈椎病。不少反复落枕的患者即属于此种改变。颈型颈椎病实际上是颈椎病的最初阶段，也是治疗最为有利的时机。

32. 什么是交感型颈椎病和椎动脉型颈椎病？

交感型颈椎病症状繁多，多数表现为交感神经兴奋症状。当交感神经功能紊乱时常常累及表面富含交感神经纤维的椎动脉，导致椎动脉的舒缩功能异常。因此交感型颈椎病还可能伴有椎基底动脉系统供血不足的表现。椎动脉型颈椎病大多系由于椎节不稳所致，由于颈部交感神经受激惹致椎动脉受累，导致眩晕、视力模糊等综合症状。可经非手术疗法治愈或好转，需手术者较少；该型主要引起头痛症状。

33. 颈椎病手术的主要手术入路方式是什么？

根据手术途径不同，可分为颈椎前路手术、外侧手术和后路手术。前路及前外侧手术适用于去除来自脊髓、神经根和椎动脉前方的压迫，重建颈椎前方的稳定。手术方式主要是切除病变突出的椎间盘和骨赘，然后进行植骨融合或者人工颈椎间盘置换。后路手术主要适用于脊髓和神经根后方的压迫，也可以通过扩大椎管横截面达到神经减压的目的。手术方式可分为椎板切除和椎板成形术，如果椎板切除过多需要辅以颈椎后路融合术。

34. 不稳定性颈椎病手术患者困难气道发生率高的原因及气道评估要点是什么？

不稳定性颈椎病患者一般伴有脊髓压迫、颈椎活动受限，导致头颈活动度下降。使用直接喉镜气管插管时，由于颈椎病患者头颈活动度下降，不能通过头部后仰、颈部弯曲使气道的 3 条轴线尽量接近，所以无法有效暴露声门，使困难气道的发生率增加。颈椎病困难气道的评估除了借助于体格检查的外观指标，还应结合影像学检查，以发现解剖和相关活动异常，术前颈椎屈曲/伸展位 X 线和 CT、MRI 等的阅判，可显著提高评估体系的灵敏度和特异性。

35. 类风湿关节炎在脊柱主要累及颈椎，其主要表现是什么？

类风湿关节炎是一种以关节病变为主的慢性全身性自身免疫性疾病，当病变发展到一定程度时，常可累及脊柱尤其是颈椎。累及颈椎的患者，可导致颈部和枕部疼痛。滑膜炎症导致骨质疏松与骨质破坏，导致颈椎不稳定，引起脊髓受压症状。此外，滑膜水肿可直接压迫后方的延髓、颈髓，或影响脊髓的血运，导致神经功能障碍，表现为手部精细动作障碍、步态异常、双下肢易疲劳等。

36. 颈椎肿瘤外固定患者如何进行气道处理？

外固定限制颈椎活动可预防脊柱过度或异常活动引起继发性颈椎损伤，但同时造成暴露困难，因此术前应结合患者张口度、甲颏距离、颈围周长、Mallampati 分级和影像学检查进行详细的气道评估。对于不能去除外固定患者，保留患者自主呼吸，纤维支气管镜引导进行气管插管是相对安全的一种方式，但耗时长，对操作者的技术要求高，应用视频喉镜也可显著提高首次插管成功率。重要的是明确是否为困难气道，并做好备用计划。

37. 颈椎肿瘤放疗患者气道管理的注意事项有哪些？

颈椎肿瘤放疗晚期可出现被照射组织纤维化，通常在放疗后 4～12 个月出现，逐渐进展。头颈部放疗导致张口困难的原因是开颌能力受限，一般是由于颞下颌关节运动的肌肉痉挛、纤维化和收缩共同所致。咽喉部黏膜纤维化引起的解剖异常也可进一步提高通气或插管难度，也可能增加出血风险，术前应引起足够重视且完善评估。颈椎肿瘤也可能破坏颈椎椎体及椎板结构，颈椎稳定性受损，亦可能增加暴露困难。

38. 强直性脊柱炎患者与麻醉处理相关的主要临床特点是什么？

强直性脊柱炎是一种主要累及中轴骨骼的慢性炎症性疾病，患者逐渐出现胸椎后凸和腰椎前凸，不能正常仰卧于手术床，应注意术中体位摆放；晚期患者颈椎活动度下降，常固定于前屈位，累及颞下颌关节可导致张口度受限，建议患者处于清醒状态下在纤维支气管镜引导进行气管插管；患者胸腰椎体骨质增生，椎间盘变窄，韧带钙化，形成竹节样脊柱，椎管内穿刺通常比较困难甚至失败；胸廓畸形导致顺应性下降，出现以限制为主的混合性通气功能障碍。

39. Chin-on-chest 强直性脊柱炎患者的气道管理方法是什么？

术前告知患者为特殊的困难气道，并要在纤维支气管镜引导下行清醒气管插管，获取患者的配合。为了减轻气道操作过程中的不适，可给予小剂量的咪达唑仑和(或)瑞芬太尼,但必须保持有意识的镇静和良好的自主呼吸。充分的表面麻醉尤为重要。可在气管插管之前,通过纤维支气管镜的内镜通路喷洒局部麻醉药进行气道表面麻醉。但由于气道成角严重,无论经鼻或经口入路均可能失败,需要避免反复插管导致紧急气道可能。

40. 颈部活动受限患者如何实施清醒镇静表面麻醉气管插管?

① 术前访视时与患者充分沟通,保证其良好的依从性;② 应用抗胆碱类药物,减少分泌物;③ 做好表面麻醉,注意局部麻醉药总量,防止局部麻醉药中毒;④ 耐心等待药物起效;⑤ 东莨菪碱有中枢镇静作用,右美托咪定对呼吸中枢抑制作用较弱,舒芬太尼可显著降低气道反应性,几种药物可以配伍使用;⑥ 气管插管入路,清醒气管插管最常使用纤维气管镜经鼻入路,也可选择经口入路,重要的是足够的暴露空间。

41. 颈椎骨折有哪些类型?

颈椎骨折类型:① 颈椎骨折按其损伤时头部的位置和机制分屈曲型损伤、侧屈型损伤、伸展型损伤、旋转型损伤和纵行挤压型损伤。② 根据损伤的稳定程度分为稳定型和不稳定型。

42. 什么是不稳定颈椎损伤?

不稳定性颈椎损伤指在生理负荷下,颈椎不能维持椎体间关系,从而严重刺激或损伤脊髓的状态。可根据 White 标准进行判定。前部结构破坏或功能丧失为 2 分;后部结构破坏或功能丧失为 2 分;相邻椎体矢状面成角>11°为 2 分;相邻椎体矢状面移位>3.5 mm 为 2 分;牵拉试验阳性为 2 分;脊髓损伤为 2 分;神经根性损伤为 1 分;椎间隙异常狭窄为 1 分;预测负荷危害为 1 分,总计 13 分,若总分为 5 分或超过 5 分者,视为不稳定。

43. 颈椎手术俯卧位有哪些注意事项?

手术前应彻底检查头、颈部活动范围。手术时将患者头置于中立位,使用马蹄形头架支持患者的头,防止眼球受压和下颌受压。下肢应稍低于心脏平面,最好用弹力绷带防止静脉扩张。女性患者的乳腺和男性患者的生殖器官都不应直接受压。患者置俯卧位时尤其要重视减少腹腔内压。腹壁压力作用于腹内容物使膈肌活动受限,损害通气功能。同时硬膜外静脉丛压力增高,导致术中失血量显著上升。

44. 颈椎手术俯卧位可能发生哪些并发症?

① 气道：气管内导管扭结、脱落、上呼吸道水肿；② 颈部：过伸或过屈，颈部转动至脑血流量下降；③ 眼睛：眼窝受压至视网膜中央动脉闭塞、眶上神经受压、角膜擦伤；④ 腹部：压力传递至硬膜外静脉，增加硬膜外出血；⑤ 上肢：手臂外展可能导致臂神经丛牵拉、手臂侧放可能导致尺神经受压；⑥ 下肢：屈髋可能导致股静脉阻塞，深静脉血栓形成、腓骨外侧受压导致腓总神经麻痹、髂嵴受压可能导致股外侧皮神经损伤。

45. 强直性脊柱炎患者的体位摆放有哪些注意事项?

因部分患者关节非功能位强直，造成手术体位摆放困难，亦会造成医源性骨折发生。需要评估患者各关节的活动度，体位摆放时注意不能超过正常活动程度。对于已知有颈椎疾患的患者，通常将头置于金属头架上使颈椎保持自然位，避免过度屈伸。术前根据患者脊柱屈曲程度调整俯卧位弓形架高度和宽度，全身麻醉完成后将患者俯卧位安放于弓形架上，在身上易受压的部位加塞软垫使身体与弓形架相贴合。

46. 术中如何保证脊髓的灌注?

脊髓灌注压＝平均动脉压－脑脊液压。脊髓外的机械压迫如肿瘤、血肿、脊髓静脉充血和脊髓内压升高是影响脊髓灌注压的重要因素。正常情况下，脊髓存在血流的自身调节。平均动脉压(MAP)在50～75 mmHg范围时，脊髓血流平稳。危害脊髓自动调节机制的因素包括严重缺氧、高碳酸血症和创伤等。要保证脊髓的灌注，麻醉医生应把患者血压和血管内容量维持在正常水平，以保证足够的脊髓灌注压。应避免过度通气，因为低碳酸血症可少脊髓血流。

47. 颈椎肿瘤患者术前如何进行自体血储备?

术前自体血储备即在术前每隔5～7天采集一次患者自体血，可以连续采集3～5次，每次300～500 mL，一般可在术前3周采集自体血1 000～1 500 mL，以供术中和术后应用，这是减少异体用血的有效措施。自体储备血采集过程中需要注意患者的循环功能储备，自体血采集后有必要时可以应用铁剂、促红细胞生成素等造血生长因子。

48. 什么是颈椎手术前自体血小板血浆分离技术?

全身麻醉后,使用具有血小板血浆分离功能的自体血回收机将中心静脉所采集的全血分离为富血小板血浆(APRP)、贫血小板血浆(PPP)和浓缩红细胞(cRBC)3个部分,并于术中或术后回输给患者,以促进患者凝血功能恢复,减少出血。采血同时经外周静脉补充晶/胶体液,以维持血流动力学稳定。处理1 200 mL全血约可采集1个单位血小板于500 mL血浆内(血小板浓度约150×10^9/L)。目前,血小板血浆分离技术仍需解决如何缩短分离时间、简化操作和降低费用等问题。

49. 颈椎手术术中如何进行控制性降压?

血压正常的患者可在术中采用中等程度的控制性降压(收缩压较基础水平降低20%或平均动脉压降至65 mmHg)以减少术中出血量。颈椎手术中控制性降压的主要危险是脊髓缺血和神经功能缺失。临床实施控制性降压前应避免血液稀释,降压过程应缓慢平稳,理想的降压应使血压稳定在平均动脉压60~70 mmHg或收缩压较术前降低20~30 mmHg。目前可供选择的常用降压药包括扩血管药物硝酸甘油、硝普钠、吸入麻醉药等。

50. 长期颈脊髓损伤患者颈椎再次手术的循环如何调控?

高位脊髓损伤后,因交感神经功能消失、迷走神经占优势,患者可表现心动过缓、脉压差增大、脉搏有力、血压偏低或正常。术前窦性心动过缓者无禁忌状态下可常规使用抗胆碱能药物,术中备好升压药。脊髓损伤后的慢性期可出现自主反射亢进,表现为阵发性高血压、心律失常、短暂性意识消失或癫痫,损伤平面以下血管收缩,平面以上血管扩张。治疗包括消除刺激,控制血压(如使用血管扩张剂)和消除心律失常等。术中加深麻醉能有效地控制其发生。

51. 寰枢椎手术患者的气管插管体位如何选择?

寰枢椎脱位的常见类型为前脱位,约占80%,气管插管时嗅物位上颈椎伸展,有利于寰枢关节脱位复位,屈曲则加重脱位。后脱位患者需要屈曲才能使其复位,要避免上颈部伸展,但是屈曲体位会增加气管插管的困难程度。对于齿突骨折等存在游离齿突双向寰枢椎脱位的患者,此时C_2前后活动不受限制,前后脱位皆有可能,在麻醉插管时,伸展和屈曲均存在加重脱位的可能性,因此,推荐保持中立位采用纤维支气管镜插管。

52. 寰枢椎手术经口前路和后路手术的关注要点有什么差异？

寰枢椎须做经口手术者不能依赖牵引复位。寰枢椎经口咽前路手术者可能引发脑脊液漏或脊髓损伤，相关感染风险高，甚至可引发颅内感染。手术入路共用气道导致咽后壁水肿，发生误吸、呼吸困难、气道损伤风险也明显高于后路手术。经口入路损伤椎动脉可能需要介入手术止血，后路压迫止血即可。单纯后路手术中，如术者对寰枢侧块间隙进行操作，可能有血液因俯卧体位而进入咽后壁深部，导致咽后壁高度隆起，拔管前需要注意评估。

53. 颈椎手术椎动脉损伤有哪些表现？

椎动脉损伤的症状有椎动脉闭塞致脑缺血或假性动脉瘤，动静脉瘘等。脑缺血表现为头晕、语言障碍、吞咽困难、视野障碍、偏瘫等。闭塞的椎动脉在优势侧及两侧椎动脉闭塞时，多出现缺血症状，严重时会有意识障碍；若非优势侧椎动脉的延髓交通支梗死时则出现 Wallenberg 综合征。椎动脉损伤破裂，可能有脑缺血症状，患者除感头痛影响睡眠以外，尚可产生颈部，面神经及臂丛神经压迫症状。

54. 颈椎手术椎动脉损伤的处理方法是什么？

如果椎动脉损伤导致大量出血，应快速输液、输血抗休克，但出血未控制前血压不应提升过高，以免加重出血。上颈椎手术过程中椎动脉破裂出血的处理方法包括压迫止血、血管结扎或修补、血管内介入栓塞等。当双侧椎动脉损伤或损伤一侧为优势侧时，后循环缺血发生率较高，需要进行血管修补或血管内介入治疗。健侧椎动脉发育不良者，最好采用血管修补或支架介入治疗，如果健侧椎动脉血流量充足，可选择对破损的椎动脉行栓塞治疗。

55. 颈椎手术头枕固定角度可能对气道管理产生什么影响？

枕颈融合固定术可导致枕颈角发生变化。枕颈角的测量方法是在颈椎中立位 X 线，McGregor 线（硬腭后缘至枕骨鳞部最低点连线）与枢椎下缘切线的交角。当术后枕颈角度较术前减小 5°或以上时，通俗的解释就是将颈椎固定于屈曲位，可导致口咽通气道减小，可使患者拔管后出现呼吸困难的可能性增加。

56. 长时间颈椎肿瘤手术术后气管导管拔除的评估和方法是什么？

长时间颈椎肿瘤手术，尤其是前路手术、长时间手术，局部软组织水肿严重，椎前筋膜肿胀，向前压迫气管后壁，常导致气道梗阻。术后可利用气囊漏气试验、超声评估、纤维支气管镜及颈部影像学检查对气道及口咽腔软组织水肿情况进行评估，有利于对术后拔管时机及是否做气管切开做出正确的决策，必要时可放置气道交换导管，使气道在需要时快速重建。

57. 颈椎肿瘤患者的减少异体血输注的方法是什么？

① 术前自体血储备；② 术前红细胞生成素的应用；③ 术前自体血小板血浆分离技术和急性等容性血液稀释；④ 抗纤溶药的应用；⑤ 降低需要输血的红细胞压积阈值；⑥ 保持正常体温；⑦ 适当应用血浆代用品；⑧ 合理使用控制性降压；⑨ 外科技术的改进：如超声骨刀的使用，术前供瘤血管的选择性栓塞；⑩ 避免腹内压增高等。

58. 颈椎肿瘤手术术前供瘤血管的选择性栓塞方法及其注意事项是什么？

造影明确肿瘤血管后，需要辨认靶血管与脊髓动脉有无共干，动、静脉分流。可以使用微球栓塞；对直径相对较粗的靶血管近端，可使用弹簧圈进行补充栓塞。栓塞过程中注意避免栓塞剂反流，栓塞后行 DSA 造影确认。吸收性明胶海绵栓塞最好在术后 1 天内手术；钢圈和 PVA 颗粒栓塞后的手术时机也不宜超过 3 天。必须强调动脉栓塞治疗有发生缺血等严重并发症的可能。

59. 平山病颈椎手术麻醉有哪些注意事项？

平山病是一种特殊的良性神经系统疾病，是从肌萎缩性侧索硬化症和脊髓性进行性肌萎缩症中分离出的神经源性肌萎缩疾病。对于麻醉科医生，主要需考虑麻醉对神经-肌肉传导、呼吸肌及气道保护反射的影响。此类患者运动单位电位时限延长，远端肢体肌力下降。因此，肌肉松弛药用量需慎重，术后需充分拮抗。术中及术后苏醒期间应进行肌松监测，以减少肌松残余的风险，在 TOF＞0.9 时方可拔管。

60. 氨甲环酸在颈椎手术中如何应用？

① 单次给药法：脊柱手术切开皮肤前 15 分钟，氨甲环酸 15～30 mg/kg 或 1～2 g 静脉滴注完毕；② 持续给药维持法：首次给药同单次给药法，术中给予 1～2 mg/(kg・h)维持；③ 多次间隔给药法：首次给药同单次给药法，术后每间隔 3～8 小时给药，共计 2～3 次(每次 15 mg/kg 或 1～2 g)。

61. 氨甲环酸在颈椎手术应用有哪些注意事项?

氨甲环酸应用于脊柱手术逐渐增加,目前尚未发现可明显增加静脉血栓栓塞等不良事件。但对于既往血栓栓塞病史者应保持警惕。过量应用氨甲环酸会引起如继发性大出血、癫痫等不良事件。应用氨甲环酸时,需要注意不能使其进入鞘内,以免导致神经系统等问题。

62. 脊髓损伤激素冲击疗法如何使用?

① 第1小时:甲泼尼龙用量=体重(kg)×30 mg,使用药物浓度:50 mg/mL;;15分钟输液完毕。② 第2～24小时:甲泼尼龙用量=体重(kg)×5.4 mg×23小时,使用药物浓度:50 mg/mL,23小时输液完毕(输液泵控)。

63. 脊髓损伤激素冲击疗法有哪些注意事项?

因超大剂量激素冲击疗法可引起电解质紊乱、消化道出血、高血压、猝死等,所以临床上使用时应密切观察病情,加强监护。注意询问有无消化道出血、高血压、糖尿病等病史。① 预防感染;② 防治应激性溃疡;③ 防治高血压;④ 防止电解质紊乱;⑤ 防治高血糖。

64. 颈椎损伤患者如何保持颈椎稳定?

避免颈部过度后仰,开放呼吸道应采取提下颌的方法。口咽或鼻咽通气道有助于维持气道通畅。喉镜操作时,切忌颈部过于后仰和过度轴向牵引,中立位把持固定技术最为有效,但却给直接喉镜操作带来更大困难。也要注意手法不当增加损伤的可能性。麻醉医生应根据患者具体情况、自身对某种方法的熟练程度、科室设备等综合考虑选择最佳的方法。关键是注意减少颈椎活动,避免由此引发的损伤加重。

65. 类风湿或强直性脊柱炎等强制体位患者的有创监测实施办法是什么?

由于强迫体位,可能导致常用的有创动脉压和深静脉穿刺部位如桡动脉、肱动脉、股动静脉及右颈内静脉均暴露困难,给有创监测实施带来挑战。可视化技术如超声引导下穿刺可大大提高穿刺的成功率,但是超声探头的放置和穿刺针的进针方向也可能受限。选用合适的超声探头,超声引导操作能提高穿刺成功率。

66. 如何进行抗血小板治疗患者的颈椎手术围术期管理?

颈椎手术属于高出血风险手术。低心脏风险等级患者行颈椎手术,术前5～7天可以停用阿司匹林或氯吡格雷,如果病情允许术后24小时内再开始。中、高风险等级患者停用抗血小板药物治疗后,心血管事件发生率显著增加,因此,可以考虑术前5～7天停用阿司匹林或氯吡格雷,使用替罗非班或依替巴肽作为围术期抗血小板治疗的桥接方案。肝素类药物并不是抗血小板药物的合适替代品。

67. 颈椎手术患者术后在PACU停留期间,除了生命体征的监测,还应注意哪些专科方面评估?

特别关注患者的肌力及气道问题,注意有无气道水肿、梗阻等问题出现。注意检查上下肢肌力,并与术前进行比较。如果出现肌力下降,特别是术后出现了0级肌力,应及时检查伤口引流情况,并及时通知术者,进行查体,明确原因。

68. 颈椎前路手术术后如何进行局部麻醉镇痛?

可以采用0.25%～0.5%丁哌卡因或者罗哌卡因,沿手术切口分层注射。每次注药前都应回抽。也可以采用颈深丛、颈浅丛阻滞麻醉,因颈前路手术一般选用右侧切口,颈丛阻滞麻醉也以右侧为主。右侧行颈深丛、颈浅丛阻滞,左侧行颈浅丛阻滞即可。

69. 颈椎后路手术术后镇痛方案有哪些?

颈椎后路术后可以考虑多模式镇痛,包括全身应用及口服阿片类药物、非甾体抗炎药、局部麻醉药物切口周围浸润麻醉以及颈部椎旁阻滞。考虑术后定时评估疼痛情况和定时给予镇痛药物。

70. 高位颈脊髓损伤术后是否能拔管的判断标准是什么?

成功拔管需要具备两方面的因素:气道通畅、保护性反射恢复及自主呼吸满足机体需要。气道通畅性可以利用气囊漏气试验、超声及纤维支气管镜检查对气道内结构进行评估。自主呼吸除临床上观察潮气量和呼吸频率外,可应用超声检查进行评估呼吸肌的力量。沿右侧腋前线和左侧腋后线放置超声探头,采用膈移动度预测成功拔管的临界值是1.1 cm。

71. 判断颈椎手术术后咽喉及椎前软组织水肿致气道受影响的方法?

椎前软组织厚度的上限值分别为：C_1 为 8.5 mm、C_2 为 6 mm、C_3 为 7 mm、C_6 为 18 mm、C_7 为 18 mm，C_4、C_5 节段的椎前软组织易受食管开口和喉头的影响。椎前软组织水肿的高峰期发生在颈椎前路术后的第 2～3 天，C_2～C_4 水平的肿胀最为明显。水肿导致气道受影响患者可出现呼吸困难、吸气喘鸣、发绀，并可进展至呼吸衰竭或呼吸停止。

72. 颈椎手术术后气道问题的原因及其处理方法是什么?

导致颈椎术后气道问题最常见的原因是血肿和局部水肿。血肿常于术后早期出现，紧急伤口减压可能缓解呼吸困难，严重时需要借助外科气道解决。术后水肿出现较晚，上颈椎水肿峰值在术后 2～3 天，低位颈椎发生较迟，术后 2～5 天都有可能。紧急气道的处理目标是快速开放气道，解除缺氧和二氧化碳蓄积。如不能经面罩通气或气管插管解决通气氧供，急性环甲膜切开和气管切开术是危重紧急情况下建立人工气道的方法。

73. 颈椎前路手术术后拔除气管导管时应关注哪些方面?

颈椎术中反复或过度牵拉气管有可能引起气管黏膜和喉头水肿，拔除气管导管后有可能引起呼吸困难，应提前备好气管插管工具。特别关注气道通畅及保护性反射恢复，前者可以利用气囊漏气试验、超声及纤维支气管镜检查对气道内结构进行评估。对于上颈椎大手术，由于气道水肿等因素可能导致危险，术毕应充分评估气道及口咽腔软组织水肿情况。

74. 颈椎前路术后患者常出现声音嘶哑的原因是什么?

气管插管后患者可能会出现咽部不适。颈前路手术时需要将气管和食管推向一侧方可显露椎体前缘，术中反复牵拉易引起气管黏膜、喉头水肿，以致患者术后出现更为明显的咽痛及声音嘶哑。术中迷走神经和舌下神经受牵拉也有可能导致声音嘶哑。

75. 颈椎前路术后吞咽困难的原因是什么?

颈椎前路术后吞咽困难是颈椎前路术后常见的并发症。因为在颈椎前路手术中分离软组织间隙会导致局部肌肉和浆膜的炎性损伤、出血以及水肿，形成椎前软组织肿胀从而导致吞咽困难。此外，置入物的选择、手术节段、手术时间、手术器械刺激等多种因素亦会造成椎前软组织肿胀，从而引发术后吞咽困难。

76. 颈椎前路术后咽痛如何预防？

术后咽痛是颈椎前路手术常见的并发症，气管插管对咽喉部局部黏膜的刺激，内固定物对食管的刺激，术中对气道、食管等组织的牵拉和气管插管对咽喉黏膜的机械刺激等都可能导致咽痛。术前气管推移训练、戒烟；应用糖皮质激素、非甾体抗炎药、导管前端涂抹局部麻醉药凝胶和轻柔手术操作牵拉等可以减轻术后咽痛的发生。

77. 颈椎前路术后气道梗阻的原因、临床表现和处理方法是什么？

原因：长时间颈前区操作，特别在较高的颈椎水平，出血多，静脉和淋巴管阻塞或血肿使声门周围咽部组织肿胀，从而引起梗阻。临床表现：通常发生在6个小时内，患者主诉不能呼吸，要求坐立，伴有吞咽和发音困难，可伴有或不伴喘鸣，严重时导致缺氧和相关神经损伤。处理方法：取决于临床危急程度，需要注意监测。必要时重新建立气道，可以选择可视喉镜、视可尼、纤支镜等引导插管。紧急气道时，需要尽快建立外科气道。

78. 如何进行颈椎手术术后血肿再次手术的气道评估？

应充分评估气道、口咽腔软组织水肿情况、气道受压迫情况以及头颈部的活动情况。患者的意识情况有利于指导评估缺氧状态和紧急情况，利于指导选择合适的气管插管方法，必要时进行气管切开。有条件时可以通过X线和超声等影像学方法辅助评估气道情况。气道管理时谨慎使用镇静镇痛药物，避免由此导致的紧急气道。

79. 颈椎病手术患者术后可能出现再次气管插管的危险因素有哪些？

再次插管的危险因素包括颈部长时间手术导致的口腔咽喉组织水肿、气道水肿、术中反复牵拉气管所导致的气管黏膜、喉头水肿；术后由于血肿等原因导致的气道受压迫，以及枕颈融合固定术导致枕颈角发生变化和口咽通气道减小；咽喉部水肿，手术暴露3个以上的椎体、涉及C_2～C_4水平的手术，失血量超过300 mL，手术时间超过5小时以及术前存在脊髓功能障碍等。

80. 颈椎手术术后失明的原因是什么？如何预防？

原因：俯卧位时眼睛局部受压、低血容量、贫血、长时间手术、血栓、大量失血等导致的视神经缺血性病变均是颈椎手术术后失明的可能原因。预防：高危患者在摆放体位时，应头部平行或高于心脏水平，躯体保持在一个中立位置。术中维持生命体征的稳定并避免发生循环超负荷。如果术前预计到手术时间长并且出血量大，应用 Mayfield 头架可以有效地减少眼球的外部压力，俯卧位时防止眼睛的物理受压。

81. 颈椎术后硬膜外血肿的原因是什么？

硬膜外血肿形成是颈椎手术术后的少见并发症，其来源于硬膜外丰富的静脉丛，这些静脉丛广泛存在于硬膜外间隙。原因包括患者自身的凝血机制障碍；手术切除后纵韧带；术中止血不彻底、术后引流不畅等。

82. 颈椎术后颅内积气的原因是什么？如何处理？

颈椎手术颅内积气常见原因为手术打开硬脑膜后脑脊液外漏，脑脊液流出后导致脑组织塌陷，空气进入颅内。处理：少量的颅内积气可以慢慢自行吸收而不必处理，发展至颅内压过高的情况需要紧急行颅骨钻孔排除颅内积气。

83. 颈椎术后拔管失败有哪些表现？

拔管失败的原因多见于氧合不足、通气不足、气道分泌物清除障碍、气道不通畅。此时可能需要进行再次气管插管。

84. 颈椎术后高危拔管是指什么情况？

颈椎术后高危拔管是指气管拔管后可能出现氧合、通气或气道通畅性无法维持而需要重新建立气道，但气道建立又存在困难或无法完成的拔管称为高危拔管。

85. 颈椎术后高危拔管可选用的方法有哪些？

拔管前可利用气囊漏气试验、超声评估、纤维支气管镜及颈部影像学检查对气道及口咽腔软组织水肿情况进行评估。必要时可放置气道交换导管，使气道在需要时快速重建。拔管后改用喉罩气道，纤支镜或喉镜检查下拔管或插管，使用橡胶塑料探条＋阻塞器拔管，使用气管换管器等。

86. 困难气道术后气管拔管的漏气试验操作方法是什么？

呼吸机调至机控状态，设置容量控制的 A/C 模式，根据患者情况设置呼吸机参数，放完气囊全部气体，稳定后记录患者呼出潮气量大小，取其平均值。分析吸-呼潮气量差值，吸-呼潮气量的差值<110 mL，或(吸气潮气量－呼气潮气量)/吸气潮气量<15%，气囊漏气试验为阳性；反之为阴性。

87. 寰枢椎手术患者术后能否拔管的判断指征是什么？

除了患者的意识清醒、循环稳定，还需要评估气道是否通畅情况。可以利用气囊漏气试验、超声评估、纤维支气管镜及颈部影像学检查对气道及口咽腔软组织水肿情况进行评估判断气道及口腔咽喉部是否存在严重的水肿，必要时，可放置气道交换导管，使气道在需要时快速重建。对于术前咳嗽无力的患者，可能呼吸受到影响，拔管需要谨慎。

88. 寰枢椎脱位颈枕固定术后可能出现呼吸功能改变的原因是什么？

一方面，寰枢椎脱位患者由于脊髓受压迫，可能术前即合并呼吸功能的改变。若患者术前呼吸功能受损，呼吸费力及咳嗽无力则术后拔除气管导管存在困难可能，需长期机械通气，必要时需进行气管切开术。另一方面，手术解除脊髓压迫，也有可能导致短时间内再灌注损伤从而影响呼吸。

89. 寰枢椎脱位患者术中脑血管意外风险较高的原因是什么？

枕颈固定手术的枕部固定螺钉，有穿透颅骨损伤血管的可能性，由此可能导致颅内出血的不良事件。术中椎动脉出血及寰枢椎静脉丛出血，也使围术期缺血性脑血管事件概率增加。术中异常循环波动和术后苏醒延迟时，应考虑到颅内出血和椎动脉损伤导致脑梗死的可能性。

90. 常见颈椎前路手术开展 ERAS 方案时应注意哪些方面？

术前包括术前宣教，抗血栓治疗，营养评估，术前准备。术中应用神经电生理监测，规范手术室温度，呼吸器加温，保持呼吸道恒定温度和湿度，术中注意保护术野，减少体热散失；术中分离肌肉等软组织过程中尽量钝性分离；拉钩不要过度牵拉，定时放松，减少组织受压时间；注意硬膜保护，防止脑脊液漏。术后尽早拔管，尽早活动，早日经口进食；实行多模式镇痛，做到疼痛个体化治疗，促进术后各个器官及系统的恢复，减少并发症。

91. 颈椎前路与后路手术同期进行，围术期应注意哪些方面？

颈椎前后入路同期手术，手术大、出血多、体位特殊，其中最需要关注的是颈椎前后路手术术后喉头水肿、气道黏膜水肿的概率更高。如果术后患者出现声音嘶哑、呼吸困难，要考虑到喉头水肿、气道黏膜水肿的可能。

92. 颈椎后路手术气管导管固定方面有哪些注意事项？

颈椎后路手术患者处于俯卧位，体位变动时，要注意妥善固定气管导管。术中导管牵拉受力，特别是对于有长期吸烟史等分泌物增多的患者，口腔分泌物增多时有可能导致固定气管导管的胶布失去黏性，从而导致气管导管脱出。

93. 颈椎后路手术体位摆放时头部位置时有哪些注意事项？

手术体位摆放完成后要注意头部的位置，放置头部位置过低引起头面部静脉回流障碍，从而引起颅内压升高、眼压升高等。术后如发现面部肿胀或者球结膜水肿，要关注患者是否伴有视力变化。注意避免眼睛受压，术中定期查看。体位不当亦有可能导致脊髓受压增加。

94. 颈椎后路单开门手术术后出血的风险？

颈椎后路单开门椎管扩大成形术后失血，即显性失血，通常仅包括术中失血和术后引流。但实际上，对输血的需求与术中失血量并不一致，术后的血细胞比容往往低于外科医生的预期，或许这一现象可以成为隐性失血。主要原因是术中对软组织等的剥离、止血不充分以及术后毛细血管渗血、组织间隙扩大，导致循环血液不断流失到组织间隙、造成淤积。这些都可能引起术后血红蛋白进一步下降，甚至导致术后贫血等并发症发生。

95. 什么是颈椎后路手术后出现的 Tapia 综合征？

颈椎手术，尤其是颈椎后路手术，需要应用 Mayfield 头架固定头部，患者处于俯卧位，适度屈颈，一方面容易造成迷走神经、舌下神经的牵拉；另一方面颈部屈曲位时易导致气管导管弯曲和位置偏移，从而引起对咽部侧壁、后壁的压迫，进而压迫迷走神经、舌下神经，出现 Tapia 综合征，通常为单侧，表现为声音嘶哑、吞咽困难、构音障碍、伸舌偏移、患侧舌体萎缩、声带麻痹等。

96. 颈椎手术术后腰大池引流的目的及注意事项是什么？

目的：缓解控制低颅压症状、促进颈部伤口愈合、预防颅内感染降低伤口不愈合率，预防及治疗颅内感染。可以通过调节引流瓶高度控制引流速度，理想的引流速度应控制在每分钟 2～5 滴，24 小时引流量 150～250 mL。注意穿刺后 12 小时去枕平卧，监测患者引流情况。

（徐懋）

第二节　胸腰骶椎手术的麻醉

97. 腰椎间盘突出症的定义是什么？

腰椎间盘突出症是指腰椎间盘发生退行性改变以后，在外力作用下，纤维环部分或全部破裂，单独或者连同髓核、软骨终板向外突出，刺激或压迫窦-椎神经和神经根引起的以腰腿痛为主要症状的一种病变。腰椎间盘突出症是骨科的常见病和多发病，是引起腰腿痛的最常见病因。

98. 胸腰椎间盘突出症的常见病因有哪些？

胸椎间盘突出症，与创伤密切相关，创伤因素包括脊柱的旋转扭曲或搬重物时受到的损伤。腰椎间盘突出症，椎间盘病变是根本原因，包括积累损伤、妊娠、遗传因素、发育异常等。

99. 胸腰椎间盘突出症的分型和病理有哪些？

胸椎间盘突出症根据突出的部位可分为中央型、旁中央型、外侧型和硬膜内型。中央型突出以脊髓损害为主，而外侧型突出多表现为根性刺激症状，硬膜内型突出罕见；腰椎间盘突出症可分为膨出型、突出型、脱出型、游离型和 Schmorl 结节。

100. 胸腰椎间盘突出症有哪些症状和体征？

胸椎间盘突出症：① 症状：疼痛，感觉障碍，肌力减退或括约肌功能障碍；② 体征：发病早期往往缺乏阳性体征，可仅变现为轻微的皮肤感觉障碍。腰椎间盘突出症：① 症状：腰痛，坐骨神经痛，马尾综合征；② 体征：腰椎侧弯，腰部活动受限，压痛及骶棘肌痉挛；神经系统感觉异常，肌力下降，反射异常，支腿抬高试验及加强试验阳性。

101. 胸腰椎间盘突出症需要做哪些检查确诊？

检查包括X线平片、造影检查、CT、MRI等。

102. 胸腰椎间盘突出症如何诊断？

典型的胸腰椎间盘突出症患者，根据病史、症状、体征以及在X线平片上相应的节段有椎间盘退行性改变者即可做出初步诊断，结合X线、胸腰椎CT、MRI等方法，能准确做出病变间隙、突出方向、突出物大小、神经受压情况的诊断。但在诊断过程中一定要重视两点：一是如何合理应用影像学检查来明确诊断；二是临床症状、体征以及影像学结果三者要相互符合，否则诊断无法成立。

103. 胸腰椎间盘突出症有哪些治疗方法？

胸椎间盘突出症：① 非手术治疗：对于无常束体征和无严重神经损害的患者可以采用非手术治疗。② 手术治疗：手术治疗指征包括以脊髓损害为主要临床表现者或早期症状较轻但经系统非手术治疗无效者。腰椎间盘突出症：① 非手术治疗：卧床休息，非甾体类药物，牵引疗法，理疗；② 手术方法：传统开放手术，显微外科腰椎间盘摘除术，微创椎间盘摘除术，人工椎间盘置换术。

104. 如何预防胸腰椎间盘突出症？

① 保持良好坐站姿；② 避免长期弯腰负重动作；③ 睡硬板床；④ 注意休息，避免久坐久站；⑤ 注意保暖，防止腰部受凉；⑥ 适当锻炼增强腰背肌强度；⑦ 弯腰提取重物时，最好采用屈髋、屈膝下蹲方式，减少对腰椎间盘的压力。

105. 胸腰椎管狭窄的定义是什么？

胸椎管狭窄是指由胸椎椎管内韧带肥厚与骨化、椎间盘退变突出，椎体后缘骨赘及小关节增生及椎管发育狭窄等原因，而导致胸椎管或神经根管狭窄，引起相应平面的脊髓、神经根受压的疾病。腰椎管狭窄症是一种临床综合征，是指导致腰椎管狭窄的独立临床疾病以外的任何原因引起的椎管、神经根管和椎间孔等的任何形式的狭窄，并引起马尾神经或神经受压的综合征。

106. 胸腰椎管狭窄的常见病因有哪些？

胸椎管狭窄：最常见的引起胸椎管狭窄症的病因包括黄韧带骨化、胸椎间盘突出和后纵韧带骨化。腰椎管狭窄：病因主要包括发育性、退行性、脊柱滑脱性、外伤性、医源性及腰椎的各种炎症。

107. 腰椎管狭窄有哪些分型？

解剖学分型：中央椎管狭窄；神经根管狭窄；侧隐窝狭窄。病因学分型：① 原发性：特发性、先天性软骨发育不良；② 继发性：退变、后纵韧带/黄韧带骨化、内分泌或代谢、感染、风湿、肿瘤和医源性等。以临床为基础的分型：① 典型：患者既往无腰椎手术史、无腰椎不稳、<Ⅰ度的退变性滑脱和<20°的退变性侧弯；② 复杂型：有腰椎手术史、存在腰椎不稳、存在>Ⅰ度的退变性滑脱和>20°的退变性侧弯。

108. 胸椎管狭窄有哪些临床表现？

胸椎管狭窄：主要表现为脊髓受压的一系列上运动神经元受损临床表现，隐匿起病，逐渐加重，可出现脊髓源性间歇性跛行。随病情进展逐渐加重。

109. 腰椎管狭窄有哪些临床表现？

① 下腰痛；② 马尾神经压迫症：鞍区感觉异常及括约肌功能障碍，甚至大小便及性生活障碍；③ 间歇性跛行：患者直立或行走时，下肢有逐渐加重的沉重感、疼痛、麻木、乏力等不同的感觉，以至于不得不改变姿势或停止行走；④ 神经根压迫症状；⑤ 运动障碍多在感觉障碍之后出现，表现为四肢无力，僵硬不灵活。大多数从下肢无力、沉重、脚落地似踩棉花感开始，重者站立步态不稳，逐渐加重出现四肢瘫痪。

110. 胸腰椎管狭窄需要做哪些检查？

检查包括X线平片、胸腰椎CT、MRI等。

111. 腰椎管狭窄如何诊断？

根据详细病史、典型的临床症状和体征，结合影像学表现，本病诊断并不困难，其中最具诊断价值的症状为间歇性跛行的鉴别。腰椎管狭窄的间歇性跛行称为神经源性间歇性跛行，此外，由于脊髓压迫引起，以下肢无力为主要表现，称为脊髓源性间歇性跛行，代表疾病有脊髓型颈椎病、胸椎管狭窄症、椎管内肿瘤等；由于下肢动脉供血不足导致，称为血管源性间歇性跛行，代表疾病为血栓闭塞性脉管炎。

112. 腰椎管狭窄可以家庭日常治疗吗？

对于单纯表现为胸壁或腹壁疼痛或胸脊髓损害症状较轻者，可以短期试行保守治疗，但治疗期间必须保持密切随访。通常退变性腰椎管狭窄症在确诊后首选非手术治疗，非手术治疗虽然不能在解剖层面上改变椎管空间和神经的关系，但是可以消除或减轻神经根、马尾神经、硬膜及硬膜以外组织的炎症反应和水肿，从而减轻或缓解症状。目前常用的非手术治疗方法包括物理治疗、药物治疗和侵入性非手术治疗。

113. 腰椎管狭窄需要手术吗？

手术适应证包括：① 手术治疗不能控制且不能耐受的严重下肢疼痛伴或不伴腰痛；② 持续的下肢症状、进行性间歇性跛行经过 2～3 个月非手术治疗无明显效果；③ 严重神经压迫和进行性神经功能丧失；④ 马尾神经综合征者应考虑手术治疗，同时症状、体征和影像学检查应相一致。单纯的影像学检查结果不能作为判断是否手术的标准，也并非所有非手术治疗失败的病例都需要接受手术，只有患者不能耐受才考虑手术。

114. 腰椎管狭窄的治疗方法有哪些？

① 非手术治疗。物理治疗：休息，推拿按摩和针灸，有氧运动和姿势锻炼，制动，心理治疗；药物治疗：非甾体抗炎药，肌肉松弛药，麻醉性镇痛药，抗抑郁药；侵入性非手术治疗：硬膜外激素注射；② 手术治疗。椎板减压术，如全椎板切除术，半椎板切除术，椎板间开窗术等；腰椎融合与内固定。

115. 胸腰椎骨折的定义是什么？

胸腰椎骨折是指由于外力造成胸腰椎骨质连续性的破坏。是最常见的脊柱损伤。在青壮年患者中，高能量损伤是其主要致伤因素，如车祸和高处坠落伤。老年患者由于本身存在骨质疏松，致伤因素多为低暴力损伤，如滑倒和跌倒。

116. 胸腰椎骨折的流行病学特点有哪些？

胸腰段（T_{11}～L_2）脊柱骨折脱位是最常见的脊柱损伤。约有 50％的椎体骨折和40%的脊髓损伤发生于 T_{11}～L_2 节段。与大多数脊柱创伤一样，大多数胸腰椎骨折发生在青壮年男性患者中，高能损伤是其主要致伤因素，占65%以上。随着工业技术的发展，特别是汽车工业的迅速发展，交通事故中高能量损伤所致的胸腰椎骨折脱位的发生率呈直线上升趋势。老年患者的损伤因素主要为低能量损伤，约60%为跌倒造成。15%～20%胸腰段骨折脱位患者合并神经功能损伤。

117. 脊柱创伤患者病理变化有哪些？

① 脊髓震荡：脊髓受到强烈震荡后发生超限抑制，脊髓功能处于停滞状态；② 不完全性脊髓损伤：伤后3小时灰质内出血较少，白质无改变；伤后6～10小时，出血灶扩大，神经组织水肿，24～48小时以后逐渐消退；③ 完全性脊髓损伤：伤后3小时脊髓灰质内多灶性出血，白质尚正常；6小时灰质内出血增多，白质水肿；12小时后白质内出现出血灶，神经轴索开始退变；24小时灰质中心出现坏死，白质中多处轴索退变；48小时灰质中心软化，白质退变。

118. 胸腰椎骨折的有哪些临床表现？

主要临床表现：① 局部疼痛；② 站立及翻身困难；③ 腹膜后血肿刺激腹腔神经丛，使肠蠕动减慢，常出现腹痛、腹胀，甚至肠麻痹症状；④ 如有瘫痪，则表现为四肢或双下肢感觉运动障碍。

119. 胸腰椎骨折需要做哪些检查确诊？

检查包括X线平片、胸腰椎CT、MRI等。

120. 胸腰椎骨折如何治疗？

① 保守治疗：是胸腰椎骨折的一种基本治疗方法，主要方法是支具外固定或者卧床休息治疗。休息一段时间，至全身症状缓解，接着应用支具固定10～12周，并逐步进行功能锻炼。② 手术治疗：胸腰椎骨折出现不完全性神经功能障碍且有明显神经受压的影像学表现时应选择手术治疗。

121. 胸腰椎骨折的急救措施有哪些？

① 快速对伤情做出初步估计：包括生命体征测定、神志状态、受伤部位检查等，呕吐者迅速予以清除口腔、呼吸道异物，保持呼吸道通畅。② 正确搬运患者：采用担架、木板或门框运送。先时伤员双下肢伸直，担架防止伤员一侧，搬运人员

用手将伤员平拖至担架上；或采用滚动法，使伤员保持平直状态，成一整体滚动至担架上。转送伤员转送途中，注意保持患者脊柱平直和肢体位置不变。

122. 胸腰椎骨折的预后康复措施有哪些？

早期都需要卧床休息，没有明显疼痛后就可以进行下肢的屈身锻炼，预防关节僵硬、下肢静脉血栓形成。早期可以进行下肢支腿抬高训练，预防下肢肌肉萎缩、腰部软组织粘连。腰部进行物理治疗，如红外线照射、电磁治疗或按摩治疗，缓解肌肉僵硬，促进血液循环。待骨折稳定后可卧床进行腰部肌肉功能锻炼，如平卧时抬起头部、进行“小燕飞”或平板支撑，增加腰椎稳定性；要在支具保护下早期下地活动，避免长时间卧床引起肺部感染等并发症。

123. 胸腰椎退行性变的定义是什么？

胸腰椎退行性变是指因年龄因素或是长期劳损，引发胸腰椎椎体出现骨质增生，椎间隙狭窄或椎体失稳等情况。

124. 胸腰椎退行性变的常见病因有哪些？

胸腰椎退行性变多由于久坐弯腰重体力劳动、坐姿不当或寒冷刺激，以及外伤等因素引起，可表现为生理曲度消失、椎间隙狭窄、椎体骨质增生等。由于胸腰椎长时间的处于异常的应力结构，容易加重曲度变化，导致局部钙盐异常沉积，形成骨质增生或者韧带钙化，影响到邻近结构时，会出现相应临床表现。

125. 胸腰椎退行性变有哪些临床表现？

胸腰椎退行性变会导致胸腰椎中间部位有明显的疼痛及压痛。特别是在弯腰活动时，疼痛会有明显的加重。如退化导致椎管内脊髓损伤，还可导致患者双下肢麻木，疼痛和无力等。严重时，还可出现双下肢迟发性的瘫痪。

126. 胸腰椎退行性变需做哪些检查确诊？

常规检测包括 X 线片、胸腰椎 CT、胸腰椎 MRI、胸腰部和下肢体格检查。

127. 胸腰椎退行性变的有哪些治疗方法？

根据胸腰椎的退行性变的严重程度可采取不同的治疗方案，包括随访、保守治疗及手术治疗。如无症状，可以不治疗；症状较轻时，可先保守治疗，比如下肢牵引，腰部支具；退行性变导致胸腰椎间盘突出、胸腰椎管狭窄，如果症状严重，影响生活，可采用手术治疗。

128. 胸腰椎退行性变如何预防？

首先需要改变生活习惯，避免久站久坐。可适当进行运动，避免长时间负重，避免过度劳累，可进行腰背肌锻炼，增强自身脊柱的稳定性。

129. 腰椎滑脱症的定义是什么？

腰椎滑脱症是指腰椎相邻两椎体发生了相对滑移，即某椎体相对于其邻近的下位椎体产生了滑移，方向可以是向前、向后或者侧方。

130. 腰椎滑脱症的流行病学特点有哪些？

腰椎滑脱的发病率因种族和地区而异，发病率在欧洲为4%～6%，我国为4.7%～5%。其中峡部崩裂引起的滑脱约占15%，退行性腰椎滑脱约占35%。我国腰椎滑脱的发病年龄以20～50岁较多，占85%；男女比例约为29∶1。腰椎滑脱常见的部位是L_4～L_5及L_5～S_1，其中L_5椎体发生率为82%～90%。

131. 腰椎滑脱症的常见病因有哪些？

① 由于解剖因素，下腰椎承受应力较大，腰椎弓根峡部所受应力较大，反复的受力使峡部发生疲劳骨折，峡部发育异常、薄弱及该处承受剪切力等，即可引起峡部崩裂，使椎体不稳而向前移位。② 肥胖体型，重量增加使腰椎前突，引起椎间关节囊与前后纵韧带松弛。③ 退行性改变，尤其是椎间盘的退行性变，关节突关节高度降低，使前纵韧带和后纵韧带松弛，使椎间高度下降，椎体发生移位。

132. 腰椎滑脱症的常见诱发因素有哪些？

急性外伤、先天性遗传因素、疲劳骨折或慢性劳损、病理性骨折、肿瘤或炎症。

133. 腰椎滑脱症有哪些临床表现？

并非所有的腰椎滑脱都有临床症状，除与脊柱周围结构的代偿能力有关外，还取决于继发损害的程度，如关节突增生、椎管狭窄、马尾及神经根的受压等。腰椎滑脱的主要症状包括以下几个方面：腰骶疼痛，坐骨神经受累，间歇性跛行及马尾神经受牵拉或受压迫症状。

134. 腰椎滑脱症需要做哪些检查确诊？

常用检查包括X线片、MRI、脊髓造影及腰椎CT、椎管造影等。

135. 腰椎滑脱症有哪些治疗方法？

① 非手术疗法：休息理疗、腰背肌锻炼、腰围或支具、对症处理等。经规范化保守治疗后，大多数患者症状能够缓解。② 手术治疗：减压、复位、融合（经前路融合术、经后路融合术、前后联合手术、经椎间孔入路术）、内固定等，以稳定脊柱。

136. 腰椎不稳定的定义是什么？

腰椎不稳定是指腰椎相邻两关节活动异常，如果两个腰椎椎体之间的角度大于11°，或者前后之间的位移超过5 mm，称为腰椎不稳定，以L_4～L_5和L_5～S_1较常见。

137. 腰椎不稳定的常见病因有哪些？

常见因素包括退变因素、医源性原因、内分泌异常因素；其他原因如家族遗传性、代谢性、肥胖体型、神经源性及精神因素等。

138. 腰椎不稳定有哪些临床表现？

腰椎不稳定主要表现为反复下腰痛，合并坐骨神经痛，可能伴随神经体征等。因此，腰椎不稳，容易产生腰痛、活动受限等症状。随着疾病发展，如果上节腰椎的椎体向前继续移位，就容易出现腰椎滑脱。

139. 腰椎不稳定需要做哪些检查确诊？

检查包括常规腰椎X线平片、动力性摄片、胸腰椎CT和MRI。

140. 腰椎不稳定有哪些治疗方法？

腰椎不稳的治疗分为保守治疗和手术治疗。保守治疗是治疗腰椎不稳的重要手段。首先，患者应注重腰背肌练功，运动应持之以恒；其次，患者应通过佩戴腰围制动，限制腰部异常活动；第三，肥胖患者应适当减肥，而太瘦的患者则应恢复标准体重，否则无法维持脊柱平衡，稳定腰椎；最后，患者还可以选择能调节腰椎稳定的理疗方法进行治疗。如保守治疗无法缓解，可选择手术治疗，以稳定脊柱。

141. 腰椎不稳定有哪些预防方法?

对于青少年,需要适当地进行参加体育运动,比如慢跑、晨起锻炼以及游泳,还可以增加一些增强腰背部肌肉力量的动作,都有助于预防腰椎不稳。对于中老年,适当参加一些运动比如游泳、散步、太极拳,这些运动也有助于预防腰椎的不稳,也要适当保证饮食均衡营养,比如多食用一些牛羊肉等,还可增加一些保健类的食品,如复合维生素及优质蛋白粉。

142. 韧带骨化症的定义是什么?

韧带骨化症主要是韧带部位在损伤或者长时间受到反复牵拉以后,引起韧带水肿、痉挛。后期会导致韧带僵硬,并且严重以后导致韧带的硬度逐渐增加,从而造成韧带骨化(韧带部位出现明显的硬度增加、密度增高,与骨质出现相同的密度)。

143. 韧带骨化症的流行病学特点有哪些?

韧带骨化症在各人种间均有报道,好发于东亚,以中国、韩国和日本为主。在既往报道的病例中,黄种人约占 88.8%,白种人为 8.2%。韧带骨化症男女发病比例约为 3∶2,平均发病年龄为 61 岁,好发阶段为 $T_9 \sim T_{10}$。

144. 黄韧带骨化症有哪些临床表现?

在早期,椎管矢状径较宽者可无任何症状,但椎管矢状径发育性狭小者则易出现脊髓受压征。表现为:感觉障碍最早出现,其严重程度与范围与病变程度及病程成正比,与椎管矢状径大小成反比;2~3 个月后出现运动障碍,以下肢肌张力增高、易跌倒无力及持物易落等为早发症状;而椎节局部症状常不明显,少数病例可有颈痛或胸、腰部痛,且可伴有活动受限和伸仰时诱发或加重麻木等感觉障碍症状。

145. 黄韧带骨化症需要做哪些检查确诊?

检查包括 X 线平片及断层摄影、胸腰椎 CT、MRI、脊髓造影、椎间盘造影、EMG 检查。

146. 黄韧带骨化症有哪些治疗方法?

可采取以下的措施:① 充分的功能锻炼;② 使用一些非甾体的药物,如尼美舒利、布洛芬等，该类药物在消炎止痛的同时，还有防止骨化继续扩大的作用；③ 针对一些特别严重的骨化或者是骨质增生，需要采取手术治疗的方式，比如通过手术来做局部的松解或者是切除增生的骨赘。

147. 脊柱畸形的定义是什么？

脊柱的冠状位、矢状位或轴向位偏离正常位置，发生形态上异常的表现，称为脊柱畸形。

148. 脊柱畸形有哪些类型？

根据位置可以分为颈椎、胸椎、腰椎畸形；根据形态学可以分为前凸、侧凸和后凸畸形；根据病因可以分为特发性、先天性、神经肌肉型、间质性和创伤性。

149. 脊柱畸形有哪些临床表现？

从外形上，侧弯可以产生背部隆起畸形，产生“剃刀背”畸形，有的甚至产生“漏斗胸”或“鸡胸”畸形，同时合并这种背部畸形，可以伴随双侧肩关节不平衡或者骨盆不平衡，以及双下肢不等长；后凸畸形，尤其是胸椎结核性后凸畸形，可以引起患者明显局部畸形，身高减少；同时对于脊柱骨结构本身发育不良的患者，可以伴发脑脊膜膨出，隐形脊柱裂等神经发育异常的表现。

150. 脊柱畸形需要做哪些检查确诊？

检查包括体格检查、全脊柱 X 线片、CT 检查和 MRI。

151. 脊柱畸形有哪些治疗方法？

脊柱畸形的治疗方法分为两种，一是保守治疗，二是手术治疗。绝大部分通过保守治疗就能够使病情得到控制、稳定，保守治疗包括辅助的支具治疗，另外就是加强腰背肌的锻炼。手术治疗应结合脊柱侧凸角度，如果脊柱侧凸的角度小于 20°，可引导其进行功能锻炼，如向上引导身体、游泳等；如果畸形角度在 20°～40°，可采用支架固定；如果脊柱畸形的角度大于 40°，需要外科手术来矫正脊柱畸形和稳定脊柱。

152. 脊柱结核的定义是什么？

脊柱结核是最常见的骨结核，常继发于肺结核，是由于循环障碍及结核杆菌感染引起的椎体病变，可出现骨质破坏、坏死、干酪样改变、脓肿形成，病变进一步发展可导致畸形或截瘫。

153. 脊柱结核的流行病学特点有哪些？

脊柱结核可发病于任何年龄，以 25 岁以上的青壮年和 15 岁以下儿童多见。随着人口老龄化，老年结核患者也逐渐增多。通过飞沫传播，结核病患者主要通过咳嗽、喷嚏、大笑、谈话等方式把含有结核分枝杆菌的微滴排到空气中而传播，正常人接触到这些结核杆菌而感染。随着我国防治工作的进行，我国脊柱结核的发病率正在下降。

154. 脊柱结核的常见病因有哪些？

脊柱结核是由结核杆菌感染引起的，有结核接触史、免疫力低下者、不良生活习惯者也容易诱发脊柱结核。基本病因为感染结核分枝杆，常继发于肺结核。诱发因素包括有结核接触史，既往感染过结核、有结核家族遗传史、结核高发地区移居者是结核病的高发人群，也容易诱发脊柱结核；免疫力低下，长期营养不良、使用免疫抑制剂、患有糖尿病等全身性疾病可导致免疫力下降，易感染结核杆菌，增加患脊柱结核的风险。

155. 脊柱结核有哪些类型？

根据病变部位可分为椎体结核和椎弓结核 2 种。椎体结核包括以下 3 种类型，椎体中心型结核：病灶位于椎体中心部，常见于儿童，主要特征为骨质破坏，椎体被压成楔形；椎体边缘型结核：也称骨骺型，常见于成人，以溶骨性破坏为主，椎体上、下边缘的结核易侵犯椎间盘；椎间盘结核表现为受累的椎间隙狭窄及椎旁脓肿，较少见。椎弓结核继发于椎体结核或与椎体结核同时并存，孤立性椎弓结核少见。

156. 脊柱结核有哪些临床表现？

脊柱结核典型的临床表现为体重下降、全身不适感、盗汗等全身中毒症状，以及疼痛、脊柱活动受限、姿势异常、局部畸形、窦道及脊髓压迫等局部症状。早期可无症状，随着病情进展，出现食欲减退、全身不适、乏力、盗汗、体重下降、贫血等全身中毒症状，间歇发热，少数可达 39℃。部分患者无全身症状，仅出现患部周围钝痛或放射性疼痛。局部症状包括疼痛、窦道、脊髓压迫症或伴有神经功能障碍等。

157. 脊柱结核需要做哪些检查确诊?

查体局部可有压痛或叩击痛,实验室检查项目包括红细胞沉降率、结核菌素实验、C 反应蛋白、细菌培养等;影像学检查包括 X 线平片、胸腰椎 CT、超声及 MRI 检查,影像学检查是诊断脊柱结核准确、快速的方法。

158. 脊柱结核有哪些治疗方法?

脊柱结核治疗的目的是彻底清除病灶、充分的脊髓或马尾神经减压、重建脊柱稳定性、矫正脊柱畸形,以抗结核治疗和手术治疗为主。一般治疗主要包括对症及抗结核药物治疗,一般采用多种抗结核药物联合应用,全疗程为 6～18 个月,常用的药物为异烟肼、利福平、吡嗪酰胺、链霉素、乙胺丁醇。抗结核药物治疗要遵循早期、联合、适量、全程、规律的原则。手术治疗包括一般开放手术和微创手术治疗,主要原则为病灶清除、植骨、经椎弓根固定等。

159. 脊柱手术的常见融合手术类型有哪些?

脊柱手术的三大原则包括减压、固定和融合。腰椎椎体间融合(LIF)的手术方式包括:经后路腰椎椎体间融合术(PLIF)、经椎间孔腰椎椎体间融合术(TLIF)、微创经椎间孔腰椎椎体间融合术(MIS－TLIF)、斜向腰椎椎体间融合术/前部腰肌融合术(OLIF/ATP)、经外侧腰椎椎体间融合术(LLIF)和经前路腰椎椎体间融合术(ALIF)。

160. 脊柱手术术前评估有哪些注意事项?

因为手术时常常要放置特殊的体位,术中有空气栓塞、呼吸功能受限等情况出现,麻醉前应当对心肺功能等做出评估,完善手术前的各项准备工作;手术创伤大时,失血多,尤其是骨面渗血或椎管内出血很难控制;如患者长期卧床,应注意防止下肢静脉血栓的形成,造成血栓栓塞;合并截瘫的患者呼吸受累时,术后可能无法拔除气管导管;对于较大的手术,如侧弯矫形等手术,患者本身合并肺功能障碍,术中出血量较多,术前应重点评估。

161. 脊柱手术的快速康复措施包括哪些?

脊柱手术的快速康复是基于循证医学证据而采用的一系列围术期优化措施,以减少围术期生理及心理创伤应激,减少并发症,达到加速康复的目的。措施包括术前宣教、术前评估和管理、抗菌药物使用与准备、麻醉、手术技术、激素应用、围术期血液管理、围术期输液管理、疼痛管理、血栓预防、术后消化道管理、切口引流管管理、尿管管理、术后康复锻炼及出院后管理。

162. 麻醉医师如何配合完成俯卧位的摆放?

摆放体位是手术医师、麻醉医师和手术室护士共同的责任。脊柱手术多于俯卧位完成,护士会提前准备体位垫、体位架等协助体位摆放,避免一些压迫性损伤。除了俯卧位相关性神经损伤和压疮外,麻醉医师在体位摆放时更多关注点是原发病和气道通畅情况,原发病主要是脊椎骨折,体位摆放不慎可能加重原发病,造成脊髓损伤。其次,俯卧位摆放后可能造成气管导管打折,喉罩对位不良致气道不畅,应及时纠正。另外,注意动静脉穿刺导管勿脱落。

163. 俯卧位对呼吸和循环有哪些影响?

俯卧位时,心脏指数会降低,归因于静脉回流减少和胸内压升高导致左心室顺应性降低。俯卧位腹部受压可导致腔静脉受压、静脉回流减少,导致低血压、静脉淤滞和硬膜外静脉丛压力增加。俯卧折刀姿势下垂的腿会导致静脉淤积,从而导致低血压。从呼吸力学角度来说,俯卧位时胸膜腔内压和气道阻力增加,肺动态顺应性降低。合理的呼吸和循环管理对于减轻体位因素造成的病理生理改变至关重要。

164. 俯卧位的气道管理有哪些注意事项?用喉罩安全吗?

俯卧位摆放时应谨慎气管导管阻塞、打折、松脱或意外拔管,加强人工气道的管理,测量记录气管插管的插入深度,观察体位改变时是否引起牵拉、扭曲。俯卧位时胸廓受压,谨防造成通气效果不佳。关于喉罩的使用,多数研究结果均证实其用于俯卧位手术是安全有效的。为了避免气道不良事件的发生,使用前可先行气道评估,如有困难气道特征或潜在喉罩对位不良的因素,应谨慎使用。对于手术时间长,出血量多的手术可采用气管插管。

165. 截瘫或长期卧床的患者有哪些注意事项?

截瘫患者常并存血钾升高,应避免用琥珀胆碱;高位截瘫患者体温调节功能低下,应注意人工调节;脊髓损伤的麻醉处理除了自主反射亢进外,可能伴发有尿路感染、深静脉血栓、肺栓塞、消化道出血、电解质紊乱等。了解截瘫是否累及呼吸肌,明确术后能否拔除气管导管或需进一步呼吸支持。长期卧床者应激能力都发生显著变化，心功能下降，副交感神经的张力相对大，血流相对缓慢。术前完善检查，谨慎血栓栓塞风险。

166. 脊柱侧凸对患者肺功能有何影响?

脊柱侧凸畸形对肺功能的影响是不言而喻的。由于胸腔骨性结构的改变，使胸腔容积缩小，肺实质受到压迫，气道也常弯曲受压。另外，胸腔骨性结构的改变常导致呼吸肌发育较差，收缩力减弱，膈肌活动幅度减小，导致通气功能的机械力学改变。这些病理改变均可导致脊柱侧凸患者的通气障碍。对于早发性脊柱侧凸患者，脊柱畸形甚至可影响患者的肺脏发育，引起肺换气障碍。

167. 脊柱畸形手术如何做好容量管理和治疗?

低体重患者全身血容量小，椎体截骨矫形术中可短时间大量出血，导致容量管理、液体治疗难度增加。术中应做好容量的监测和治疗。麻醉诱导前可行动、静脉穿刺置管，监测有创动脉压和中心静脉压，指导补液。如有条件，可采用目标导向液体治疗，根据每搏量变异度和心排量实施液体治疗。输液加温有助于患者的体温保护，动脉血气分析有助于明确患者的内环境和血红蛋白浓度，止血药物有利于降低出血。

168. 如何做好脊柱矫形术的疼痛管理?

脊柱矫形手术，创伤大，时间长，术后疼痛剧烈。多模式镇痛在达到良好的镇痛效果的同时可降低阿片类药物用量。常用的镇痛药包括非甾体抗炎药、阿片类药物及局部麻醉药。常用的给药方式包括患者自控镇痛、硬膜外镇痛、鞘内注射及预先镇痛。围术期镇痛方案包括：单一药物镇痛方案，非甾体抗炎药＋阿片类药物，局部麻醉药＋非甾体抗炎药＋阿片类药物，局部麻醉药＋阿片类药物等。

169. 脊柱手术有哪些血液保护措施?

常见的血液保护措施主要包括：① 严格掌握输血适应证：严格掌握输血适应证，杜绝不必要的输血，既有利于保护患者，又有利于节约用血。② 减少失血：减少手术中不必要的出血是减少异体输血的关键措施。完善彻底的外科止血是减少手术失血的关键。局部应用止血药物、术中控制性低血压等均为有效减少术中失血的综合措施之一。微创外科手术能够显著减少出血。③ 自身输血：贮血式自身输血、急性等容血液稀释及回收式自身输血。

170. 脊柱手术术中神经电生理监测是什么？麻醉需要注意哪些？

术中神经电生理监测是在手术过程中连续监测神经功能的一项技术，在脊柱外科用以识别和减少术中可能发生的脊髓及神经根损伤。主要监测目的包括：反馈术中神经功能完整性的变化情况；采取措施以避免不可逆的损害；降低术后神经功能缺损的风险。监测过程中应保证合适的麻醉深度，避免使用肌肉松弛药。

171. 脊柱手术术后失明或视力低下是怎么回事？

术后失明和视力低下是罕见且严重的术后并发症，常发生于俯卧位脊柱手术后，可发生于单眼或双眼，临床表现为视力减退、视野缺损，甚至失明。由于大多数患者术前没有眼部疾病，术后发生视力障碍常难以接受。诸多因素均与该并发症有关，包括大失血、低血压、眼球受压、俯卧位、麻醉时间、全身性因素、头颈部静脉回流障碍、缺血性视神经病变及视网膜中央动脉闭塞等。但确切的病因尚不清楚，缺乏有效的治疗方法且预后极差。

172. 脊柱翻修手术的麻醉注意事项？

脊柱翻修属于复杂脊柱手术之一，除俯卧位对循环和呼吸力学的影响外，麻醉的关注点一方面是术中出血多；另一方面是手术创伤大，术后疼痛剧烈。可于术前开放两条外周静脉通路或行中心静脉置管，必要时可行容量监测，或采用目标导向液体治疗。止血药物有利于降低出血，血气分析有助于明确血红蛋白浓度和内环境，同时做好体温保护措施；对于手术创伤造成术后疼痛，可采用多模式镇痛的方法，切口浸润是很好的选择。

173. 骶管囊肿包括哪些病变？

骶管囊肿是骶管内囊性病变的总称，包括神经束膜囊肿、脊膜囊肿、脊膜憩室、蛛网膜囊肿等多种类型。骶管囊肿发病率较高，是临床的常见疾病。尽管大部分骶管囊肿没有明显的临床症状，但部分患者存在足以影响生活、工作的不适表现，称为症状性骶管囊肿。

174. 骶管囊肿分为哪些类型？

骶管囊肿的分型目前尚无统一标准，Nabors 椎管囊肿分型方式得到比较广泛的认可，它将椎管囊肿分为 3 型：Ⅰ型为硬膜外无神经根纤维脊膜囊肿，Ⅱ型为硬膜外含神经根纤维脊膜囊肿，Ⅲ型为硬脊膜下囊肿。国内学者据此分型建议将骶管囊肿分为单纯型和神经根型两型，单纯型的囊壁和囊腔均无神经根纤维；而神经根型的囊壁或囊腔内有神经根纤维穿行，即 Tarlov 囊肿。

175. 什么导致的骶管囊肿？

① Tarlov 囊肿在埃当综合征、马方综合征等先天性疾病以及部分家族中高发，提示与先天发育异常有关。② 后天的创伤、炎症及退行性变可导致局部静脉回流障碍，诱发囊肿形成。当脑脊液的静水压力增高时，如咳嗽等，促使脑脊液流至神经束膜与神经内膜之间的潜在腔隙。由于神经束膜下腔与蛛网膜下腔之间的不自由相通，会在交界处形成一个单向活瓣，限制脑脊液回流至蛛网膜下腔，囊肿逐渐形成。

176. 骶管囊肿有什么临床表现？

大部分骶管囊肿没有明显的临床症状，但 10%～20%的患者会出现臀部、马鞍区以及下肢疼痛、麻木、肌力下降，严重者会出现大、小便以及性功能障碍，称为症状性骶管囊肿。骶管囊肿导致症状的主要原因为：囊肿对载囊神经根和(或)周围的神经根造成压迫、牵拉、扭转，从而产生临床症状。同时，由于囊肿侵蚀骶骨，使骨膜上的感受器敏感性增强，也是产生临床症状的原因之一。

177. 骶管囊肿的诊断标准是什么？

症状性骶管囊肿占所有骶管囊肿的一小部分，临床诊断需慎重。只有当临床症状、体征与影像学表现、神经电生理、尿动力学等辅助检查结果相符合时，才可确诊为症状性骶管囊肿。此外，由于患者的临床症状、体征与腰椎间盘突出症、腰椎管狭窄、腰椎体滑脱、腰肌劳损、马尾神经综合征、骶管内神经病变以及盆腔、泌尿系统、妇科系统等相关疾病相似，还需谨慎进行鉴别诊断。

178. 骶管囊肿的治疗方法有哪些？

对无症状的骶管囊肿患者，予以随访观察；对症状性骶管囊肿患者，需视病情轻重和患者意愿选择不同的治疗方式，大体分为保守治疗、介入治疗和手术干预 3 种方式。保守治疗主要包括止痛药、非甾体抗炎药、激素及物理疗法等。除少数有严重神经功能障碍的患者外，对首次就诊的症状性骶管囊肿患者先行适当的保守治疗。介入治疗主要包括在 CT 引导下经皮单纯囊肿穿刺抽吸和抽吸后注射纤维蛋白胶两种方式。

179. 骶管囊肿的手术方式有哪几种?

骶管囊肿手术方式包括：囊壁部分切除神经根袖套成形术，针对 Tarlov 囊肿，治疗的核心是对神经根袖套脑脊液漏口的处理，自体脂肪/肌肉-蛋白胶囊肿显微填塞术，通过骨窗找到神经根及袖套漏口，吸尽囊液后将自体脂肪或肌肉组织分块填入，再注入纤维蛋白胶进行粘合并自然填满囊腔，放置小块贴敷式人工硬膜以防脑脊液漏及粘连；其他手术方式，如囊肿切除漏口结扎术、囊肿分流术、钛夹夹闭囊肿、球囊辅助瘘管封堵术。

180. 骶骨骨折的常见临床表现和诊断有哪些?

骶骨解剖结构复杂，位置隐蔽，且骶骨骨折由高能量创伤所致，多合并其他骨折甚至脏器损伤，骨折症状经常被掩盖，导致漏诊率较高。高能量创伤的患者，主诉骶尾部疼痛或不适者应高度怀疑骶骨骨折的可能性。全面的查体，包括腰骶位部有无瘀斑、血肿，软组织肿胀程度，骨盆环稳定性等有助于诊断。此外，骶丛神经功能缺失也是诊断骶骨骨折的重要依据，如会阴区感觉减退与消失，二便失禁，小腿后外侧及足外缘的感觉减退等。

181. 骶骨骨折有何特异性影像学表现?

以骶骨为中心，向头侧倾斜 30°拍摄骨盆正位片对诊断骶骨骨折意义较大。由于解剖原因及肠内气体的影响，X 线片诊断骶骨骨折的漏诊率高达 30%。CT 扫描及三维重建技术可以立体化，多方位的显示出骨折的部位、形态、移位程度及粉碎情况，可极大提升诊断率。CT 扫描结合三维多平面重建技术对确定骶神经损伤与骨折块之间的关系可提供有效帮助。当骶神经损伤时，MRI 可表现出骶神经直径的异常增粗及其周围脂肪组织的消失等征象。

182. 骶骨骨折有什么常用分型?

骶骨解剖结构复杂，发生骨折时其形态多样，临床上骶骨骨折的分型较多，较为常见的分型为 Denis 分型、Tile 分型及 Isler 分型 3 种。Denis 分型根据骶骨的损伤部位分成骶骨翼区、骶孔区及骶管区骨折共 3 型。Tile 分型根据骨盆环的稳定性和骨盆的损伤机制分为：A 型即稳定性骨折；B 型即骨盆环部分稳定(垂直稳定) 性骨折；C 型为不稳定性骨折。Isler 分 4 型，主要用于评估腰骶结合部的损伤。

183. 骶骨骨折的治疗原则是什么?

骶骨骨折的治疗方式可分为保守治疗与手术治疗两类。选取何种治疗方式主要遵循 两点原则：骶骨骨折是否为稳定性骨折;骨折是否伴有神经损伤。不论何种受伤机制,只要不影响骨盆环稳定性,无腰骶关节脱位分离,无神经压迫症状,疼痛可耐受,均可采取保守治疗。临床上常将移位>10 mm 的骶骨骨折称为不稳定型骨折,对不稳定型骶骨骨折,现已达成共识应早期手术治疗。

184. 骶骨骨折后如何手术恢复骨盆环的稳定性?

骶骨骨折的手术治疗方式多种多样,目前常用的内固定包括骶髂空心螺钉,后路锁定钢板及腰髂固定，在骨盆骨折的急救时也可选择外固定架固定。无论选取何种手术方式,其目的都是为了恢复骨盆环及腰骶部的稳定性,矫正骨折畸形,解除神经压迫。

185. 骶骨骨折合并神经损伤,保守治疗和手术哪种治疗方式的神经功能预后更好?

目前对于合并有神经损伤的骶骨骨折,治疗方式尚未统一。早期手术复位解除骨折碎块对神经的压迫及神经根的过度牵拉,可降低骨痂纤维化所致神经损伤的可能性。但伴神经损伤的患者无论早期减压还是晚期减压,神经的愈合率均可达 80%。对于骶骨骨折患者有神经受累情况,影像学检查证实卡压后应早期切开减压治疗。在伤后 24～72 小时内减压治疗,将有效预防继发性神经损伤。如骨折开始愈合再行手术干预,神经的恢复将极其困难。

186. 骶骨骨折非手术治疗方法有哪些?

保守治疗包括卧床、止痛、禁止早期下床负重、石膏或支具固定等,对有移位的骨折必要时可采用手法复位后骨牵引的治疗方式,但需注意的是需精准掌控好牵引方向及牵引力量,一般牵引重量需达到自身体重的 1/5～1/4,牵引时间应在伤后 24 小时内完成,且牵引周期不少于 8 周。

187. 什么是骶骨骨折后椎骨内减压术的手术适应证? 手术时机?

骶骨骨折患者经影像学证实为椎管内占位,应在骨折复位内固定之前行椎板切开减压术。U 型骨折的神经损伤可以是单一神经根受累或完全型的马尾综合征。由于骨折后骨折端对神经造成牵拉、扭转及直接的挤压而造成神经损伤。神经损伤经过早期积极的减压处理仍存在恢复的可能。对骨折有效的复位或直接的椎板切开均可以达到神经减压的效果。不论采用哪种方式，减压手术应尽早进行。

（李娟，崔湧）

第三节　脊柱肿瘤手术的麻醉

188. 脊柱肿瘤的发病率有多少？常见的类型有哪些？

脊柱肿瘤按照来源分为原发性肿瘤和转移性肿瘤。原发性肿瘤较为罕见，占比不足0.4%。原发性良性肿瘤有：骨软骨瘤、脊柱血管瘤、骨母细胞瘤、软骨瘤、骨样骨瘤、软骨母细胞瘤；瘤样病变有：嗜酸细胞肉芽肿、动脉瘤样骨囊肿、纤维异样增殖症、孤立性骨囊肿；原发恶性肿瘤有：骨巨细胞瘤、脊索瘤、骨髓瘤、恶性淋巴瘤、软骨肉瘤和恶性纤维组织细胞瘤和骨肉瘤等。常见的转移性脊柱肿瘤有：乳腺癌、肺癌、前列腺癌、肾癌、甲状腺癌等。

189. 脊柱肿瘤患者的疼痛原因是什么？有什么特征性表现？

疼痛是脊柱肿瘤最常见和最主要的症状。脊柱肿瘤引起疼痛的机制包括：骨的破坏和浸润；病变组织压迫；病理性骨折；脊椎关节不稳；脊髓、神经根或神经丛受压迫和侵蚀。疼痛的性质包括局部痛、根性痛和机械性痛。骨肿瘤的特征性表现是夜间疼痛，同样也是脊柱肿瘤患者的常见表现。

190. 脊柱肿瘤患者神经功能障碍的临床表现有哪些？

脊柱肿瘤脊髓压迫症状常表现为神经支配区域的疼痛、感觉与运动功能障碍及自主神经功能紊乱等。脊髓受累通常引起痉挛性瘫痪，往往是对称的，脊髓损伤平面以下肌无力、感觉消失和痉挛，并可伴有自主神经功能障碍(膀胱、直肠及性功能缺失)。神经根或神经丛受累的体征和症状通常引起弛缓性瘫痪，多为单侧，且从肢体远端开始出现，受累神经分布区产生根性疼痛、肌无力、肌萎缩、感觉丧失、反射消失及自主运动功能丧失。

191. MRI用于脊柱肿瘤的诊断有什么优点？

MRI检查是诊断脊柱肿瘤的重要手段，是显示脊髓最好的检查工具。其优点包括：无创；高灵敏度和特异度；高分辨率，可以提示肿瘤的界面、侵犯范围和术式选择；可早期发现脊髓病变；诊断脊髓转移性肿瘤的重要手段；可显示肿瘤和重要血管的关系；个别肿瘤在 MRI 上有一些特异性表现。

192. 脊柱肿瘤与脊柱结核如何鉴别诊断？

结核是最常见的脊柱炎症性疾患。主要鉴别点为：① 结核常伴有全身中毒症状，如全身不适、倦怠乏力、身体消瘦、午后低热及夜间盗汗等。患者可合并有肺结核等其他部位的结核。② 结核所致疼痛卧床休息后常可减轻，夜间痛不明显。③ 结核影像学上可见椎前软组织阴影增宽，气管可被推向前方或偏于一侧，可见脓肿形成，晚期脓肿内可见钙化影。④ 经短期的抗结核治疗有效。

193. 脊柱肿瘤的局部危害有哪些？

脊柱的中轴作用及其毗邻结构在解剖上的特殊性决定了脊柱肿瘤局部危害的特殊性。① 致压效应：即使是良性病灶也可以突入椎旁、椎管内造成压迫，引起各种临床症状。② 侵蚀效应：脊柱椎体及附件的肿瘤可通过瘤体向外不断扩张，与内部的破骨细胞或瘤细胞直接破坏导致骨质吸收而使骨性结构改变，脊柱肿瘤对脊柱骨性结构的破坏是椎体塌陷的常见原因，是否导致病理骨折取决于肿瘤的位置、大小和缺损周围组织的反应类型。

194. 脊柱肿瘤的全身转移部位有哪些？

脊柱肿瘤主要经血行转移。多数高度恶性病灶在血管内有瘤栓形成，有些在间室内扩散形成跳跃灶；有些被人体免疫系统清除；有的达到远处脏器如肺脏。与其他恶性肿瘤不同，脊柱肿瘤很少累及淋巴结，同时脊柱回流血液直接流入腔静脉系统而不涉及门脉系统，所以很少有肝脏转移。脊柱肿瘤转移的另一途径是局部浸润，侵袭邻近正常组织和脏器。但是脊柱肿瘤很少侵袭椎间盘、硬膜和椎体的上下终板。

195. 脊柱肿瘤的转归是什么？

转归包括局部复发和远处转移。局部复发：有条件行手术切除的脊柱肿瘤由于其解剖的特殊性增大了脊柱肿瘤手术切除的难度，造成了较高的复发率。局部复发是指因肿瘤没有被完全切除，在原来进行手术切除的部位病灶重新生长，或在切口近侧又出现肿瘤。脊柱肿瘤局部复发的高峰期是在术后 1 年内，2 年后才出现下降。脊柱肿瘤术后也可能通过血行播散、局部跳跃转移、淋巴转移等途径发生转移。肺部是脊柱肿瘤远处转移最常见的部位。

196. 脊柱血管瘤如何诊断？

血管瘤是脊柱最常见的良性肿瘤，在人群中的发病率约为10%，好发于下胸椎、腰椎椎体。大多数脊柱血管瘤无症状，偶然通过体检或影像学检查发现，常常终生无进展，这类患者只需要临床随访即可。1%左右的血管瘤出现临床症状，称作症状性血管瘤。临床表现常以腰背疼痛为主。少数血管瘤侵袭生长而侵犯椎管，压迫脊髓及神经根而出现神经压迫症状，这类患者通常需要手术治疗。

197. 脊柱骨样骨瘤的临床表现有哪些？

骨样骨瘤是由骨母细胞及其产生的骨样组织所构成的良性肿瘤。脊柱骨样骨瘤约占所有脊柱良性骨肿瘤的6%。腰椎最多发、颈椎和胸椎次之，骶椎最少见。其组织学特点为肿瘤瘤巢核心由排列致密、交织成网状的骨样组织小梁构成，小梁边缘有分化成熟的成骨细胞，骨样小梁可钙化。瘤巢内含有无鞘膜的交感神经纤维。骨样骨瘤具有特征性夜间疼痛，非甾类抗炎镇痛药物可缓解疼痛。

198. 脊柱骨髓瘤发病特点是什么？如何诊断？

脊髓瘤分孤立性浆细胞瘤和多发性骨髓瘤。发病年龄多为50～70岁，平均年龄是65岁，40岁以下少见，随年龄增大，发病率呈指数增长。男、女发病率相近。单发的浆细胞瘤可发生于脊柱各节段，其中以腰椎最为常见。骨髓瘤主要侵犯脊髓，也可有骨外浸润灶。实验室检查贫血、红细胞沉降率增快、血清M蛋白增高、尿本-周蛋白阳性等具有诊断价值。影像学检查可见椎体溶骨性破坏、椎体广泛压缩或广泛性骨质疏松。

199. 脊索瘤的临床表现有哪些？

脊索瘤是一种起源于胚胎残余脊索组织的原发性恶性骨肿瘤。胚胎发育期脊索组织可能残留或迷走，这些残存或异位的脊索组织可发生脊索瘤。脊索瘤约50%发生在骶尾部、30%在颅骨斜坡、20%分布在颈、胸、腰椎。约10%脊索瘤可发生远隔转移。临床表现为患处的持续性隐痛或压迫神经造成的相应症状（尿失禁、便秘等）。脊索瘤发病年龄主要在40～70岁。影像学表现为脊索瘤多位于椎体正中部，以溶骨性骨质破坏为特征，肿瘤内钙化多呈条形或片状。

200. 脊柱转移瘤的临床表现除原发肿瘤症状外，还有哪些临床症状？

5%～30%的原发性癌症中存在脊柱转移，最常见的原发癌为乳腺癌、前列腺癌和肾癌。转移的主要途径为血行转移，少数为淋巴道转移。受肿瘤细胞的影响，骨转移组织可出现反应性骨破坏和反应性骨增生变化。转移性肿瘤可累及椎体及其附件，导致病理性骨折、脊髓压迫或脊柱不稳定，从而引起严重疼痛和脊髓压迫，最终降低癌症患者的生活质量和预期寿命。诊断首选 MRI 检查、核素扫描。

201. 脊柱骨软骨瘤术前常见的临床表现有哪些？

骨软骨瘤又称外生骨疣，为最为常见的良性骨肿瘤。原发于脊柱者多见于颈椎和胸椎附件，组织学上肿瘤分为 3 层：表层为纤维组织；基底部为海绵状骨松质；表层和基底部之间为透明软骨。骨软骨瘤分孤立性和多发性，后者为显性遗传性软骨发育障碍，易恶变。恶变时可出现局部疼痛及肿块短期内迅速增大。

202. 脊柱骨肉瘤好发人群及好发部位是什么？

脊柱原发性骨肉瘤发病率较低，在所有骨肉瘤患者中，脊柱原发性骨肉瘤仅占 4%，占所有脊柱原发性肿瘤的 3.6%～14.5%。该病常起源于椎体，侵犯椎弓根及后方附件，很少单独累及附件。骨肉瘤是一种高度恶性肿瘤，具有很强的局部侵袭性，加上脊柱解剖复杂，切除时较四肢困难，容易出现复发和转移，所以脊柱骨肉瘤较四肢骨肉瘤的预后更差。

203. 类似肿瘤的脊髓骨病变有哪几种？有何特点？

常见的类似肿瘤的脊髓病变如下：① Langerhans 细胞组织细胞增生症：儿童常见，6.5%～25%累及脊柱；② 纤维异常增生症：正常骨组织被纤维组织和发育不良的网状骨小梁替代，引起病理骨折或畸形；③ 畸形性骨炎：骨重建异常所致的临床综合征；④ 动脉瘤样骨囊肿：良性、膨胀性、进行性发展的肿瘤样病变，由大小不等相互交通的分房血腔组成，内壁光滑且薄层骨壳向外膨胀。

204. 常见的椎管内肿瘤有哪些？临床特点有哪些？

椎管内肿瘤可分为三大类，即髓内肿瘤（室管膜瘤、星形细胞瘤及胶质母细胞瘤等）、髓外硬脊膜下肿瘤（神经类肿瘤及脊膜瘤等）、硬脊膜外肿瘤（神经鞘瘤、脊膜瘤、血管瘤、皮样及上皮样囊肿、脂肪瘤及转移瘤等）。椎管内肿瘤多发生在中年，生长缓慢并有自限性，直径<2 cm，疼痛多发生在夜间，且为持续性。椎管内肿

瘤的病变较隐匿缓慢，脊髓压迫症状（神经根痛、运动障碍、感觉障碍）是其最主要的临床表现，病程多在1～3年。

205. 椎管内肿瘤的手术时机和手术原则是什么？

椎管内肿瘤以良性肿瘤占多数，具有逐渐进展的特点。一旦诊断椎管内肿瘤，如无明显手术禁忌证，应尽早手术治疗。目前手术切除是椎管内肿瘤唯一有效的治疗手段。尽早手术，术中尽可能减少脊髓进一步损伤是取得良好效果的关键。手术原则是在不加重脊髓神经损伤的前提下尽可能地切除肿瘤，良性肿瘤彻底切除后预后良好。

206. 椎管内肿瘤手术的方式有哪些？

后路全椎板切除肿瘤摘除术是治疗椎管内肿瘤最为经典的一种手术方式。半椎板切除术仅需切除一侧椎板，保留了中线脊柱韧带复合体和对侧肌肉，在脊柱稳定性方面提供了额外优势。椎板劈开术从后正中线纵向切割棘突和棘突间韧带，切除肿物后移除牵开器，椎板恢复到正常位置。椎板成形术既可以提供与传统椎板切除术相当的暴露视野，又可避免术后血肿和瘢痕组织形成侵入椎管。内镜下肿瘤切除术具有创伤小、恢复快的特点。

207. 骶椎肿瘤术前常见的临床症状有哪些？

骶骨肿瘤较为罕见，占脊柱肿瘤的1%～7%。该病早期症状不明显，确诊时往往瘤体较大，浸润压迫骶丛神经及相邻的组织脏器。骶骨肿瘤常见的首发症状包括骶尾部疼痛及骶前结构（骶神经、直肠、尿道）压迫症状。骶骨肿瘤患者多存在严重疼痛，为剧烈的机械性或神经病理性疼痛。骶骨前方解剖结构复杂、血供丰富，周围有重要的血管和神经。因此对骶骨肿瘤的手术应以缓解症状、改善生活质量为目的。

208. 脊柱肿瘤的手术适应证是什么？

一般而言，脊柱肿瘤主要的手术适应证是：进行性椎体不稳或塌陷，可能或已经引起脊髓受压、神经功能损害；脊髓受压，引起进行性神经功能障碍，非手术方法治疗无效；顽固性疼痛，非手术治疗方法无效；明确病变性质。

209. 脊柱肿瘤的手术目的是什么?

脊髓肿瘤的手术目的：尽可能去除病灶；维持即时的或永久的脊柱稳定性；恢复或充分保留神经功能，防止脊髓受压；缓解疼痛；最大程度地保留和改善患者生存质量，延长生存期。

210. 颈椎肿瘤手术麻醉的关注要点是什么?

上颈椎肿瘤常累及咽后壁，易形成较大软组织肿块压迫口咽部气道，增加了困难气道的风险。上颈椎前方显露困难，手术入路较多，通常分为经口腔入路和经颈的颌下入路。中下颈椎前方显露通常应用经典的 Smith - Robinson 入路，经血管鞘与内脏鞘间隙显露至椎前。此外，颈椎肿瘤切除常需要显露一侧或两侧椎动脉，巨大肿瘤甚至需联合显露至血管鞘外侧，术中对气道、颈动脉血管的牵拉刺激较常规颈椎疾病手术大，需格外注意。

211. 胸椎肿瘤手术麻醉的关注要点是什么?

胸椎肿瘤的切除手术主要为前路和后外侧入路。上胸椎肿瘤常用低位颈椎前方入路、劈胸骨柄入路、劈锁骨入路、肩胛下胸腔入路等。中下胸椎肿瘤常用侧前方开胸入路。为利于手术视野暴露，一般经胸腔入路常需要双腔气管插管术中行单肺通气，对前路开胸联合后路手术者在变俯卧位前可更换单腔气管插管。对合并椎旁侵袭的巨大肿瘤，术中分离、提拉肿块时可能刺激纵隔内心脏和大血管而出现循环剧烈波动，需严密监测并及时对症处理。

212. 腰椎肿瘤手术麻醉的关注要点是什么?

腰椎肿瘤前方显露常用腹外侧斜行切口腹膜外入路、腹直肌旁腹膜外入路以及前正中经腹腔入路。后方入路显露应用较为广泛，中上段腰椎肿瘤单一后路 En-bloc 切除重建的技术已较为成熟。对下腰段肿瘤亦可采用单一入路实现肿瘤整块切除与重建。椎旁侵袭较大的肿瘤血供较为丰富，术中可能出现难以控制的大出血，需在术前作好充分准备。

213. 骶骨肿瘤的手术麻醉特点是什么?

骶骨肿瘤多采用后路手术。由于骶骨局部解剖的特点，且骶骨周围血管丛密集，血供丰富，既往骶骨肿瘤手术出血较多，甚至出现致命性的大出血。近年来随着数字减影血管造影(DSA)介入栓塞技术发展和腹主动脉阻断球囊的应用，骶骨肿瘤术中出血量显著减少，手术切除更为彻底。术中应注意腹主动脉阻断时间，长时间阻断将导致盆腔脏器和下肢缺血反应，通常阻断不宜超过 90 分钟。

214. 脊柱肿瘤患者有何病理生理特点？

脊柱肿瘤大部分手术为限期手术。患者术前常合并低血容量、低蛋白血症、抗肿瘤药物引起的肝功能不全，及因肿瘤液化及毒素吸收而出现的全身中毒症状。肿瘤原发于肺或出现肺部转移的患者可显著影响肺功能。肿瘤压迫脊髓所致的感觉和运动障碍、甚至截瘫，导致患者长期卧床，严重降低心肺功能。骶尾部肿瘤向盆腔发展可压迫直肠或膀胱，出现大小便障碍。患者对手术麻醉耐受性降低，术中易出现循环不稳定，术后易发生苏醒延迟。

215. 脊柱肿瘤患者术前准备要点有哪些？

细致而周密的术前准备是手术得以成功的重要前提和保证，术前准备的要点包括：详细而全面的病史采集、体格检查；完善的生化、影像学检查；对患者各系统功能状态的客观评价；对患者机体状态进行调整，提高手术耐受力；对患者必要的思想指导；对特殊手术器械的准备。

216. 脊柱肿瘤患者术前麻醉评估要点是什么？

对心、脑血管系统的评估主要以患者血压和心脑功能状态为主。对呼吸系统评估除常规评估患者肺功能情况、判断患者是否存在慢性肺疾病和呼吸功能障碍外，还需特别关注有无肿瘤所致的呼吸道解剖畸形，尤其是颈椎肿瘤患者，应注意有无气管插管困难的体征。对术前合并严重电解质异常需及时纠正，积极给予支持疗法，补充蛋白质、电解质、糖和维生素。部分脊柱肿瘤患者术前要行放疗和化疗，应评估治疗对患者脏器功能及造血系统的影响。

217. 脊柱肿瘤患者术前如何进行神经肌肉骨骼系统评估？

神经系统症状来自压迫性脊神经炎或坐骨神经痛、椎体骨折或不全脱位以及马尾综合征，后者可引起阳痿、尿失禁、膀胱和直肠感觉迟钝、踝反射消失。根据美国脊髓损伤协会（ASIA）标准，评估神经功能（A～E 级），记录术前视觉模拟疼痛评分和 Oswestry 功能障碍指数，后者用来评估腰背痛或腿痛所致功能障碍程度，术后再次评估神经功能改善情况。

218. 脊柱肿瘤患者如何进行麻醉前准备?

常规准备外，还应准备加压输血、液体加温、血气分析及血栓弹力图测定设备等。对于复杂脊柱肿瘤手术，应准备神经电生理监测和有创血流动力学监测设备。对于出血量大、高龄或全身应激反应能力低下的患者，除准备充足的浓缩红细胞，还应准备血小板、新鲜冷冻血浆、纤维蛋白原以及凝血酶原复合物，以防凝血功能障碍，部分患者术前一天可行 DSA 介入手术对肿瘤相应的血供进行栓塞以减少术中出血，必要时还可采用血液稀释、自体血回输技术。

219. 脊柱肿瘤患者如何进行麻醉选择?

脊柱肿瘤患者麻醉方法的选择主要依据手术类型决定，其中绝大多数采用全身麻醉，部分患者也可采用椎管内麻醉，近期有研究显示，对无法耐受全麻的 ASA Ⅲ或Ⅳ级的老年腰椎肿瘤患者，在充分监护下选择腰麻进行手术是安全可行的。对一些创伤较小的姑息性治疗手术，如病理性骨折行经皮球囊扩张椎体后凸成形术时，也可采用局部麻醉或监护麻醉。

220. 脊柱肿瘤患者手术切口的选择对麻醉有何影响?

由于脊柱肿瘤入路较为复杂，术中常需要充分暴露瘤体，因此，手术切口常较大，有时需多个手术切口联合应用。麻醉医师应对各种手术的入路有充分了解，并对该入路中可能引起的重要脏器损伤和患者应激状态的变化有充分的预见，并以此为依据制定完善的麻醉方案，既保证麻醉的安全，又有利于手术的顺利进行。

221. 脊柱肿瘤患者手术体位摆放的要点及对麻醉有何影响?

脊柱肿瘤手术对体位有其特殊且严格的要求，有时还需要在术中变换体位，这对麻醉管理造成了一定的困难，尤其应该注意气管导管的固定，动静脉通路建立的位置选择和固定等。摆放任何体位必须注意的要点包括：保护骨突出部位，防止软组织受压、神经压迫、牵拉损伤，特别在俯卧位时防止眼球受压避免视力受损；尽可能不干扰呼吸、循环，特别是在术中或术毕变换体位时，避免血流动力学的剧烈波动。

222. 颈椎肿瘤手术体位摆放的特点是什么?

一般情况下的颈椎肿瘤患者的体位要求与颈椎病的手术体位要求基本相似。前路手术采用仰卧位，只是颈椎手术肿瘤暴露较广，后仰角度可能会更大一些。后路手术则采用俯卧位,俯卧位时应采用头架或在石膏床上进行。

223. 胸椎肿瘤手术体位有什么特殊要求?

胸椎附件肿瘤和椎管内肿瘤一般采用后路手术,常规手术采用俯卧位,胸部放置"八"字垫;对于椎体肿瘤,则根据手术医生习惯及椎体水平不同而采用不同的体位。第1、2胸椎体肿瘤切除术可采用低位颈椎前路或经胸骨柄入路,患者取仰卧位;第3～12胸椎体等前方肿瘤手术可采用侧前方入路,术中采用侧卧位。由于手术操作技术的进步,现在对椎体前方的肿瘤采用单一后外侧入路基本能够做到肿瘤的整体切除。

224. 腰椎肿瘤手术体位有什么特殊要求?

腰椎椎体、附件及椎管内肿瘤一般采取后路手术,常规采用俯卧位,下方不必采用弓形架,而以"八"字垫为好,以避免腹部压力的增高而增加术中出血。腰椎前方肿瘤巨大或与前方组织有粘连时,则需要采用前方入路,此时需要采用仰卧位。部分需要采取侧前方入路手术的患者则应采用侧卧位。

225. 骶椎肿瘤手术体位的要求是什么?

骶椎肿瘤手术由于其位置深、出血量较大而手术难度较大。体积较小、位于椎体前方的肿瘤,前路手术就可以完成肿瘤的切换,仰卧位即可。既往对于体积较大的骶骨肿瘤,通常需要采用前后联合入路的手术方式,则需要仰卧位和俯卧位交替进行。现在由于DSA和腹主动脉球囊阻断技术的应用,单一后路完全可以达到肿瘤切除的目的,采用单一俯卧位即可。

226. 脊柱肿瘤患者若术前进行放、化疗对麻醉有何影响?

相当部分脊柱肿瘤患者术前要行放疗和化疗。放疗可造成骨髓抑制,使白细胞和血小板生成减少,也可使照射野内的组织形成放射性损伤,导致手术时出血量增加、止血困难。胸椎肿瘤的放疗可导致急性放射性肺损伤,引起肺间质血管内皮细胞通透性改变,肺储备功能低下,术中易出现低氧血症、肺间质水肿。部分患者化疗后还可出现肝肾损害,对麻醉和手术耐受性降低。部分患者术前需行保肝治疗,待肝功能正常后再手术。

227. 脊柱肿瘤患者术前如何预防深静脉血栓形成？

脊柱肿瘤患者常常由于长时间缺乏必要的运动，同时部分肿瘤患者处于高凝状态，因此术后易形成深静脉血栓。血栓多起源于下肢。多数下肢栓子起源于腓肠足底静脉近瓣膜尖或分叉处，有20%～30%的血栓扩展到腘静脉、股静脉或髂静脉。另有10%～20%的各类深静脉血栓直接起源于股静脉。因此，围术期应嘱咐患者在允许范围内运动，适当使用弹力袜和加压靴。对高危患者可选择性使用抗凝治疗或术前安放腔静脉、下肢静脉滤器。

228. 脊柱肿瘤患者术前心理准备的重点有什么？

术前医师要应将患者的病情予以告知，并且将手术方式、预后的可能结果一并让患者及其家属知晓。这样一方面提高了对医师的要求，要求医师手术之前对病情进行认真的考虑和仔细的分析；另一方面是病情的告知，增加患者及其家属的心理承受力。

229. 脊柱肿瘤患者术前需要什么生理准备？

脊柱肿瘤术后常需要卧床，因此术前应进行床上排便的环境适应性训练。根据手术体位，术前应进行特殊体位的适应性训练。颈椎的气管推移训练是颈椎前路手术所必须进行的常规训练，有助于避免气管、食管在术中的牵拉伤，减轻术后咽部及食管的不适。颈椎不稳的患者术前应给予适当重量的颅骨牵引，防止继发性颈髓损害。胸段及以下脊柱手术需要采用前方入路的患者，术前需进行肠道准备，避免术中肠胀气及术后肠麻痹。

230. 脊柱肿瘤患者麻醉前用药的原则是什么？

麻醉前用药基本原则不变，转移癌的患者对麻醉药物耐受性降低，术前用药应减量。对术前长期服用麻醉性镇痛药和巴比妥类成瘾的患者麻醉前用药需充分，以防出现围术期戒断症状。值得注意的是，部分患者和儿童术前常常伴有体温增高，可能的原因包括：肿瘤坏死、液化以及癌症细胞释放的毒性物质；儿童下丘脑体温调节中枢功能紊乱。此类患者不宜使用阿托品，可采用东莨菪碱。

231. 脊柱肿瘤患者全身麻醉诱导的要点有哪些？

全麻诱导原则与一般患者类似。部分患者由于肿瘤转移或脊髓压迫导致长期卧床，全身血管的交感神经张力下降，或剧烈疼痛使交感神经系统处于亢进状态和慢性消耗性血容量相对不足，为防止血流动力学剧烈波动，在诱导时需选用对循环系统影响较小的静脉麻醉药，少量、分次并缓慢给药。肌肉松弛药可选用非去极化类肌肉松弛药。对因疼痛不能平卧的强迫体位患者，可先给予镇静、镇痛药，待疼痛减轻后再将其放平进行诱导。

232. 脊柱肿瘤患者麻醉维持注意事项有哪些?

脊柱肿瘤患者麻醉维持多采用静吸复合方式，在满足手术需要的同时减少单一麻醉药的用量，减轻麻醉药对心血管的抑制，维持循环稳定的同时保持患者内环境平衡，预防并发症的发生。对预计手术创伤较大的患者可预先给予激素，如地塞米松 10～20 mg，以预防术中可能发生的过敏反应、脂肪栓塞和气道水肿等。

233. 脊柱肿瘤患者术中激素使用有什么注意事项?

激素在脊柱肿瘤手术中使用目的是减轻手术操作对脊髓、神经根的干扰和刺激，防止继发性脊髓损伤。手术中激素的使用时机一般为脊髓减压开始的时候。现在使用最多的激素是甲泼尼龙，此药不良反应小、代谢周期短，易于控制。但在使用激素之前应使用奥美拉唑等胃黏膜保护剂，以防止应激性溃疡的发生，尤其是既往有胃溃疡病史的患者。

234. 脊柱肿瘤患者能够引起血液系统哪些改变?

脊柱肿瘤患者血液系统有不同程度的变化，肿瘤因子、组织因子的改变及肿瘤侵犯血管系统，均可引起内皮损伤，激活内源性凝血系统，导致部分患者呈现出高凝状态。在某些慢性体能消耗严重的患者，由于凝血因子的消耗及血小板减少而呈现低凝状态，术前应适当纠正。贫血是肿瘤患者常见的伴发症状，术前可以少量、多次输血。对因放、化疗或其他原因而致的白细胞减少，术前需提高白细胞数量至合适的水平。

235. 脊柱肿瘤患者围术期凝血功能监测的方法有哪些? 如何调整凝血功能?

脊柱肿瘤手术创伤大、失血、输血和输液量多，术中易出现凝血功能障碍，重者可发展为 DIC，造成大范围的组织细胞缺血缺氧性损害，最终诱发多器官功能衰竭。术中发生大量出血时，最好能进行血栓弹力图检测，分析当前的凝血状态，有针对性地输注血制品(血浆、血小板、纤维蛋白原等)，既能有效地纠正凝血异常、避免进一步发生弥散性血管内凝血等严重并发症，也能避免盲目输注血制品、造成相关并发症和医疗资源的浪费。

236. 脊柱肿瘤手术出血特点是什么？如何处理？

脊柱肿瘤手术术中出血相对较多，其原因包括：大多数瘤体组织血供丰富；手术暴露范围大、时间较长；肿瘤患者一般存在不同程度的凝血功能异常。控制出血是肿瘤手术能否成功的关键因素之一。控制出血的方法包括：从正常组织及正常节段向肿瘤节段分离；肿瘤切除过程中及时止血；术中行控制性降压，将收缩压降至 80～90 mmHg 或将平均动脉压降至 50～65 mmHg。

237. 脊柱肿瘤患者围术期能否应用抗纤溶药物？如何使用？

术中抗纤溶药物如氨甲环酸和氨基己酸应用于临床已 30 余年，能减少失血量和总输血量，氨甲环酸目前更为常用。它们是赖氨酸的一种合成衍生物，通过可逆性阻断纤溶酶原分子上的赖氨酸结合位点发挥其抗纤维蛋白溶解作用。给药方式主要为全身性静脉给药，切皮前静脉注射氨甲环酸 10～20 mg/kg 的负荷剂量，之后 1 mg/(kg・h)维持量静脉滴注，以减少术中出血。

238. 脊柱肿瘤患者围术期气道管理有什么特点？

脊柱肿瘤手术患者一般采用明视下经口气管插管。上颈椎肿瘤手术行经口入路手术时应采用经鼻气管插管。术前评估如发现因肿瘤致解剖畸形或颈椎活动度严重受限存在明视下气管插管困难者，可采用充分表面麻醉，清醒状态下行纤维支气管镜引导下插管。如上述无创方法均无法有效建立气道，情况紧急时可选择气管切开。对开胸需要单肺通气的患者，可采用双腔气管导管插管。对手术时间较长的患者可采用保护性肺通气策略，减少机械通气性肺损伤。

239. 脊柱肿瘤手术围术期血流动力学监测要求有哪些？

对于创伤较小、时间较短的脊柱肿瘤手术可行一般血流动力学监测，如心电图、间接或直接动脉压测定、失血量及周围循环监测等。手术复杂时则应采用中心静脉压监测、肺动脉楔压及食管超声等监测。颈椎肿瘤切除手术中如行椎动脉血流阻断或转流，应在维持平均动脉压较高的同时，持续监测脑氧，保证脑灌注。

240. 脊柱肿瘤患者麻醉期间肌肉松弛药的使用原则是什么？

脊柱肿瘤手术需要良好的肌肉松弛，肌肉松弛药可选择阿曲库铵、顺式阿曲库铵或维库溴铵等非去极化类肌肉松弛药。行开胸脊柱肿瘤切除术，经腹膜后脊柱肿瘤切除术等时，维持良好的肌肉松弛，可以使术野暴露清晰，手术顺利进行。

241. 脊柱肿瘤患者容量治疗的原则是什么？

术中容量治疗的基本原则是维持循环稳定，保证全身脏器和组织细胞氧供及功能正常。通常根据血流动力学监测中各项指标综合判断患者血容量状态，并依据创伤的大小、部位、出血量合理选择输血、输液。对失血量＞30％的患者，在输入平衡液和胶体的同时，需输入浓缩红细胞和全血。输血后的纠正目标为 HCT＞30％，血红蛋白＞80 g/L。为减少术中出血，还可适当采用血液稀释、控制性降压、自体血回输等技术。

242. 脊柱肿瘤患者围术期血液保护的方法有哪些？

输注含白细胞成分的血液及血浆对肿瘤生长的促进作用比红细胞明显。并且输血可使血清铁蛋白明显增高，是引起恶性肿瘤复发的因素之一。因此，应合理运用血液稀释、控制性降压和成分输血等血液保护技术。脊柱肿瘤手术患者在麻醉诱导后可选用急性等容或超容量血液稀释。在维持适当的麻醉深度和足够的血容量基础上，可使用控制性降压进一步减少术中失血量，具体降压的标准视患者的个体情况决定。肿瘤患者术中自体血回输应慎用。

243. 脊柱肿瘤患者围术期如何监测体温？如何进行体温保护？

脊柱肿瘤手术中应常规监测体温，尤其在手术时间长、出血量大的患者。可通过 PICCO 导管或测温导尿管等测定中心温度，也可选择测定鼻咽温或肛温。此外，术中应加强保温措施，保持手术室温度在 24℃以上，并使用主动式升温设备，如充气式热风毯、循环水变温毯、输液加温仪或红外辐射加温仪等。

244. 脊柱肿瘤患者围术期如何监测和调整患者体内环境？

术中应测定动脉血气，密切关注患者内环境变化。代谢性酸中毒是脊柱肿瘤手术中最易发生的酸碱紊乱类型。轻度代谢性酸中毒无须处理，重度代谢性酸中毒（BE＜－6 mmol/L）时应给予纠酸治疗。此外，脊柱肿瘤手术中可能出现高钾血症，诱发心律失常甚至心跳停搏。此时要严密监测血气，电解质及心电图的变化，适当补充钙剂，必要时给予胰岛素/葡萄糖治疗。血乳酸监测可评估患者术中组织器官无氧代谢状态。

245. 脊柱肿瘤患者麻醉过程中低氧血症的常见原因是什么？如何处理？

首先，排除气管导管及呼吸回路因素外，低氧血症常见于部分颈胸段脊柱肿瘤手术需行前路开胸肿瘤切除单肺通气时通气血流比失调；其次，长时间机械通气导致的肺损伤和肺不张也是低氧血症的主要原因；最后，术中大量输血输液致肺水肿或极少数患者出现肺栓塞也可导致术中突发低氧血症。因此，除监测常规呼吸参数外，术中应定时进行血气分析，了解患者氧合情况，同时密切注意患者呼吸情况，正确掌握麻醉深度，合理追加肌肉松弛药，规范容量治疗。

246. 脊柱肿瘤患者术前如何准备血液制品及静脉通路？

除椎管内肿瘤出血相对较少外，绝大多数脊柱肿瘤，尤其是转移肿瘤术中出血量大。所以术前必须首先建立足够的静脉通路。胸、腰、骶尾部肿瘤可选择颈内静脉、贵要静脉及肘正中静脉置管，颈椎肿瘤可选择股静脉置管。应准备足够的库血，但大量输注库存血可引起不良反应，应穿插输入新鲜血，或采用血液稀释、自体血回输。另外，还应准备血小板、新鲜冰冻血浆、纤维蛋白原以及凝血酶原复合物，以防凝血功能障碍，出现 DIC。

247. 脊柱肿瘤患者围术期发生骨水泥反应的原因是什么？如何处理？

在脊柱肿瘤手术中，在骨水泥填入骨髓腔时可导致髓腔内压急剧上升，使髓腔内容物包括脂肪、空气、骨髓颗粒被挤入静脉而抵达肺循环，可造成肺栓塞、动静脉收缩、肺内分流增加、心排血量减少和低氧血症，从而引起严重的心血管反应，甚至心脏骤停。高血压和血容量不足的患者应用骨水泥时更易出现严重的循环反应。因此，术中应用骨水泥时可预防性应用升压药，维持充足血容量，并充分给氧。

248. 脊柱肿瘤患者麻醉期间进行控制性低血压的原因是什么？实施过程中需要关注哪些方面？

控制性降压减少术中失血量较血液稀释更为有效。常用血管扩张药有硝酸甘油、硝普钠、钙通道阻滞剂等。钙通道阻滞剂具有脏器保护作用，特别是对术前有心、肾功能不全和术中有发生失血性休克的危险患者更为适合。高血压患者的降压幅度不超过其基础值的 30%为准。为使机体有足够的调整适应过程，降压过程不宜过快。在降压过程中，心电图发现有心肌缺血迹象，应立即提升血压。进行控制性降压时应维持适当的麻醉深度和足够的血容量。

249. 脊柱肿瘤患者行控制性低血压具体标准是多少?

控制性降压具体降压的标准视患者的个体情况决定。对于发生围术期心脑血管并发症风险较低的患者通常将收缩压降至80～90 mmHg或将平均动脉压降至50～65 mmHg;对高危患者则需谨慎使用控制性降压技术,在全面的循环监测下,来调整降压幅度,使术中血压波动维持在基础血压的20%以内。

250. 脊柱肿瘤患者麻醉期间进行血液稀释有何益处?

血液稀释可以改善机体的循环功能,其机制如下:增加心排血量和心脏指数;降低血黏度,增加灌注和氧合;氧离曲线右移,促进组织从微循环中摄取氧气。

251. 脊柱肿瘤患者麻醉期间进行血液稀释有几种方法?

血液稀释的方法有3种:① 急性等容血液稀释,在麻醉诱导后,采血的同时输入等效量的胶体或3倍的晶体;② 急性高容血液稀释,麻醉诱导后以每分钟10～20 mL/kg的胶体或晶体胶体混合液输入,心肺功能减退者慎用;③ 改良的急性高容血液稀释。先采血400～600 mL,采血时不进行快速补液稀释,随后在诱导的同时快速输入2～2.5倍于采血量的等效量胶体或晶体液。回输时,应注意的是后采的先输,先采的后输。

252. 脊柱肿瘤患者围术期能否进行自体血回输?

自体血回输有助于减少脊柱肿瘤患者的输血需求,但肿瘤患者术中使用自体血回输是否存在潜在肿瘤细胞的转移、产生不良预后尚有争议。为了尝试自体血能安全运用于肿瘤患者,不增加术后肿瘤的复发和转移,可使用白细胞过滤器或将回收的肿瘤患者血液用50 Gy剂量射线照射。

253. 脊柱肿瘤患者麻醉期间如何合理输血?

脊柱肿瘤的术中出血主要出现在肿瘤的切除过程中,通常要达到1 000 mL以上,有时可以达到3 000 mL以上,此时需要通过输血补充血容量。输血应做到红细胞悬液和血浆搭配使用,红细胞比容不低于30%,由新鲜冰冻血浆提供足够的凝血因子。库血的温度较低,会降低患者体温、减慢输注速度,应使用专门的输血加温仪。大量输注库血引起低钙血症,可造成凝血功能障碍而加重出血,应注意及时检测和补充钙离子。

254. 脊柱肿瘤患者围术期实施腹主动脉球囊阻断技术的适应证什么？有何益处？

对于体积巨大、血供丰富的下腰椎及骶椎、骨盆肿瘤来说，腹主动脉球囊阻断技术通过减少远端动脉血流和对受累器官或血管的压力，可安全、有效地减少骨盆肿瘤手术的出血，缩短手术时间，减少手术并发症。它能显著减少术中的出血量，且操作简单、安全可靠、创伤较小。

255. 脊柱肿瘤患者围术期实施腹主动脉球囊阻断技术的技术要点是什么？

实施时，经股动脉穿刺，将球囊导管逆向插入至肾动脉开口的下方、髂总动脉分叉的上方，在透视下球囊内注入造影剂确定球囊的正确位置，以及完全阻断腹主动脉血流所需的球囊容量。除了透视外，腹部超声也可辅助判断球囊的正确位置。需要阻断时，向球囊内注入在透视下确定容量的无菌生理盐水。解除阻断时通常缓慢抽取球囊中的液体，每次 1 mL，观察半分钟至一分钟，如无明显循环波动则重复抽取，以避免循环血容量的突然改变。

256. 脊柱肿瘤患者术中进行神经功能监测对麻醉有什么要求？

围术期神经损伤是脊柱手术可怕的并发症，术中神经功能监测有助于降低此种并发症的发生。多模式术中神经监测包括：体感诱发电位（SSEP），运动诱发电位（MEP），肌电图（EMG）。神经功能监测是应注意麻醉药物对神经电信号的影响，所有卤族吸入麻醉药均可剂量依赖性降低 SSEP 波幅以及延长潜伏期，挥发性麻醉药吸入浓度应控制在 0.5 MAC 以下。避免使用肌肉松弛剂，阿片类药物对 SSEP 波幅和潜伏期无显著影响。

257. 脊柱肿瘤患者围术期如何进行肾功能监测？

术中监测尿量非常重要，它是反应肾血流灌注的直接指标。围术期的尿量应维持在 1.0 mL/(kg·h)以上，若尿量<0.5 mL/(kg·h)则可诊断少尿，提示可能存在低血容量和低血压。纠正低血容量后，仍然少尿者，应首先排除尿管的机械梗阻，然后进行输液利尿实验，即 3～5 分钟内输注甘露醇 12.5～25 g，若尿量增加到每小时 400 mL 以上，表明肾功能良好；若无反应，可静脉输注呋塞米 100 mg，如再无反应，则考虑发生急性肾衰竭。

258. 脊柱肿瘤患者术中有什么措施预防脊髓缺血性损伤？

术中出血过多，术后大出血行二次手术探查，以及术中持续的低血压、椎管内操作都可能对脊髓造成进一步损伤，尤其是前脊髓动脉的低灌注使患者有偏瘫风险。保证脊髓灌注充分，提高血红蛋白浓度和血氧含量，是预防脊髓缺血性损伤的关键，损伤处理原则为脱水、利尿、减轻水肿。

259. 脊柱肿瘤患者麻醉期间发生气体栓塞的原因是什么？

胸椎后路手术，术野处于身体最高点，如果术中血容量不足和中心静脉压降低，空气就可以从术野中开放的硬膜外静脉、椎旁静脉或去皮质骨的静脉窦进入血液循环。当进气量较大如>5 mL/kg 时，将可能发生致命的空气栓塞。

260. 脊柱肿瘤患者麻醉期间发生气体栓塞会出现什么临床表现？如何处理？

术中发生气体栓塞典型的临床表现为：突然发生的低血压、低血氧饱和度、呼气末 CO_2 分压下降、心率加快、心前区听诊可闻及磨坊轮转样杂音。如果初步诊断为空气栓塞，应立即用生理盐水灌满术野以防空气继续进入，给予纯氧通气以减少空气栓子的容量，同时加快输液速度提升中心静脉压，给予升压药以提升血压，并争取通过中心静脉导管吸出空气。

261. 脊柱肿瘤患者术后肺部并发症有哪些？如何预防？

脊柱肿瘤患者中胸椎术后肺部并发症发生率最高，胸椎术后整体肺部并发症高达 21%，术后低氧血症常见于胸椎前路及胸腔镜手术。术中需单肺通气，通气血流比例失调和长时间机械通气导致肺损伤和肺不张是发生低氧血症的主要原因。此外气胸或血胸也可导致术后低氧血症，如未及时处理可能威胁生命。极少数患者也可出现肺栓塞导致术后突发低氧血症。因此，脊柱肿瘤手术后需密切注意患者呼吸情况，及时进行有效的判断和处理。

262. 如何避免脊柱肿瘤患者术后体位相关性并发症？

体位相关的损伤在脊柱肿瘤手术中相当常见，从轻微的皮肤和软组织损伤到术后视力丧失、周围神经损伤（peripheral nerve injury，PNI）、脊髓损伤和横纹肌溶解症。选择合适的设备，以及使用检查表进行精细体位摆放、填充和定期评估，有助于减少 PNI 的发生。

263. 脊柱肿瘤术后失明的原因有哪些？如何预防和治疗？

根据美国麻醉师学会术后视力损失登记，脊柱手术是非眼科手术后视力损失(postoperative vision loss，POVL)最多的手术，在脊柱手术的发病率约为0.1%。60%的病例通常在术后第一天出现。后部缺血性视神经病变(由于低血压)，视网膜中央动脉阻塞和皮质盲是常见的原因。男性、肥胖、使用Wilson框架及手术时间>6小时是POVL的独立危险因素。使用胶体，加强血压监测，避免低血容量、贫血和眼球受压可能是有益于预防。

264. 脊柱肿瘤患者术后腹胀的原因是什么？

胃肠道不良反应是脊柱后路手术后临床常见并发症，主要包括术后恶心呕吐和术后腹胀。其发生的原因主要包括阿片类药物使用、围术期禁食禁水引起的低钾、卧床期间肠蠕动减慢、液体过量导致肠道水肿等。腰椎后路长节段手术患者术后出现持续腹痛、恶心呕吐不缓解，应警惕畸形矫正术后肠系膜上动脉综合征。此时应行上消化道造影检查，确诊后经禁食水、静脉补液、药物止吐和体位改变等治疗一般均可好转，通常无须进一步腹部手术。

265. 脊柱肿瘤患者术后腹胀如何治疗？

咀嚼动作(嚼口香糖)可作为术后腹胀的预防措施，胃肠动力药物是发生腹胀后的主要治疗措施。提倡术后限制输液，早期进食避免低血钾发生，尽早康复锻炼，下地活动促进胃肠功能恢复。对于中危以上可能发生术后恶心、呕吐的患者，术后尽量减少或避免阿片类药物使用，高危患者可预防性使用止吐药物。

266. 脊柱肿瘤患者术后使用什么措施预防静脉栓塞？

脊柱肿瘤患者术后呈暂时高凝状态，于术后1～3天为甚，并且创伤越大，所引起的血液内环境失衡越严重，术后可出现静脉栓塞症，重者可出现深静脉血栓或肺栓塞。因此，围术期应使用Caprini血栓风险评估预测静脉栓塞症高危患者，增加患者允许范围内的运动，适当使用抗血栓袜套和足部压力性装置。对深静脉血栓高危患者可考虑使用下腔静脉滤网。一般脊柱肿瘤患者术后早期不使用抗凝药，如出现严重栓塞症，可考虑血管内取栓。

267. 脊柱肿瘤患者术后如果出现脑脊液漏，应如何处理？

手术过程中伤及硬脊膜和造成硬脊膜缺损或者硬脊膜缝合不严密，术后会出现脑脊液漏。对术后脑脊液漏的处理可采用体位治疗，即拔除引流管后，保持低头俯卧位或侧卧位 5～7 天，绝大多数患者可以解决。若持续渗出不止可口服减少脑脊液分泌的药物如乙酰唑胺 0.25 g。也有在漏口的远端蛛网膜下隙置管引流脑脊液，直至原漏口完全闭合后拔管，效果满意。对极少数顽固性脑脊液漏或脑脊液囊肿影响伤口愈合者，可考虑再次手术修补硬脊膜。

268. 脊柱肿瘤患者术后有什么多模式镇痛措施?

术前进行预先镇痛已被证明可以减少术后疼痛和阿片类药物的消耗。常用的药物治疗，包括对乙酰氨基酚、普瑞巴林、加巴喷丁和 COX-2 抑制剂。多模式镇痛方案可以改善术后疼痛。对慢性疼痛患者可使用氯胺酮。在多节段和复杂脊柱手术中，静脉输注利多卡因可减少术后疼痛。静脉注射 NSAIDs 药物酮咯酸也可减少镇痛药物的应用，少于 5 天正常剂量使用不影响脊椎融合术的融合率。

（崔湧，李宇）

参考文献

[1] 中国康复技术转化及发展促进会，中国研究型医院学会关节外科学专业委员会，中国医疗保健国际交流促进会关节疾病防治分会，等. 中国骨科手术加速康复围手术期氨甲环酸与抗凝血药应用的专家共识[J]. 中华骨与关节外科杂志，2019，12(2)：81-88.

[2] 郭帅，贺高乐，李浩鹏. 椎动脉损伤的研究进展[J]. 中国脊柱脊髓杂志，2015，25(11)：1030-1033.

[3] 崔苏扬，黄宇光. 脊柱外科麻醉学[M]. 南京：江苏凤凰科学技术出版社，2016.

[4] 高雅，徐懋. 寰枢椎脱位手术的麻醉管理进展[J]. 中国微创外科杂志，2021，21：726-731.

[5] Martini R P，Larson D M. Clinical evaluation and airway management for adults with cervical spine instability[J]. Anesthesiol Clin，2015，33：315-327.

[6] Ghafoor A U，Martin T W，Gopalakrishnan S，et al. Caring for the patients with cervical spine injuries：what have we learned? [J] J Clin Anesth，2005，17：640-649.

[7] Ebersbach G，Ip C W，Klebe S，et al. Management of delirium in Parkinson's disease[J]. J Neural Transm (Vienna)，2019，126(7)：905-912.

[8] Farag E. Airway management for cervical spine surgery[J]. Best Pract Res Clin Anaesthesiol，2016，30(1)：13-25.

[9] Bateman R M，Sharpe M，Jagger J E，et al. 36th International Symposium on Intensive

Care and Emergency Medicine: Brussels, Belgium. 15 - 18 March 2016[J]. Crit Care, 2016, 20(Suppl 2): 94.
[10] 莫凌,黄锦菁,梁德,等. 颈椎前路内固定术后并发颈前部血肿的原因分析及其治疗策略. 中国骨与关节损伤杂志[J]. 2017,32(09): 948 - 950.
[11] 韩永正,徐懋,郭向阳. 颈椎手术困难气道的麻醉管理. 临床麻醉学杂志[J]. 2016,32(01): 99 - 101.
[12] 邓小明,黄宇光,李文志主译. 米勒麻醉学(第 9 版)[M]. 北京: 北京大学医学出版社,2021.
[13] 徐启明,李文硕. 临床麻醉学[M]. 北京: 人民卫生出版社,2000.
[14] 叶久敏,卿忠. 骨科手术麻醉学[M]. 北京: 科学技术文献出版社,2019.
[15] 杜晓宣,郑传东,李宏编. 脊柱外科麻醉学[M]. 广州: 广东科学技术出版社,2017.
[16] Butterworth J F, Mackey D C, Wasnick J D. 摩根临床麻醉学[M]. 北京: 北京大学医学出版社,2016.
[17] 陈孝平,汪建平. 外科学[M]. 北京: 人民卫生出版社,2018.
[18] 陈仲强,刘忠军,党耕町. 脊柱外科学[M]. 北京: 人民卫生出版社,2013.
[19] 裴福兴,陈安民. 骨科学[M]. 北京: 人民卫生出版社,2016.
[20] 刘进,于布为. 麻醉学[M]. 北京: 人民卫生出版社,2014.
[21] 孙天胜,沈建雄,刘忠军,等. 中国脊柱手术加速康复——围术期管理策略专家共识[J]. 中华骨与关节外科杂志,2017,10(4): 271 - 279.
[22] 税敏,吴丹,吴安石. 脊柱侧凸患者的围手术期管理[J]. 国际麻醉学与复苏杂志,2021,42(9): 978 - 982.
[23] 王号中,修鹏,汪雷,等. 儿童及青少年脊柱畸形矫形围术期疼痛管理的研究进展[J]. 中国修复重建外科杂志,2019,33(5): 644 - 649.
[24] 贾强,李玉兰. 脊柱外科领域的神经电生理监测[J]. 临床麻醉学杂,2018,34(2): 191 - 194.
[25] 肖建如. 脊柱肿瘤学[M]. 上海: 上海科学技术出版社,2019.
[26] 李德亨,陈鑫,郝斌,等. 脊柱原发性肿瘤的外科治疗进展[J]. 中华神经外科疾病研究杂志,2018,6: 564 - 566.
[27] 马庆宇,顾海伦,向世洋,等. 不稳定骶骨骨折的诊断及手术治疗现状[J]. 中国伤残医学,2020,1: 98 - 100.
[28] Chakravarthy V, Yokoi H, Manlapaz M R, et al. Enhanced Recovery in Spine Surgery and Perioperative Pain Management[J]. Neurosurg Clin N Am,2020, 31(1): 81 - 91.
[29] Khanna P, Sarkar S, Garg B. Anesthetic considerations in spine surgery: What orthopaedic surgeon should know! [J]. J Clin Orthop Trauma, 2020, 11(5): 742 - 748.
[30] Mohamed B A, Fahy B G. Perioperative and Anesthetic Considerations for Patients with Degenerative Spine Disease[J]. Anesthesiol Clin, 2021, 39(1): 19 - 35.

第四章

骨科其他部位及特殊类型手术的麻醉

第一节　四肢骨肿瘤及软组织肿瘤手术的麻醉

1. 骨肿瘤手术麻醉的方式需要考虑哪些因素?

目前,骨肿瘤大手术以全麻为主要方式。全麻对患者而言体验感好,易于被接受,术后即刻可判断神经功能状态,尤其适用于时间较长的大手术。椎管内麻醉具有术后肺部并发症更少、术中可以调整姿势等优点,同时术后恶心、呕吐及高血压发生率、减少镇痛药使用等方面也优于全麻。联合麻醉可增加术后的镇痛效果,减少镇痛药的用量和并发症,减少对术后康复锻炼的影响。但麻醉医生要考虑全麻药、阿片类药等对这类患者复发和长期转归的影响。

2. 四肢骨肿瘤患者术前麻醉评估要注意哪些事项?

① 关注患者全身状况,患者多呈慢性消耗性病容,一般状态差,且合并低血容量、低蛋白、贫血等;② 患者术前已存在血液高凝状态,手术中估计出血量大的患者,术前应准备足够量的血制品及血液加温装置;③ 评估术前激素治疗对肾上腺皮质功能的影响,术中易发生肾上腺皮质功能不全,苏醒延迟;④ 对骨肿瘤患者,由疼痛导致的体液和电解质紊乱、发热是部分患者的常见表现,应给予足够的镇痛药。

3. 下肢骨肿瘤患者应选择何种麻醉方式? 选用椎管内麻醉或全身麻醉的优缺点有哪些?

对于下肢的骨肿瘤手术,从止血带和骨黏合剂的并发症、截肢或假体植入对患者的心理创伤和对患者的循环和呼吸管理考虑，选择全麻应是比较合理的。但从麻醉方式与假体植入后的稳定性和术后深静脉血栓的发生率，以及失血量的关系看，选择区域阻滞亦有其优点。而且与全麻相比，硬膜外麻醉在减轻机体分解代谢和抑制机体应激反应等方面，均优于全麻。因此，采用全麻结合控制性降压，或浅全麻加硬膜外阻滞较为合理。

4. 上肢骨肿瘤患者应选择何种麻醉方式？选用臂丛麻醉或全身麻醉的优缺点有哪些？

选择臂丛麻醉或全身麻醉都可以。① 如果肿瘤切除范围局限，手术时间短，手术体位患者可以耐受，可以选择臂丛麻醉。② 如果术前肿瘤体积较大或者位于肩部，且有可能与深层组织粘连较重，而且可能要从其他部位进行取骨植骨，以及实施肿瘤切除、瘤细胞灭活再移植术和需要行假体植入的手术，最好全身麻醉。

5. 不同麻醉方式对骨肿瘤患者预后有影响吗？

麻醉方式的不同并不影响骨肿瘤患者的术后复发率和死亡率。① 如果肿瘤切除范围局限，手术时间短，手术体位患者可以耐受，可以选择区域阻滞麻醉。② 如果术前肿瘤体积较大或者位于肩部，且有可能与深层组织粘连较重，而且可能要从其他部位进行取骨植骨，以及实施肿瘤切除、瘤细胞灭活再移植术和需要行假体植入的手术，最好全身麻醉。

6. 恶性骨肿瘤患者术前化疗药物是否增加麻醉风险？

会增加麻醉风险。麻醉前评估患者的心肺功能情况，了解化疗的用药情况、化疗周期、化疗后休息时间以及化疗后身体的恢复状况。此外，还应注意化疗药与麻醉药的相互作用，抗癌药对麻醉药的影响主要是通过抑制肝脏生物转化，影响胆碱酯酶活性和抑制单胺氧化酶作用，如丙卡巴肼能强化吩噻嗪类、巴比妥类以及麻醉药的中枢神经抑制作用。

7. 恶性骨肿瘤患者术前不同化疗方案(药物)是否影响麻醉选择？

会影响麻醉的选择。研究表明化疗后的恶性肿瘤患者氧自由基增加，电镜所见红细胞形态改变，化疗后的恶性肿瘤患者存在红细胞变形力下降为特性的血液流变学变化，全麻复合硬膜外麻醉为较好的麻醉选择，加用可进一步改善血液流变特性，有利于安全度过围术期。

8. 骨肿瘤患者术前行放射性治疗，对于麻醉有无影响？

术前放疗耗时较长，脏器器官在放疗下很可能出现毒性反应。放疗后穿刺时易出血，也增加置管难度。放疗后可立即出现喉部和气管黏膜水肿。放疗易致骨髓抑制，出凝血功能障碍，术中出血的危险性增加。许多研究表明，恶性肿瘤可累及心血管系统。围术期低血压和心肌缺血的发生率较非肿瘤患者高，易致心包积液。因此，稳定血流动力学，及时补充血容量，对提高术前放疗患者的麻醉手术安全性非常重要。

9. 骨肿瘤患者放、化疗后有何特征？放、化疗后患者的哪些问题需要麻醉医师特别关注？

研究发现，恶性骨肿瘤化疗患者生活质量各领域处于较低水平，以角色功能、认知功能和躯体功能 3 个功能领域得分最低，疲倦，失眠，疼痛和食欲下降 4 个症状最严重。麻醉关注要点：① 患者接受放化疗的时间与剂量的大小，患者的整体身体素质状况以及心肺肝肾神经等系统的功能；② 患者是否发生骨髓抑制现象，了解其造血功能；③ 注意避免某些麻醉药物与抗癌药间可能发生的相互作用；④ 部分免疫功能降低，注重无菌原则；⑤ 关注心理状态。

10. 恶性骨肿瘤患者，在其一般状况不佳时，是否可以推迟手术？为什么？

患者如处于晚期状态，身体素质和机能已经不能承受麻醉和手术操作，手术可能会加速患者病情进一步发展，此时不提倡进行手术；如患者还可承受手术操作，恶性骨肿瘤患者辅助放化疗使术后 5 年无瘤存活率不断提高，因此提出保留患肢手术。恶性骨肿瘤患者要早诊断，手术要选在肿瘤的“静止期”，机体对肿瘤有一定防御能力时施行。早期诊断，尽早进行手术联合术前术后放化疗的综合治疗可很大程度改善恶性骨肿瘤患者预后。

11. 骶骨肿瘤选择什么麻醉方式较好？为什么？

骶管肿瘤选择全身麻醉方式较好，早期症状不明显，确诊时往往瘤体较大，浸润压迫骶丛神经及相邻的组织脏器。外科手术是骶骨肿瘤的主要治疗手段，骶骨为中轴骨的尾端，血运非常丰富，且骶骨的前方为交织网状的骶前静脉丛，因此术中极易出血易发生出血性休克；神经损伤也是常见的并发症，尤其是神经受肿瘤浸润或再次手术的患者，对肿瘤较大和软组织浸润较严重者，可能损伤坐骨神经。故一般不推荐神经阻滞和椎管内麻醉的方式。

12. 对于需要手术治疗的尤文氏肉瘤患者，麻醉方式应该如何选择？为什么？

更趋向于选择全身麻醉的方式。原因：① 尤文肉瘤多发生于儿童和青少年，为减轻患者术中恐惧心理；② 如肿瘤位置延伸到重要的神经和血管可能会选择截肢手术，考虑切口面积过大患者术中出血情况和能否配合情况选择；③ 疾病到后期会出现脊髓神经根等神经损伤的情况，此时不再选择神经阻滞或者椎管内麻醉；④ 手术治疗多综合放化疗，此时患者凝血系统平衡破坏以及更容易发生感染等都不利于选择神经阻滞或者椎管内麻醉的方法。

13. 对于骨盆肿瘤需要手术治疗的患者，麻醉医师的关注点应该有哪些？

于术前进行放化疗后的尤文氏肉瘤患者，应关注其不同程度的骨髓抑制现象，以及胃肠道反应、心脏毒性反应、神经根及脊髓等神经功能损伤情况、造血功能、心肺功能、神经系统功能、凝血功能、消化系统功能及是否合并其他并发症如放化疗后急性皮炎和过敏反应等。此外，还需了解患者的治疗时长，治疗相关药物和用药剂量，以及目前患者进行放化疗后的效果及其整体身体素质和精神状态。

14. 如何缓解骨肿瘤患者术前和入手术室后的焦虑情绪？

当患者确诊为骨肿瘤不仅承受身体损伤，也会有一定的心理的创伤，往往会陷入较为严重的焦虑、抑郁、恐惧等不良心理情绪。首先可以详细讲述疾病治疗及手术注意事项，提高患者对手术治疗的依从性，并介绍成功救治病例，使其满怀信心地面对手术治疗及术后康复；麻醉前要向患者介绍所选麻醉用于该患者的优点，麻醉过程中如何配合，同时耐心听取解答患者提出的问题以取得患者的信任；再者对于过度紧张而难以自控者可以药物配合缓解。

15. 骨科恶性肿瘤术中风险大吗？

骨科恶性肿瘤术中风险视患者整体身体情况、肝肾功能、血气分析离子水平以及酸碱平衡状态、凝血功能、心肺功能、有无基础疾病、术前进行的相关辅助治疗、手术时间、肿瘤位置大小、手术操作相关并发症以及术中出血量等综合考量，对于预计出血量大的手术需通过监测维持循环稳定，进行控制性降压，处理失血，大量备血，进行规范合理的抗失血性休克，防治并发症和保护重要脏器，以保证手术顺利进行。

16. 骨肿瘤患者术中麻醉管理有哪些要点？

骨科恶性肿瘤术中风险大，其术中并发症涉及多个系统。① 手术致发热、恶心呕吐、尿潴留、轻度心律不齐、轻度低氧血症等不需要药物治疗的系统并发症。② 非预期失血致输血，手术致心律不齐，肝肾功能异常需药物干预，心肺脑血管意外需药物治疗，血栓栓塞需抗凝。③ 脏器损伤、筋膜间室综合征等需急症手术逆转系统性损害。④ 大量失血致失血性休克或DIC；心力衰竭；肺栓塞等致肺功能衰竭；肾功能衰竭需透析；严重肝损致肝性脑病等。

17. 骨肿瘤患者术中有效的监测手段有哪些？

除了心电图、血氧饱和度、血压、血糖等常规监测外，对于术前放疗或化疗的恶性肿瘤患者术中应密切关注出血量和凝血功能变化，并进行中心静脉压和有创血压监测，以便及时处理术中出现的低血压和凝血异常。此外，神经周围或椎管内肿瘤手术，术中撑开牵引、肿瘤切除、植骨融合内固定等操作均可能造成脊髓或神经的损伤，因此术中可考虑进行神经电生理监测和(或)唤醒实验。

18. 对于在术中出血量较大的骨科肿瘤手术的患者，术中液体管理时需要注意哪些方面？

① 开放大静脉，进行容量监测，并以备快速输液。② 连续监测血压和评估血容量，按照患者失血情况及时补充晶体液、胶体液及血制品。③ 术中大量失血不仅会造成患者血容量不足，还会造成患者核心和体表温度下降，当出现严重术中低血压时还会导致患者基础代谢及各系统功的不良影响，因此术中在补液、输血时进行加温，并采取保温毯、暖风机等措施减少体温丢失。④ 此外，应及时监测出、凝血机制及利用血栓弹力图指导治疗。

19. 骨肿瘤患者术中出血情况的评估方法是什么？

骨肿瘤手术患者术中可能会大量失血，因此术中应及时对出血量进行评估。且失血形式不仅局限于术中可见的显性出血，围术期的隐性失血同样意义重大。可通过统计患者身高、体重、手术节段及手术当天早晨及术后 1 小时内血常规检查结果以获取患者血细胞比容信息，准确测量手术前后纱布重量、术中液体冲洗量及吸引器内液体量。并根据以上数据，通过 Gross 方程可准确计算患者术中显性失血量、理论总失血量和隐性失血量。

20. 骨肿瘤患者术中如何进行容量管理?

骨肿瘤术中失血几乎贯穿整个手术过程,而且是全血。在出血量较少时,只要补充胶体、晶体液即可维持血流动力学稳定,当手术时间长、出血速度快、出血量多的时候,应及时进行成分输血,维持出凝血机制稳定。必要时采用经食管超声心动图、脉搏指数连续心排出量监测等监测技术进行血流动力学管理,根据患者的心脏功能和负荷状况以及对液体的需求进行个体化补液治疗,即目标导向液体治疗,从而改善患者的心排出量和氧供。

21. 骨肿瘤患者可以进行自体血回输吗?

肿瘤术区出血是否能够安全回输利用目前仍存在许多争议。部分学者认为肿瘤患者术区血液中存在肿瘤细胞,可能引起肿瘤的血行播散。但也有研究发现通过术中回收式自体血回输和白细胞滤器处理后,回输的血液中检测不到有活性的肿瘤细胞,但由于样本数量较少,研究结果存在一定的局限性。因此,骨肿瘤患者术中自体血回输要慎重。

22. 骨肿瘤患者术中控制出血的常见方法是什么?

① 控制性降压麻醉或低温复合控制性降压麻醉,能较有效减少术中出血。② 结扎、套扎血管控制出血,多在肿瘤巨大或病灶涉及的骶椎节段较高的患者中采用。③ 术前预先栓塞供瘤动脉、双侧髂内动脉及骶中动脉则多从微创角度考虑。④ 阻断腹主动脉止血效果显著、稳定,球囊导管阻断低位腹主动脉法为一种微创新方法应视肿瘤部位的高低、种类、大小等具体情况选择适应的入路和止血方式。⑤ 血液稀释及合理使用止凝血药物。

23. 骨肿瘤患者常合并静脉血栓栓塞,如何预防?

根据 Caparini 评分,骨肿瘤大手术患者 VTE 的风险级别高,建议高危风险的恶性骨肿瘤患者围术期在无禁忌证情况下,常规预防 VTE。临床医师应根据具体情况制定基本预防、机械预防和药物预防综合方案。基本预防以宣教为主,机械预防包括间歇性气动压缩装置、足底静脉泵和分级弹力加压袜等。药物预防中常用药物包括普通肝素、低分子肝素、Ⅹa 因子抑制剂及维生素 K 拮抗剂等。

24. 骨肿瘤患者围术期疼痛管理的常见方法是什么?

对于术前存在疼痛类药物耐受、术后存在慢性疼痛等易患因素的患者,术前即开始预防性镇痛。术中依据手术情况，包括手术部位、创伤程度、手术时间选择相应方法。腰背部肿瘤手术患者优先采用硬膜外阻滞、椎旁或竖脊肌平面阻滞等技术；四肢手术等患者，推荐采用外周神经阻滞镇痛技术；而创伤较大手术可采取多模式镇痛。术后依据手术类型、创伤疼痛程度，进行分层疼痛管理，采用不同的镇痛方案。同时评估镇痛效果，调整镇痛方案。

25. 骨肿瘤患者手术术后镇痛方式是什么？镇痛持续时间多久？

日间手术和创伤程度小的手术，大多仅用单一镇痛药物或方法（口服或静注）即可；多模式镇痛是术后镇痛，尤其是中等以上手术镇痛的基础，应联合应用作用机制不同的药物，常采用的方法包括超声引导下的外周神经阻滞与伤口局部麻醉药浸润复合；全身使用（静脉泵或口服）对乙酰氨基酚和（或）NSAIDs药物和阿片类药物及其他类药物的组合。

26. 对于恶性骨肿瘤的慢性疼痛的缓解与控制，麻醉医师可以做些什么？

应根据镇痛三阶梯原则，采取不同的治疗药物，如果是轻度疼痛，可给予非甾体抗炎类药物进行镇痛治疗，如芬必得；如果是中度疼痛，可给予弱阿片类药物进行镇痛治疗，如曲马多；如果是重度疼痛，可给予强阿片类药物进行镇痛治疗，如盐酸羟考酮缓释片、硫酸吗啡缓释片和芬太尼透皮贴等药物。

27. 对恶性骨肿瘤治疗全程的疼痛管理为什么是至关重要的？

恶性骨肿瘤的早期症状包括疼痛、肿胀或肿块、活动受限等。疼痛常常是恶性骨肿瘤最早出现的症状，早期程度较轻，呈间歇性，逐渐加重变为持续疼痛，休息时和夜间明显，影响日常生活。良好的全程疼痛管理对患者的情绪稳定、配合程度及治疗有着至关重要的作用。

28. 麻醉医师良好的疼痛管理对患者、外科医生以及整个疾病的治疗过程有何益处？

① 对患者：较为完善的中、长期镇痛效果，最大限度减少疾病疼痛中常见的副作用，对缓解由疼痛引起的恐惧、焦虑、忧郁等不良情绪，减轻患者痛苦，减少并发症发生率，增进食欲、改善睡眠、提高生活质量，可起到积极作用。② 对医生：完善的疼痛治疗可减少疾病引起的各种机体反应，降低患者机体及情绪的反应，增加患者依从性，达到更好的治疗效果。③ 对疾病：可减少疾病并发症的发生率，使医疗

人员对疾病的认知更加深刻。

29. 对于发生在不同部位的恶性骨肿瘤患者的疼痛管理，有哪些镇痛方式可供选择？

① 口服止痛药用于在局部麻醉下就可以完成的小手术；② 静脉注射镇痛药物对患者术后镇痛显著，可以很好地减轻术后患者的不良反应；③ 椎管内镇痛将止痛药物单次或多次注入椎管内，使神经传递痛觉的信号被阻断；④ 镇痛泵止痛这是借助“机器”（泵）进行自动或手动给药的止痛方法。

（邱颐，王晓冬）

第二节 显微外科及脊柱微创手术的麻醉

30. 什么是显微外科技术？

外科医生借助于手术显微镜的放大，使用精细的显微手术器械及缝合材料，对细小的组织进行微小修复与重建的一项外科技术。

31. 显微外科基本手术技术包括哪些？

包括显微血管、淋巴管吻合技术、神经、肌腱缝合技术。

32. 显微外科对麻醉的共同要求有哪些？

① 手术时间长，患者需要较长时间绝对制动，因此要保证麻醉深度和镇痛完善。② 采用连续硬膜外麻醉或臂丛等神经阻滞时，警惕局部麻醉药过量或中毒。③ 谨慎使用缩血管药，避免吻合血管痉挛。④ 维持足够的血容量，保证组织灌注；适当血液稀释，防止高凝状态。⑤ 注意体温保护，防止室温和体温偏低。⑥ 术后继续适当镇静和完善镇痛，防止血管痉挛，保证吻合血管和神经的稳定。

33. 显微骨科手术的特点有哪些？

手术时间长，要求术野清晰稳定，保持良好的末梢血供。

34. 显微骨科手术的麻醉管理有哪些特点？

① 麻醉完善，避免疼痛应激引起血管痉挛。良好的血管扩张有利于精确缝合以提高成功率。② 确保吻合神经、血管时患者无体动。③ 保证充足的血容量，改善末梢循环，慎用缩血管药物。④ 为确保吻合血管的血流通畅，术中局部血管定时用肝素生理盐水冲洗，尽量不要全身使用抗凝剂。⑤ 显微手术一般时间较长，应注意体位保护，预防长时间局部压迫引起的组织损伤、神经损伤、关节强直和疼痛。

35. 显微血管吻合技术有哪些？

端端吻合和端侧吻合 2 种，以前者最常用。

36. 显微血管吻合技术的基本原则与方法是什么？

无创技术、血管及血管床肝素化、血管断端清理及血管外膜修建、缝合血管。

37. 什么是完全性断肢(指)？

外伤所致肢(指)断离，没有任何组织相连或虽有受伤失活组织相连，清创时必须切除。

38. 什么是不完全性断肢(指)？

凡伤肢(指)断面有主要血管断裂并骨折脱位，伤肢断面相连的软组织少于断面总量的 1/4，伤指断面相连皮肤不超过周径的 1/8。不吻合血管，伤肢(指)远端将发生坏死。

39. 断肢(指)急救原则是什么？

包括止血、包扎、固定、离断肢(指)保存、迅速转运。

40. 断肢(指)离断平面与再植期限是多久？

再植手术越早越好，应分秒必争，一般以外伤后 6～8 小时为限。早期冷藏或寒冷季节可适当延长。再植时限与离断平面有密切关系。断指因组织结构特殊，对全身情况影响不大，可延长至 12～24 小时。

41. 高位断肢再植期限是多久?

高位断肢,因肌肉丰富,在常温下缺血6～7小时后,肌细胞变性坏死,释放出钾离子、肌红蛋白和肽类等有毒物质集聚在断肢的组织液和血液中。再植后,这些有毒物质进入全身引起全身毒性反应。甚至引起死亡,即再灌注损伤。故再植时间严格控制在6～8小时。

42. 断肢(指)再植的禁忌证是什么?

① 合并全身性慢性疾病,或合并严重脏器损伤,不能耐受长时间手术,有出血倾向者。② 断肢(指)多发骨折、严重软组织挫伤、血管床严重破坏,血管、神经、肌腱高位撕脱,预计术后功能恢复差。③ 断肢(指)经刺激性液体或其他消毒液长时间浸泡者。④ 高温季节,离断时间过长,断肢未经冷藏保存者。⑤ 合并精神异常,不愿合作,无再植要求者。

43. 断肢(指)再植的手术原则是什么?

彻底清创、修整重建骨支架、缝合肌(肉)腱、重建血液循环、缝合神经、闭合伤口。

44. 断肢再植术后如何处理?

密切观察全身反应、定期观察再植肢(指)体血液循环,及时发现和处理血管危象。防止血管痉挛、抗血液凝固治疗,抗生素应用,再植肢(指)康复治疗。

45. 断肢(指)再植术患者的手术特点是什么?

断肢(指)再植者多为创伤患者,有的合并多处创伤,所以应注意对全身的检查和处理。合并失血者,术前要补充血容量,给予适量镇静镇痛药。手术时间长,操作精细,要求麻醉平稳,镇痛完善,术野干净。

46. 断肢再植术中肝素抗凝的剂量和用法是什么?

术中常用抗凝药,为防止吻合口血栓形成,于吻合血管两端时要用肝素液冲洗(肝素25 mg加生理盐水500 mL)。在吻合小血管时需全身肝素化,术中预防性使用肝素或低分子肝素,肝素用量一般为0.5～1 mg/kg静脉注射,3小时重复1次,同时加强患者凝血功能监测(APTT或ACT)。

47. 断肢再植术中预防和解除血管痉挛的措施是什么？

由于创伤刺激和防御反应，可发生血管痉挛；寒冷、疼痛和手术刺激也引起血管收缩。应注意患肢保温，麻醉镇痛要完善，必要时应用罂粟碱等血管扩张药，椎管内麻醉具有阻滞交感神经作用，在阻滞范围内血管扩张。术中应避免发生低血压，要求收缩压不低于 100 mmHg。也可在手术开始前行适当血液稀释，以降低血黏度，有利于恢复组织的血运。术中可应用多普勒血流仪或脉搏容量记录仪，监测吻合口血流情况。

48. 缓解移植血管的痉挛，麻醉中应注意采取哪些措施？

① 麻醉方法最好选用(或复合)椎管内麻醉、臂丛等外周神经阻滞。② 保持足够的麻醉深度和完善的镇痛，防止呛咳、体动及应激反应。③ 谨慎使用血管收缩剂，必要时可考虑使用解痉药如钙通道阻滞剂、α 受体阻滞剂、罂粟碱、硫酸镁、利多卡因等。④ 保持环境温度偏暖。

49. 断指、断肢再植手术的麻醉管理是什么？

断指、断肢再植手术可以采用全身麻醉、神经阻滞麻醉或神经阻滞复合浅全麻。对于断指、断肢手术，更推荐使用以神经阻滞为基础的麻醉方法，有证据显示，以神经阻滞为基础的麻醉方式更有利于术后断指、断肢再植的成活，这可能是因为神经阻滞后交感抑制，外周血管扩张，更有利于断肢、断指的血供。

50. 上肢断肢(指)再植术的区域阻滞麻醉如何选择？

一般可选用臂丛神经阻滞。用 0.25%～0.375% 丁哌卡因 30～40 mL 或 0.25%～0.5% 罗哌卡因 30～40 mL 行腋路臂丛阻滞。对于复杂的需要更长时间的手术，可选用连续臂丛阻滞。断肢位置达上臂上 1/3 者，或双侧上肢同时手术，建议全麻更为安全妥当，也可以复合双侧腋路臂丛阻滞。过去曾 C_7～T_1 颈段硬膜外阻滞，因操作技术及管理要求较高，现临床上基本弃用。

51. 下肢断肢(指)再植术的麻醉如何选择？

下肢断肢再植术可选用腰段连续硬膜外阻滞或腰硬联合阻滞，并保留导管用于术后镇痛，可改善患肢血液灌注。伴有多处伤或休克的患者，以及不能合作者，行断肢再植术时应选用全身麻醉，有利于充分供氧，且不受手术时间的限制。

52. 双侧上肢断肢(指)再植术的麻醉如何选择?

双侧锁骨上臂丛和肌间沟臂丛神经阻滞可能导致患者膈肌功能障碍,影响患者呼吸功能。故可采用双侧腋路臂丛神经阻滞、单侧锁骨下＋单侧腋路臂丛神经阻滞以及全身麻醉。

53. 断肢(指)再植术患者的血管发生痉挛的因素是什么?

术中再植组织常不断用冷的肝素水冲洗,使其温度显著降低,引起血管痉挛,影响吻合口血流通畅。血管吻合后常因疼痛等引起交感神经兴奋,发生痉挛,也可因术中对血管外膜分离等机械刺激、术后炎症化学刺激,而引起血管平滑肌痉挛。

54. 断肢(指)再植术患者的术后如何处理?

术后要使再植组织复温,采取保暖或用电热毯,并要求室温在 25°以上。但要防止温度过高,造成局部充血、组织肿胀,影响血液循环。处理方法:除保温外,要补充血容量,维持血压,稀释血液,增加血液流速。术毕搬运患者时,手术部位要适当固定,防止移动太多而使吻合血管牵拉或扭曲受压,影响血液循环。应将患肢抬高,一般略高于心脏水平。

55. 断肢(指)再植术的抗感染和抗凝措施是什么?

断肢(指)再植后,需每 1～2 小时观察一次再植肢体的血液循环,如局部肿胀、皮肤色泽、温度、毛细血管充盈等。抗感染和抗凝是术后处理的重要环节,除术中强调无菌技术外,术后要加强抗感染治疗。由于创伤和手术,均可使血管内膜损伤,致吻合血管的血栓发生率较高。术后需采用抗凝治疗,常用肝素、低分子右旋糖酐等。

56. 显微外科的应用范围是什么?

断肢(指)再植、吻合血管的组织移植、吻合血管的足趾移植再造拇指或手指、吻合血管的空肠移植、周围神经显微修复、小管道显微修复、吻合血管的器官移植。

57. 皮瓣或肌(皮)瓣移植的主要应用范围是什么?

① 因创伤、烧伤、肿瘤等因素造成的皮肤软组织缺损伴有深部组织(如肌腱、骨关节)外露者。② 严重瘢痕至关节挛缩畸形,瘢痕深部有需二期修复的重要组织。③ 经久不愈的慢性溃疡。④ 组织或器官缺失再造。

58. 正常手的姿势及其临床意义是什么?

有休息位和功能位。手的休息位是手内在肌、外在肌、关节囊、韧带张力处于相对平衡状态,即手自然静止的状态。其临床意义在于当肌腱损伤后,手的休息位将发生改变;手的功能位是手将发挥功能时的准备体位,呈握球状。其临床意义在于严重手外伤术后,特别是估计日后关节功能难以恢复正常,甚至会发生关节强直者,在此位置固定可使伤手保持最大的功能。

59. 手外伤损伤的原因及特点是什么?

刺伤、切割伤、钝器伤、挤压伤、火器伤。

60. 手外伤现场急救的处理原则是什么?

包括止血、创口包扎、局部固定和迅速转运。

61. 手外伤治疗的原则是什么?

早期彻底清创、组织修复、一期闭合创口、术后处理。

62. 手外伤术后如何处理?

在手功能位包扎创口及固定。固定时间依修复组织的不同而定,肌腱缝合后固定 3～4 周,神经修复 4 周,关节脱位 3 周,骨折 4～6 周。术后 10～14 天拆除伤口缝线。组织愈合后应尽早拆除外固定,开始主动和被动功能锻炼,并辅以物理治疗,促进功能早日恢复。

63. 常用的手部骨折固定方式有哪些?

克氏针、微型钢板螺钉、微型外固定支架。

64. 肌腱缝合方式有哪些?

双十字缝合法、Kessler 缝合法、改良 Kessler 缝合法,多主张显微外科缝合法。

65. 手外伤患者的术后镇痛方法是什么?

切口局部麻醉浸润,臂丛神经阻滞,PCIA 静脉镇痛泵,非甾体类药物消炎镇痛及多模式联合镇痛。

66. 什么是微创脊柱外科?

在一定医疗风险下避免大切口,采用微小切口或穿刺通道,运用特殊的器械和装置,在影像仪器监视下或导航技术引导下,从正常的解剖结构到达病变处,使用各种微型的手动或电动器械和器材,在可视条件下完成整个手术过程,以达到比传统或标准的脊柱手术切口小、组织创伤小、出血少、操作精确度高、效果肯定、术后功能恢复快为目的。

67. 脊柱微创手术的技术分类有哪些?

脊柱显微外科技术、内镜辅助下脊柱外科技术、经皮穿刺脊柱外科技术、导航系统辅助下脊柱外科技术。

68. 脊柱外科微创手术的标准术式有哪些?

目前脊柱外科主要的微创手术是椎间孔镜技术和经皮椎体后凸成形术。虽镜下的视野及操作的空间相对较小,但脊柱外科微创手术切口小、对周围组织损伤小,但也增加了神经损伤率。

69. 脊柱微创手术的术后并发症有哪些?

常见并发症包括术后神经损伤、疼痛不缓解和头晕头痛。若患者术后出现腿脚的麻木及无力,首先应判断是麻醉药物导致还是神经损伤,可嘱患者先静卧休息,待麻醉药物代谢后观察症状是否缓解。术后疼痛多为术口处胀痛、酸痛,为术后正常反应,可安慰患者静卧休息。若症状不缓解,应仔细排查是否为减压不够彻底或存在神经损伤,应延迟出院。头晕、头痛一般为椎管内压力变化引起,嘱患者静卧休息后可明显缓解。

70. 全麻下俯卧翻转前,应如何准备?

全身麻醉时,在诱导和插管后,气管插管应固定好,闭眼并用胶带固定,放置一个或多个柔软的咬合块,并放置鼻或口腔温度探头。如果患者的头部要用泡沫头枕支撑,则在仰卧时将头枕放在患者的脸上,确保眼睛和鼻子在设备的相应开口中是自由的,然后转动到位。俯卧前,手术台和担架应锁定并尽可能靠近。在预期转位时,给予100%的氧气以防止在通气中断时出现低氧。

71. 全麻下俯卧翻转应注意哪些问题？

静脉导管和动脉换能器导管应沿患者一侧放置，以避免在转动时移位。监测线路可能会在俯卧翻身时断开，但应尽快更换。应尽可能在整个转位和定位过程中保持脉搏血氧饱和度或有创血压监测。当所有相关人员就位并准备就绪时，应在转身前的最后一刻断开呼吸回路。在转身过程中，患者的颈部应保持在中立位置。患者滚动的手臂应该沿着患者的一侧，以防止受伤。转位后，应重新连接气管插管并确认足够的通气，并应尽快重新连接监护仪。

72. 术中俯卧位应注意哪些问题？

气管导管脱落、折叠，分泌物堵塞气道，肺顺应性下降、视力障碍，神经受压。

73. 局部麻醉在脊柱微创外科手术的优点与缺点是什么？

脊柱微创手术对患者创伤小(切口小、对正常组织破坏少)，可缩短术后康复时间，成为治疗腰椎间盘突出症的常用方法。通常，这类手术需术者能够随时与患者交流，及时纠正手术操作偏差，从而避免造成不可逆的神经损伤，需要在局部麻醉下完成。然而，单一的局部麻醉并不能消除患者手术过程中的疼痛(有些患者因不能忍受而放弃手术)，术中强烈的不适感使患者对微创及麻醉水平的评价大大降低；同时疼痛也使术中发生心血管意外的可能性增加。

74. 全身麻醉在脊柱微创外科手术的优点与缺点是什么？

全麻使患者完全解除了疼痛，几乎没有术后不愉快记忆。既助于患者的体验，又助于预防患者术后的焦虑情绪；而全麻时患者完全静止，肌肉更为放松，有助于手术的顺利进行。然而，全麻时由于患者的意识、感觉和活动均完全丧失，当手术器械牵拉或刺激马尾神经、神经根时患者无明显反应，仅神经根明显刺激时才会表现出相应支配肌肉的收缩，易造成神经损伤等并发症，导致严重后果。这一风险成为全麻应用于脊柱微创手术的最大障碍。

75. 全麻下行脊柱微创手术，神经电生理监测的常用检测方法是什么？

鉴于脊柱微创手术的手术操作可能造成牵拉和损伤的神经主要为手术节段的出口神经根或下行神经根，术中的神经电生理监测主要的监测对象是神经根的功能及完整性，因此，多采用肌电图监测。而体感诱发电位、运动诱发电位主要用于监测感觉、运动的传导通路，提示脊髓损伤，在脊柱微创手术中可不应用。

76. 全麻+神经电生理监测的优势是什么?

当术中神经根受到刺激或牵拉时,神经电生理监测医生会根据异常信号及时提醒术者,以避免或减少神经根损伤。神经电生理在脊柱微创手术中的应用,使得全身麻醉下脊柱微创手术得到了安全保证。

77. 椎间孔镜技术的并发症有哪些?

主要并发症包括后腹膜血肿、腰骶神经根损伤、减压不彻底、术中导针断裂、术后椎间隙感染和术后复发等。

78. 用于脊柱微创手术的躯干神经阻滞有哪些?

胸腰筋膜平面阻滞、竖脊肌平面阻滞、腰丛神经阻滞、胸椎旁神经阻滞。

79. 脊柱微创外科手术的麻醉如何选择?

局部麻醉对生理功能影响轻微。但只能应用于小范围表浅软组织手术。谵妄和不合作的患者应避免应用。神经阻滞适应于手术部位局限于某一神经干(丛)支配范围内。椎管内麻醉:许多脊柱微创均可在椎管内麻醉下完成。椎管内麻醉可以提供有效的镇痛效果和一定程度的肌肉松弛,辅助静脉麻醉药还可提供术中镇静及遗忘。对于手术时间长、手术方式复杂及创伤大,或破坏性手术及颈胸椎手术、术中呼吸管理困难或呼吸道异常者,宜在全身麻醉下施行。

80. 脊柱微创手术如何进行术后镇痛?

多模式镇痛管理一直是ERAS所提倡的重要措施,主要包括术前预先镇痛,术中伤口局部麻醉镇痛及术后合理镇痛,以预防外周和中枢神经敏化,减少手术的应激反应及相关炎症反应,降低术后手术切口的疼痛强度。

81. 如何比较局部麻醉与全麻+神经电生理监测下脊柱微创手术?

局部麻醉有镇痛效果不足的缺陷,术者对于术中神经根损伤与否的判断主要依赖于患者的主观感受,然而对于痛阈较高的患者,即使已经发生神经损伤患者仍有可能不存在任何主观感受。但是,全麻+神经电生理监测的优点在于具有更短的手术时间和更小的神经根刺激。全麻+神经电生理监测是局部麻醉的有利补充。由于神经电生理监测技术的安全保障,痛觉迟钝、难感知疼痛刺激者也是全麻的适用对象。

82. 控制性降压在脊柱微创手术的注意事项是什么?

脊柱手术属于微创手术,要求术野清晰。适当控制性降压可以明显减少出血量,利于手术操作,明显缩短手术时间。但此类手术对麻醉要求较高,不但要有适当的麻醉深度,还要维持稳定的血流动力学。临床实践中施行控制性降压,如果加大降压幅度,延长持续时间,可能导致术后谵妄(postoperative delirium, POD)。如果确实有必要施行控制性降压,为预防 POD 的发生,MAP 应保持在 60～80 mmHg 以上。

83. 腰椎间盘突出症非手术治疗的适应证是什么?

初次发病,病程较短的患者;休息以后症状可以自行缓解者;由于全身疾病或有局部皮肤疾病,不能施行手术者;不同意手术者。

84. 腰椎间盘突出症手术治疗的适应证是什么?

① 腰腿痛症状严重,反复发作,经半年以上非手术治疗无效,且病情逐渐加重,影响工作和生活者;② 中央型突出有马尾神经综合征,括约肌功能障碍者应按急诊进行手术;③ 有明显的神经受累表现者。

85. 什么是腰椎管狭窄?

腰椎管狭窄症(lumbar spinal stenosis, LSS)是指骨性椎管狭窄或者椎管内软组织肥厚增大或者两者兼有压迫脊髓、神经根、马尾神经等从而引起神经源性跛行、神经根痛或多种表现的综合症状。神经源性跛行是其最常见的临床表现,特点为步行和腰椎伸展时症状加重,坐位和腰椎屈曲后疼痛缓解。

86. 椎间孔镜治疗腰椎管狭窄症的并发症是什么?

常见并发症有术后神经根分布区域感觉异常、硬脊膜、神经根损伤等。

87. 什么是经皮椎间孔镜下髓核摘除术?

椎间孔镜技术是通过特殊设计的工作套管、脊柱内镜和配套的成像系统共同组成的一个脊柱微创手术系统来完成腰椎间盘摘除的手术。采用腰后外侧经椎间孔入路直接定位于椎间盘突出的部位,可在直视下对其行直接摘除,对原组织结构不会破坏,从而保留腰椎原有的正常结构与功能。

88. 与传统开放手术相比，经皮椎间孔镜手术的优缺点有哪些？

随着脊柱外科微创技术的发展，手术彻底减压、保留脊柱的稳定性和重视脊柱的生物学功能恢复成为手术治疗腰椎间盘突出症的基本原则。经皮椎间孔镜手术具有切口小、创伤小、费用低、恢复快、对脊柱稳定性影响小等优点，复发率与开放性手术无明显差异。但是该术式也存在手术风险大、技术要求高、学习曲线陡峭等缺点。

89. 用于经皮椎间孔镜手术的区域神经阻滞有哪些？

竖脊肌平面阻滞，椎旁神经阻滞，椎板后神经阻滞。

90. 什么是经皮椎间孔镜手术的疼痛发生时间段？

经皮椎间孔镜下髓核摘除术手术中疼痛主要集中在椎间孔成形和髓核摘除时神经根的牵拉和刺激，局部或血浆中会产生炎性物质，刺激外周疼痛感受器，引起疼痛。

91. 术前体位训练在脊柱微创手术中的意义是什么？

俯卧位手术术后患者往往容易出现胸痛、呼吸困难等并发症。术前患者在病房要练习俯卧位，可评估患者俯卧时的状态并使患者适应术中体位，患者对俯卧位的耐受性和依从性有所提高。通过对受压部位情况观察，让患者掌握手术体位配合方法，增加患者术中的耐受性和手术预刺激，促进术后恢复。

92. 经皮椎间孔镜技术的麻醉方式如何选择？

麻醉方法包括局部麻醉、局部麻醉＋静脉强化、竖脊肌平面神经阻滞、硬膜外麻醉和全身麻醉，但以局部麻醉较为常见。

93. 经皮椎间孔镜技术的局限性是什么？

有一定概率穿刺失败，发生在局部麻醉效果较差或疼痛耐受程度差的患者；学习曲线较高，镜下图像与传统手术的差异需要重新理解椎间孔镜技术；术中切除不完全和硬膜撕裂（限制术者操作幅度而致切除不完整），容易导致复发，但内镜手术的相关新创已经克服了相关手术的问题；工作通道放置位置、神经根牵拉、环锯、射频止血使用不当可导致术后下肢放射性肢体感觉异常。

94. 经皮椎间孔镜技术的禁忌证是什么？

椎管和椎间孔狭窄为相对禁忌证，脊椎滑脱、复发性椎间盘突出症（再手术）、神经根异常(如马尾综合征),一般不应用于椎间孔镜技术。

95. 局部麻醉行椎间孔镜手术的优缺点是什么?

局部麻醉优势在于方便快捷,麻醉风险小,术中不需体位变换,局部麻醉镇痛效果欠佳。术中分离粘连及显露间盘时难免挤压硬膜囊,牵拉神经根,此时患者就会出现严重酸胀不适,疼痛等不良状况。部分粘连严重患者难以忍受,产生严重恐惧感,甚至要求终止手术。同时疼痛刺激不可避免地激惹患者而引起心血管反应,增加合并冠心病或高血压的患者的心血管风险,此时需要额外给予静脉镇痛药物缓解患者痛苦。

96. 如何比较经皮椎间孔镜技术局部麻醉与全麻?

与局部麻醉相比,全麻优点:为体位摆放困难、心理恐惧、帕金森病等患者提供了微创手术机会;避免了局部麻醉时穿刺针进入椎管导致椎管内麻醉的风险;患者术中全程无痛苦,清醒后均有良好的手术体验;避免了患者因疼痛刺激致使血压升高、心率加快,甚至出冷汗等休克症状。全麻缺点:术中医患双方不能进行沟通,存在损伤神经根和硬膜囊的风险;对于高龄、合并心脑血管疾病的患者,风险增加,术前需要对患者进行心肺功能的详细评估。

97. 椎间孔镜手术中的持续冲洗液体对患者可能造成哪些不利影响?

椎间孔镜手术冲洗液渗出造成的问题与经尿道前列腺电切术综合征不同。椎间孔镜手术的冲洗液是生理盐水,不会引起循环容量的低渗状态。腔内冲洗压力低,引流排出充分,全身吸收少,对全身循环容量影响也小。但当术中出现明显静脉破裂时,仍应警惕冲洗液大量进入循环导致全身血容量过多。

(余树春)

第三节　小儿骨科手术的麻醉

98. 小儿骨科手术麻醉的补液要求是什么?

补液内容包括:① 正常维持液量:正常维持量=每小时需要量×估计手术时间;② 术前禁食所致的液体缺失量:术前禁食液体缺失量=禁食时间×每小时需

要量，此部分液体可在第 1 小时输入 1/2，第 2、3 小时各输入 1/4；③ 麻醉丢失量：麻醉后的血管扩张、不显性失液；④ 手术创伤所致液体丢失：一般按小手术补充 2 mL/(kg·h)；中等手术 4 mL/(kg·h)；大手术 6 mL/(kg·h)；腹腔大手术可达 15 mL/(kg·h)。

99. 笑气在小儿骨科麻醉中如何应用?

笑气的血气分配系数仅 0.47，可控性较小，适用于门诊的短小手术。笑气一般不单独用于全身麻醉，而是与氧气合用。一般采用 50%氧气与 50%笑气混合的低流量麻醉方式。在吸入时对呼吸道无刺激，味甜，有草莓芳香味或甜蛋糕芳香味，易于被患儿接受。吸入体内只需要 30～40 秒即产生镇痛作用，再加以实施局部麻醉，2～3 分钟即可迅速进入麻醉状态。

100. 异氟烷在小儿骨科麻醉中如何应用?

异氟烷的血/气分配系数为 1.4，麻醉诱导及苏醒快，代谢降解产物仅 0.17%，对肝肾的毒性小。但由于异氟烷对呼吸道有刺激性，可以引起患儿咳嗽、屏气等不适，甚至出现喉痉挛或者支气管痉挛，不单独用于吸入麻醉诱导。应先使用静脉麻醉药，待小儿入睡后再吸入 0.5%～1%异氟烷，逐渐调整吸入浓度至 2%～3%，维持常用浓度 1.5%～2%。异氟烷对循环抑制较轻，不增加心肌对儿茶酚胺的敏感性，可显著降低脑代谢。

101. 七氟烷在小儿骨科麻醉中如何应用?

七氟烷血/气分配系数 0.66，诱导及苏醒迅速，气味比异氟烷好，易为患儿接受，对呼吸道无刺激。七氟烷能从稳定心率、降低心律失常发生率、维持心肌收缩力 3 个方面改善小儿循环。儿童使用七氟烷，调整吸入浓度至 7%，2 分钟内即可达到外科麻醉效果，维持推荐低于 4%的浓度。不良反应主要为血压下降、心律不齐、恶心、呕吐、肝功能异常等。

102. 地氟烷在小儿骨科麻醉中如何应用?

地氟烷血/气分配系数 0.42，诱导及苏醒迅速，但地氟烷对呼吸道有刺激性，单独诱导可使患儿出现呛咳、屏气、分泌物增多以及喉痉挛等。地氟烷代谢率低(0.02%)，是现有吸入麻醉药中体内生物转化最少的麻醉药。过快或高浓度吸入地氟烷时，可激活交感神经系统，可出现高血压及心动过速。临床上常先用七氟烷诱导后再改用地氟烷吸入，维持需5%～7%的浓度。

103. 氯胺酮在小儿骨科麻醉中如何应用?

氯胺酮肌内注射常用剂量4～6 mg/kg，对于2岁以内的婴幼儿可增加至6～8 mg/kg，2～5分钟起效，维持30分钟左右。静脉注射氯胺酮1～2 mg/kg，注射后60～90秒入睡，持续时间为10～15分钟。氯胺酮可使患儿分泌物增加，因此在使用之前必须给予抗胆碱药物。有暂时性心血管兴奋作用，导致血压、心率、心排量均升高，中心静脉压及外周血管阻力也增加。氯胺酮可增加脑血流量、脑耗氧量、颅内压，也可增加眼内压。

104. 艾司氯胺酮在小儿骨科麻醉中如何应用?

相较于氯胺酮，艾司氯胺酮药效更强，不良反应更低。静脉注射或用氯化钠注射液稀释后静脉滴注0.5～1 mg/kg，约在1分钟内注入，全麻可持续5～10分钟，每小时用量不超过3～4 mg/kg。小儿基础麻醉：肌内注射1次4～8 mg/kg。

105. 咪达唑仑在小儿骨科麻醉中如何应用?

咪达唑仑是水溶性苯二氮草类药物，可产生抗焦虑、镇静、催眠、抗惊厥及肌肉松弛作用。与其他类药物相比，刺激小，起效迅速，持续时间短。肌内注射或静脉注射后，可产生短暂的顺行性记忆缺失，使患儿不能回忆起在麻醉期间所发生的事情。无耐药性和戒断症状或反跳。毒性小，安全范围大。全麻诱导使用剂量为0.05～0.2 mg/kg，在15～20秒内静脉推注完毕。一般不推荐用于术中维持。

106. 依托咪酯在小儿骨科麻醉中如何应用?

依托咪酯系一种催眠性静脉全麻药，是咪唑类衍生物，安全性大，是麻醉诱导常用的药物之一。依托咪酯对心血管功能影响轻微，对呼吸系统影响也较小。依托咪酯具有中枢镇静催眠和遗忘作用，无镇痛和肌松作用。全麻诱导剂量0.1～0.4 mg/kg。由于依托咪酯主要的副作用是抑制肾上腺皮质功能，小儿应慎用。一般不推荐用于术中维持。

107. 丙泊酚在小儿骨科麻醉中如何应用?

小儿丙泊酚剂量按公斤体重比较成人大，诱导剂量2.5～3 mg/kg，维持剂量0.1～0.5 mg/(kg·min)。丙泊酚的呼吸抑制发生以及持续时间与剂量有关，麻醉期间应吸氧同时加强气道管理。丙泊酚可使循环系统一定程度的抑制，但不增加心率。丙泊酚可降低颅内压、耗氧量、脑血流及脑代谢，眼内压也降低。丙泊酚诱导迅速平顺，苏醒快，术后恶心、呕吐发生率低，适用于小儿骨科门诊手术及部分诊断性检查的麻醉。

108. 芬太尼在小儿骨科麻醉中如何应用?

芬太尼为苯基哌啶类衍生物，是人工合成的阿片类受体激动剂。芬太尼单次静脉注射起效快，作用时间短，容易控制。不抑制心肌收缩力，对循环功能影响轻微，无组胺释放作用。骨科短小手术 1～2 μg/kg，单次追加 0.5 μg/kg；大中型手术根据疼痛控制需要选择 2～5 μg/kg 诱导，维持为 1～3 μg/(kg・h)。2～12 岁的小儿术后镇痛推荐的常用剂量 2～3 μg/(kg・48 h)。

109. 瑞芬太尼在小儿骨科麻醉中如何应用?

瑞芬太尼是一种新型合成的镇痛药，选择性作用于 μ 受体，具有阿片类药物的典型作用和不良反应。可由非特异性血液及组织酶代谢，迅速分解为无活性代谢产物瑞芬太尼酸。应用于小儿手术麻醉，具有起效快、易于调节、停药后恢复快的特点。在年长小儿，瑞芬太尼适合在需要手术后早期评定神经系统状况的手术中使用。瑞芬太尼经静脉途径给药，推荐负荷剂量 0.5～1 μg/kg，后以 0.2～0.5 μg/(kg・min)维持。

110. 舒芬太尼在小儿骨科麻醉中如何应用?

舒芬太尼是镇痛效应最强的阿片类药物，与阿片受体亲和力强，代谢产物甲舒芬太尼也有镇痛作用，强度与芬太尼相当。舒芬太尼麻醉对患者循环功能影响较小，对呼吸系统的影响呈剂量依赖性。舒芬太尼用于 2 岁以下儿童的有效性和安全性的资料非常有限。依据手术类型、时间等不同采用 0.15～0.5 μg/kg 静脉推注或加入输液管中，诱导过程宜缓慢，2～10 分钟内完成即可，可按 0.15～0.2 μg/kg 追加。

111. 顺式阿曲库铵在小儿骨科麻醉中如何应用?

顺式阿曲库铵是一种中等时效的肌松药，是阿曲库铵的同分异构体，作用与阿曲库铵相同，但作用强度和作用时间有所加强，并兼有稳定心血管的特点，为强效中时效非去极化肌松剂。大剂量使用亦不释放组胺。在体内主要通过 Hofmann 消除，适用于肝肾功能障碍及心血管手术的患者。2～12 岁儿童的首剂顺苯磺酸阿曲库铵注射液的推荐给药剂量为 0.1～0.2 mg/kg，并在 5～10 秒内进行。

112. 小儿骨科门诊麻醉的必备条件是什么?

美国麻醉医师协会有关手术室外麻醉指南推荐的必备条件包括：供氧源；吸引器；废气排除系统；必要的装备、药物和监护设备；电源接头；照明；空间要求；急救设备。此外，还应具备：由具有全麻后复苏能力的麻醉医师实施麻醉；连续的生命体征监测；合理使用液体、药物和血液制品；麻醉前详细了解患者病史，确定最合理的麻醉方式；规范的术后管理。

113. 小儿骨科门诊手术麻醉方式如何选择?

对于可配合麻醉的小儿，局部麻醉或神经阻滞，简便易行，安全性大，能保持患儿清醒，对生理功能干扰小，并发症少，适用于较表浅局限的手术。对于范围大和部位深的手术，往往止痛不够完善，肌肉松弛欠佳，必须加用基础麻醉或强化麻醉。不能合作小儿，全身麻醉是小儿骨科门诊麻醉的常用方法，小手术可以采用面罩紧闭法吸入麻醉、静脉或肌内注射麻醉下完成，较大、较长时间的手术均应在气管内插管或喉罩麻醉下进行。

114. 小儿骨科手术麻醉期间有哪些监测设备?

小儿麻醉期间情况变化快，应严密监测病情。目前公认的中等以上手术麻醉需要的监测项目包括：血压及心率；心电图；脉搏血氧饱和度；呼气末二氧化碳分压；体温；尿量；呼吸环路内氧浓度及吸入呼出麻醉药浓度；脑电双频指数。此外对于部分复杂手术，手术麻醉需要的监测项目也更为复杂，包括：有创血压、心输出量、脑氧饱和度等监测。

115. 引起小儿骨科手术麻醉并发症的相关因素有哪些?

小儿骨科手术麻醉期间并发症的发生与以下因素密切相关：麻醉前未详细询问患儿病史，对上呼吸道感染、高热、电解质紊乱等问题没有及时处理；各种麻醉器械和抢救设备准备不足；麻醉方式选择和药物选择不当；对小儿麻醉期间发生的生理状况未及时发现与监护不足；不合理的输血输液。

116. 小儿骨科手术麻醉苏醒期的躁动危险因素有哪些?

① 年龄，2～5 岁小儿发生率较高；② 大多数研究认为术前焦虑与苏醒期躁动的

发生率和严重程度高度相关；③ 吸入麻醉药特别是七氟醚和地氟醚、阿托品或东莨菪碱、吩噻嗪或巴比妥类、氯胺酮、依托咪酯、苯二氮䓬类等；④ 过快苏醒和疼痛等。

117. 小儿脊柱侧弯术前评估要点是什么？

术前应充分了解患儿的一般状况，重要脏器功能，侧弯对患儿的影响，了解手术方式、体位、创伤大小、出血状况以及特殊操作等。此外，先天性脊柱侧弯的患儿可能合并心脏畸形，术前应常规行心电图、超声心动图等以明确患者是否存在心脏病变。重度颈椎和胸椎侧弯的患者常合并困难气道，同时也可能存在呼吸系统损害，术前完善胸片、肺功能检查。神经源性脊柱侧弯的患儿，可能存在进行性神经肌肉病变，术前应关注患儿神经系统检查。

118. 小儿脊柱侧弯麻醉要点是什么？

脊柱侧弯影响患儿胸廓和肺的发育，使胸肺顺应性降低，肺活量减少，甚至可导致肺不张、肺动脉高压等。术前可嘱患儿行吹气球等增强心肺功能。脊柱侧弯手术涉及脊柱节段常超过10个，切口长，出血较多，术中可根据血压、中心静脉压、出血量等及时补充血容量。应用控制性降压，可减少术中出血，要考虑长时间俯卧位会导致患者回心血量减少，存在脊髓缺血性损伤风险。脊柱侧弯手术切口长、创伤大，推荐术后静脉镇痛泵镇痛。

119. 脑瘫患儿的生理特点是什么？

脑瘫是指在婴儿出生前至出生后1个月内脑发育早期，由各种原因导致的非进行性脑损伤综合征，病因比较复杂，与胚胎质量、母体情况、子宫环境、围生期因素等多种原因有关。脑瘫主要表现为运动功能的障碍，如肌肉僵硬、活动不协调、走路易跌倒等，并伴有智力低下、语言障碍、感知觉异常及精神行为异常等，对于婴儿期的脑瘫主要表现为过度温顺或激惹，有喂养困难、吮吸吞咽不协调、活动减少等表现。

120. 脑瘫患儿的麻醉注意事项有哪些？

脑瘫患儿存在一定程度的智力和交流障碍，术前应充分了解患儿基础状况，尤其应注意是否并存其他先天性疾病。脑瘫患儿吞咽口腔分泌物能力降低，术前给予抗胆碱药物是必须的。脑瘫患儿气道反射降低，反流误吸风险增加，术前应常规禁饮、禁食，诱导应当采用迅速起效的麻醉药物。脑瘫患儿体温调节能力差，术中应注意适当的保温。脑瘫患儿对疼痛更敏感,需更加完善术后镇痛,以减少患儿手术后疼痛带来的恐惧和全身不适。

121. 儿童脊柱肿瘤临床诊治较成人有何不同?

儿童脊柱肿瘤的发病率较低,与成人不同的是,儿童原发脊柱肿瘤较继发肿瘤多见,且其诊断和治疗有许多特殊之处。常见的临床症状包括疼痛、发热、体重减轻、神经功能障碍、脊柱畸形、肠道和膀胱功能障碍等。当儿童躯干部出现持续性、难以解释的疼痛以及神经功能障碍或脊柱畸形时应高度怀疑脊柱肿瘤的可能。儿童脊柱肿瘤的诊断较为复杂,大多需要靠穿刺活检获得诊断。

122. 常见儿童脊柱良性肿瘤有哪些?

在儿童脊柱肿瘤中,原发性肿瘤占绝大多数,原发性肿瘤分为原发性良性肿瘤和原发性恶性肿瘤。较为常见的原发性良性肿瘤是:血管瘤、嗜酸性肉芽肿、骨样骨瘤、骨母细胞瘤、骨软骨瘤、动脉瘤样骨囊肿和骨巨细胞瘤等。

123. 常见恶性儿童脊柱肿瘤有哪些? 有何临床特点?

常见的恶性儿童脊柱肿瘤包括:尤文肉瘤和骨肉瘤。尤文肉瘤是小儿脊柱最常见的原发性恶性骨肿瘤。常见于5～15岁的儿童。骶骨是最常见的部位。常见的临床症状是疼痛和神经功能障碍,偶尔伴有发热、体重减轻以及血炎性指标升高。脊柱骨肉瘤中,最常见的部位是腰椎和骶骨。大多数被诊断为骨肉瘤的儿童年龄在10～20岁。临床表现通常为疼痛、软组织肿胀或神经功能障碍,超过80%的骨肉瘤患者会出现侵犯脊髓的情况。

124. 骨肿瘤小儿患者的麻醉及气道管理方式是什么?

小儿患者麻醉多采用基础麻醉+椎管内麻醉/神经阻滞,气管插管或插喉罩全身麻醉。现小儿气道管理的主要方法有面罩通气、气管插管和喉罩。面罩通气是气道管理的基础;气管插管是全身麻醉保证通气的金标准,可有效地防止漏气和反流误吸,可满足任何体位手术下的通气要求;喉罩因其置入简单,机械损伤小,患者耐受性好,血流动力学稳定,插入时可以不需要使用肌肉松弛剂、并发症少等优点,已被广泛地应用于全身麻醉患者的管理。

（韩冲芳）

参考文献

[1] James W D, Berger T G, Elston D M. 主编，徐世正主译. 安德鲁斯临床皮肤病学(第10版)[M]. 北京：科学出版社，2008：646.

[2] Sternberg SS 主编，回允中主译. 诊断外科病理学(第3版)[M]. 北京：北京大学医学出版社，2003：66－67.

[3] 张如明，卫晓恩. 骨肿瘤分类的演进——2002年WHO骨肿瘤分类介绍[J]. 中华骨科杂志，2006，(04)：282－285.

[4] 张燕，绳宇. 恶性骨肿瘤患儿生活质量及影响因素的研究[J]. 中华护理杂志，2015，50(04)：423－427.

[5] 牛晓辉. 经典型骨肉瘤临床诊疗专家共识的解读[J]. 临床肿瘤学杂志，2012，130(10)：934－945.

[6] Pistorius S, Reeps C, Weitz J, et al. Complex pelvic and sarcoma surgery with vascular replacement[J]. Chirurg, 2016, 87(2): 108－113.

[7] 周洋，韩伟，武峻申，等. 根治性放疗同步化疗治疗局部晚期尤文氏肉瘤家族肿瘤的临床效果[J]. 中国肿瘤外科杂志，2021，13(2)：172－176.

[8] Jaramillo S, Montane-Muntane M, Capitan D, et al. Agreement of surgical blood loss estimation methods[J]. Transfusion, 2019, 59(2): 508－515.

[9] 吴莹，李辉，冯若男，等. 综合护理干预对择期骨肿瘤手术患者术前情绪的影响[J]. 中国肿瘤临床与康复，2015，22(7)：837－839.

[10] 张闻力，毕文志，董扬，等. 中国骨肿瘤大手术加速康复围手术期管理专家共识[J]. 中华骨与关节外科杂志，2019，12(5)：321－327.

[11] Miyakoshi N, Hongo M, Kasukawa Y, et al. Intraoperative Visible Air Bubbling Recorded as a Sign of Massive Venous Air Embolism During Prone Position Surgery for Extensive Ossification of Spinal Ligaments: A Case Report with a Video Clip[J]. World Neurosurg, 2019, 131: 38－42.

[12] 徐薇，许德荣，任志楠，等. 腰椎多节段内固定术中失血量准确评估的研究[J]. 中华骨与关节外科杂志，2018，11(07)：535－537.

[13] Kumar N, Ahmed Q, Lee V K, et al. Are we ready for the use of intraoperative salvaged blood in metastatic spine tumour surgery? [J]. Eur Spine J, 2016, 25(12): 3997－4007.

[14] Zaldivar-jolissaint J F, Bobinski L, Duff J M. Multilevel Pedicular Osteotomies for En Bloc Resection of a Primary Ewing Sarcoma of the Subaxial Cervical Spine with Pedicle Screw Reconstruction[J]. World Neurosurg, 2019, 132: 303－308.

[15] 路小勇，李伟，司兆萍，等. 骶骨肿瘤切除术中控制出血量方法探讨[J]. 中国脊柱脊髓杂志，2004，(1)：47－48

[16] 姬涛，杨荣利，杜志叶，等. 超半盆截肢治疗六例巨大骨盆骶骨肿瘤的经验总结[J]. 中华外科杂志，2018，(2). 157－160.

[17] 张双银，金平，陈晓霞，等．选择性胫神经阻滞联合持续收肌管阻滞对全膝关节置换术后的镇痛效果[J]．兰州大学学报（医学版），2019，45(3)：59－64.
[18] Batouli A, Gholamrezanezhad A, Petrov D, et al. Management of Primary Osseous Spinal Tumors with PET[J]. PET Clin, 2019, 14(1): 91－101.
[19] Tefferi A, Barbui T. Polycythemia vera and essential thrombocythemia: 2019 update on diagnosis, risk-stratification and management [J]. Am J Hematol, 2019, 94(1): 133－143.
[20] 陈孝平，汪建平，赵继宗．外科学（第 9 版）[M]．北京：人民卫生出版社，2018.
[21] 郭曲练，姚尚龙．临床麻醉学（第 4 版）[M]．北京：人民卫生出版社，2016.
[22] 邓小明，姚尚龙，于布为，等．现代麻醉学（第 5 版）[M]．北京：人民卫生出版社，2020.
[23] 吴从俊．经皮椎间孔镜术的麻醉方式研究进展[J]．中国中医骨伤科杂志，2022，30(01)：85－88.
[24] 荣雪芹．老年腰椎管狭窄症患者经皮脊柱内镜手术治疗时采用镇静镇痛术的麻醉经验[J]．中华疼痛学杂志，2021，17(04)：386－391.
[25] 张昌盛．全身麻醉下后路内镜治疗外侧型颈椎间盘突出症[J]．中国内镜杂志，2020，26(06)：52－58.
[26] 燕兴梅．脊柱外科微创手术的麻醉现状[J]．内蒙古医学杂志，2016，48(07)：816－818.
[27] 林光勋．脊椎内镜手术的发展现况及未来展望[J]．西安交通大学学报（医学版），2022，43(01)：30－36.
[28] 符维广．脊柱微创介入镇痛术治疗腰椎间盘突出症的临床效果及对患者疼痛的影响[J]．临床医学研究与实践，2021，6(31)：85－87.
[29] 邓小明，姚尚龙，于布为，等．现代麻醉学（第 5 版）[M]．北京：人民卫生出版社，2020.
[30] 郭曲练，姚尚龙．临床麻醉学[M]．北京：人民卫生出版社，2016.
[31] 王天龙，李民，冯艺．姚氏麻醉学：问题为中心的病例讨论（第 8 版）[M]．北京：北京大学医学出版社，2018.
[32] 邓小明，黄宇光，李文志主译．米勒麻醉学（第 9 版）[M]．北京：北京大学医学出版社，2021.
[33] 王卫平，孙锟，常立文，等．儿科学[M]．北京：人民卫生出版社，2018.
[34] 喻田，王国林．麻醉药理学[M]．北京：人民卫生出版社，2016.
[35] 罗伯特·S·霍尔兹曼，等．小儿麻醉实践方法[M]．上海：上海世界图书出版公司，2020.

第五章

骨科手术麻醉关注的共存疾病

第一节 血友病对骨科手术麻醉的影响

1. 血友病的病因、分类有哪些?

血友病是由于遗传性凝血因子Ⅷ和凝血因子Ⅸ含量或功能缺陷引起的一组终生出血的凝血障碍性疾病,属X性联隐性遗传疾病。凝血因子Ⅷ的缺陷称为血友病A,凝血因子Ⅸ的缺陷称为血友病B。

2. 血友病有哪些临床表现?

血友病的主要临床表现是自幼反复发生异常出血。根据凝血因子活性的降低程度分为轻型、中型和重型。轻型凝血因子活性水平>5%~40%,大的手术或外伤时可致严重出血;中型凝血因子活性水平1%~5%,小手术或外伤后可有严重出血,偶有自发出血;重型凝血因子活性水平<1%,肌肉或关节内可自发出血。

3. 血友病的诊断标准是什么?

确诊血友病需测定凝血因子活性。凝血因子Ⅷ活性降低者为血友病A,凝血因子Ⅸ活性降低者为血友病B,但应先排除其他凝血异常,如凝血因子Ⅺ缺乏症和血管性血友病。

4. 血友病的治疗方法有哪些?

对于急性出血事件,血友病A患者可采取加大凝血因子Ⅷ制剂的输注剂量和输注频次的方法或换用旁路凝血途径替代治疗，即输注重组人活化凝血因子Ⅶ或凝血因子Ⅸ 制剂；血友病 B 患者可以加大剂量使用凝血因子Ⅸ制剂，或使用重组人活化凝血因子Ⅶ制剂。

5. 血友病患者麻醉注意事项有哪些？

对血友病患者均应选择全身麻醉。术前用药应当尽量口服，避免肌内注射。术中应尽量减少各种有创操作以防大出血。插管过程中应轻柔小心，避免口腔黏膜组织损伤和出血，原则上应避免经鼻气管插管。术中应注意患者体位以防止损伤。如行肢体手术，上止血带时间以 1 小时为度，间断松开。术中可使用血栓弹力图及时动态监测评估凝血功能。

第二节　强直性脊柱炎对骨科手术麻醉的影响

6. 强直性脊柱炎的定义是什么？

强直性脊柱炎(ankylosing spondylitis, AS)是一种以中轴脊柱关节受累为主的慢性、系统性、炎性疾病。外周关节以及韧带和肌腱末端在骨的附着点炎也是常见的受累部位。

7. 强直性脊柱炎的基本病理表现是什么？

骶髂关节是本病最早累及的部位，病理表现为滑膜炎，软骨变性、破坏，软骨下骨板破坏以及炎症细胞浸润等。反复的炎症可导致附着点侵蚀、附近骨髓炎症、水肿乃至受累部位新骨形成、关节间隙消失。

8. 强直性脊柱炎的临床表现有哪些？

① 症状：首发症状为下腰背痛伴晨僵，也可表现为单侧、双侧或交替性臀部、腹股沟向下肢放射的酸痛等；② 体征：常见体征为骶髂关节压痛，脊柱前屈、后伸、侧弯和转动受限，胸廓活动度减低，枕墙距＞0 等。

9. 强直性脊柱炎的 X 线表现是什么？

可根据骶髂关节普通 X 线的特征性影像学表现情况分为 5 个等级：0 级：正常；1 级：疑似改变；2 级：轻微异常，局部小区域出现侵蚀或硬化，关节间隙宽度无改变;3 级：明显异常，中度或晚期骶髂关节炎，伴有侵蚀、硬化征象、增宽、狭窄或部分关节强直;4 级：严重异常，完全性关节强直。

10. 强直性脊柱炎的诊断标准是什么?

① 临床标准：腰痛、晨僵 3 个月以上，活动改善，休息无改善;腰椎额状面和矢状面活动受限;胸廓活动度低于相应年龄、性别的正常人。② 放射学标准：双侧≥Ⅱ级或单侧Ⅲ～Ⅳ级骶髂关节炎。③ 诊断：肯定 AS：符合放射学标准和 1 项(及以上)临床标准者;可能 AS：符合 3 项临床标准，或符合放射学标准而不伴任何临床标准者。

11. 强直性脊柱炎的治疗原则是什么?

① 非药物治疗：患者教育和规律的锻炼及物理治疗。锻炼尤其针对脊柱、胸廓、髋关节活动等锻炼更为有效。② 药物治疗：非甾体抗炎药(NSAIDs)和抗 TNF 拮抗剂是一线用药。③ 外科治疗：对于髋关节病变导致难治性疼痛或关节残疾及有放射学证据的结构破坏，无论年龄多大都应该考虑全髋关节置换术。对有严重残疾畸形的患者可以考虑脊柱矫形术。

12. 强直性脊柱炎患者的麻醉注意事项有哪些?

① 强直性脊柱炎是从腰骶部逐渐向头侧进展性的中轴韧带的骨化，最终导致整个脊柱僵硬，颈部不能活动的患者，椎骨往往已经融合。实行椎管内麻醉很困难，甚至不可能，应选用全身麻醉。此类患者一般颈椎和颞下颌关节活动严重受限，全麻气管插管困难，需要在清醒状态下使用纤维支气管镜行气管插管。② 强直性脊柱炎患者胸廓顺应性下降，肺功能受限制，术中应加强呼吸管理，在患者清醒时先确定好最合适的手术体位。

第三节　类风湿关节炎对骨科手术麻醉的影响

13. 类风湿关节炎的定义是什么?

类风湿关节炎(rheumatoid arthritis, RA)是以侵袭性、对称性多关节炎为主要临床表现的慢性、全身性自身免疫病。确切发病机制不明。基本病理改变为关节滑膜的慢性炎症、血管翳形成，并逐渐出现关节软骨和骨破坏，最终导致关节畸形和功能丧失。

14. 类风湿关节炎病因有哪些?

在遗传、感染、环境等多因素共同作用下,自身免疫反应导致的免疫损伤和修复是RA发生和发展的基础。

15. 类风湿关节炎病理表现是什么?

RA的基本病理改变是滑膜炎。急性期滑膜表现为渗出和细胞浸润。滑膜下层小血管扩张,内皮细胞肿大、细胞间隙增大,间质有水肿和中性粒细胞浸润。病变进入慢性期,滑膜变得肥厚,形成许多绒毛样突起,突向关节腔内或侵入到软骨和软骨下的骨质。绒毛又名血管翳,是造成关节破坏、畸形、功能障碍的病理基础。其次是血管炎,可发生在RA关节外的任何组织。类风湿结节是血管炎的一种表现。

16. 类风湿关节炎的临床表现有哪些?

RA的临床表现个体差异大,多为慢性起病,以对称性双手、腕、足等多关节肿痛为首发表现,常伴有晨僵,可伴有乏力、低热、肌肉酸痛、体重下降等全身症状。少数则急性起病,在数天内出现典型的关节症状。关节表现主要有晨僵、关节痛与压痛、关节肿胀、关节畸形以及关节功能障碍等。关节外表现主要有皮肤类风湿结节、类风湿血管炎、心脏受累、肺脏受累以及神经表现等。

17. 类风湿关节炎的X线表现有哪些?

双手、腕关节以及其他受累关节的X线片对RA诊断、关节病变分期、病变演变的监测均很重要。早期可见关节周围软组织肿胀影、关节附近骨质疏松(Ⅰ期);进而关节间隙变窄(Ⅱ期);关节面出现虫蚀样改变(Ⅲ期);晚期可见关节半脱位和关节破坏后的纤维性和骨性强直(Ⅳ期)。

18. 类风湿关节炎的诊断标准有哪些?

见表5-1。

5-1 2010年ACR/EULAR关于RA新的分类标准

关节受累	得分	血清学(至少需要1条)	得分
1个大关节	0	RF和ACPA均阴性	0
2～10个大关节	1	RF和(或)ACPA低滴度阳性	2

续　表

关节受累	得分	血清学(至少需要1条)	得分
1～3个小关节(伴或不伴大关节受累)	2	RF和(或)ACPA高滴度(超过正常值3倍以上)阳性	3
4～10个小关节(伴或不伴大关节受累)	3		
>10个关节(至少1个小关节受累)	5		
急性时相反应物(至少需要1条)	**得分**	**症状持续时间**	**得分**
CRP和ESR均正常	0	<6周	0
CRP或ESR增高	1	≥6周	1

总得分6分以上可确诊RA。

19. 类风湿关节炎的治疗方法有哪些?

目前RA不能根治,主要按照早期、达标、个体化方案治疗原则,密切监测病情,减少致残。治疗措施包括:一般性治疗(包括患者教育、休息、急性期关节制动、恢复期关节功能锻炼、物理疗法等)、药物治疗(主要是缓解病情的抗风湿药)、外科手术治疗(人工关节置换和滑膜切除手术)等,其中以药物治疗最为重要。

20. 类风湿关节炎的麻醉注意事项有哪些?

存在动静脉穿刺困难及困难气道。在麻醉处理上必须避免颈部弯曲,并保持颈部稳定,可选用表面麻醉,适当应用镇静剂,保持患者清醒的情况下作纤维支气管镜插管。严重类风湿关节炎患者术毕由于麻醉剂和镇静剂的作用会引起术后呼吸道梗阻,因此术后采用镇痛镇静时,应进行氧饱和度监测,并吸氧。

第四节　肾衰竭对骨科手术麻醉的影响

21. 肾衰竭的定义是什么?

肾衰竭是指慢性肾脏病进行性发展,导致肾单位和肾功能不可逆的损伤,从而导致代谢产物和毒物蓄积、水电解质和酸碱平衡紊乱以及内分泌失调等为特征的临床综合征。

22. 肾衰竭怎么分期?

分为5期:Ⅰ期肾小球滤过率≥90%;Ⅱ期肾小球滤过率开始下降,多为60～89 mL/min,为肾功能轻度下降期;Ⅲ期指肾小球滤过率30～59 mL/min,肾功能中度下降;Ⅳ期指肾小球滤过率在15～29 mL/min,重度肾功能下降;慢性肾脏病Ⅴ期,指肾小球滤过率低于15 mL/min,为慢性肾衰竭期或者尿毒症期,往往需要肾脏的替代治疗,包括血液透析、腹膜透析,甚至需要进行肾移植维持肾脏的基本功能,以及维持正常生命活动。

23. 慢性肾衰竭进展的危险因素有哪些?

① 慢性肾衰竭急性加重的诱发因素:血容量不足;肾毒性药物的不当服用;肾脏局部血供急剧减少;使肾脏受损的原发病复发或者加重;严重高血压未控制好;尿路梗阻;其他(如各种感染、肾外器官功能衰竭)等。② 慢性肾衰竭渐进性发展的诱发因素:高血糖、高血压;蛋白尿、低蛋白血症;贫血、高脂血症、高同型半胱氨酸血症;肥胖、吸烟、营养不良、高龄等。

24. 肾衰竭的临床表现有哪些?

肾衰竭的临床表现主要有本系统和其他系统的表现,本系统的表现主要尿量减少、双下肢或者眼睑水肿;其他各个系统有心血管系统、消化系统、血液系统及内环境。心血管系统主要有高血压,心力衰竭,其中心力衰竭是肾衰最常见的死亡原因;消化系统主要有恶心、呕吐,食欲减退等;血液系统主要有贫血;内环境主要是高钾血症、严重代谢性酸中毒等。除此之外还会出现乏力、皮肤瘙痒等。

25. 肾衰竭怎么诊断?

① 急性肾损伤(acute kidney injury, AKI)的诊断标准:肾功能在48小时之内突然减退,血肌酐值在2天之内增长26.5 μmol/L,或在7天之内血肌酐值增加超过1.5倍;② 尿量改变:尿量<0.5 mL/(kg·h),持续时间>6小时以上;③ 病史:肾衰竭患者肾功能出现异常,如数值高于正常值,认为其出现肾衰竭;同时有慢性肾病病史、水电解质酸碱失衡表现、各系统症状等,也可以确诊其是慢性肾衰竭。

26. 肾衰竭治疗原则是什么?

① 积极治疗原发病;去除加重肾脏损伤的因素;避免使用血管收缩药物与肾

毒性药物，及时纠正水、电解质、酸碱平衡紊乱；② 饮食控制与营养疗法是慢性肾衰非透析的治疗最基本有效的措施，关键是蛋白质摄入量及成分的控制，要求采取优质低蛋白质、高热量饮食；③ 积极防治并发症，控制高血压、心力衰竭、纠正贫血、控制感染；④ 透析疗法：血液透析和腹膜透析。

27. 肾脏替代治疗的指征是什么？

肾脏替代治疗的明确指征包括：① 限制蛋白质摄入不能缓解的尿毒症症状；② 难以纠正的高钾血症；③ 难以控制的进展性代谢性酸中毒；④ 难以控制的水钠潴留，合并充血性心力衰竭或急性肺水肿；⑤ 尿毒症性心包炎；⑥ 尿毒症性脑病和进展性神经病变。

28. 术前血压的控制目标是多少？

术前高血压的控制原则，是要保证重要脏器的灌注，降低心脏后负荷维护心功能，术前血压控制目标要根据年龄、伴随疾病来制定。年龄＜60 岁手术前的血压应控制＜140/90 mmHg；年龄≥60 岁，不伴糖尿病、慢性肾脏病，收缩压控制应＜150 mmHg；而对于高龄患者（＞80 岁），收缩压应控制 140～150 mmHg，如果不伴糖尿病、慢性肾脏病血压控制目标＜140/90 mmHg。

29. 术中液体治疗有什么注意事项？

① 避免输液过快，引起循环超负荷；② 输液输血过程中严密观察患者生命体征，避免过敏反应，溶血反应的发生；③ 注意血栓性静脉炎的发生；④ 注意局部有无肿胀以及气栓；⑤ 注意输入液体的加温，避免术中患者体温过低。

30. 肾衰竭患者的麻醉注意事项有哪些？

① 麻醉中避免所有可能影响肾功能的情况；② 调整水电解质和酸碱平衡；③ 老年人的肾小球滤过率下降、心肺储备差，需重点保护重要脏器功能；④ 尿毒症者常有贫血和出血倾向，必要时输血以维持循环稳定；⑤ 选用对循环和代谢影响小、可控性又比较好以及药物时效比较短的麻醉类药物，而且最好是用不依赖肝肾代谢类麻醉药物，不能使用肾毒性药物。

（王学军）

参考文献

[1] 杨仁池. 血友病诊断与治疗中国专家共识(2017年版)[J]. 中华血液学杂志,2017,38(05):364-370.

[2] 许楠,黄宇光. 血友病患者的麻醉[J]. 协和医学杂志,2010,1(01):108-112.

[3] Sripada R, Reyes J J, Sun R. Peripheral nerve blocks for intraoperative management in patients with hemophilia A[J]. J Clin Anesth, 2009, 21(2): 120-123.

[4] Mensah P K, Gooding R. Surgery in patients with inherited bleeding disorders[J]. Anaesthesia, 2015,70 Suppl 1: 112-120, e39-e40.

[5] 强直性脊柱炎长期管理专家共识(2021年)[J]. 中国中西医结合杂志,2021,41(12):1426-1434.

[6] Chen L, Liu J, Yang J, et al. Combined Fascia Iliaca and Sciatic Nerve Block for Hip Surgery in the Presence of Severe Ankylosing Spondylitis: A Case-Based Literature Review[J]. Reg Anesth Pain Med, 2016, 41(2): 158-163.

[7] Kay J, Upchurch K S. ACR/EULAR 2010 rheumatoid arthritis classification criteria[J]. Rheumatology (Oxford), 2012, 51 Suppl 6: i5-i9.

[8] 梁燕,陈妍伶,王英,等. 类风湿关节炎患者的慢病管理专家共识(2014版)[J]. 中华风湿病学杂志,2016,20(02):127-131.

[9] Samanta R, Shoukrey K, Griffiths R. Rheumatoid arthritis and anaesthesia[J]. Anaesthesia, 2011, 66(12): 1146-1159.

[10] Tokunaga D, Hase H, Mikami Y, et al. Atlantoaxial subluxation in different intraoperative head positions in patients with rheumatoid arthritis[J]. Anesthesiology, 2006, 104(4): 675-679.

[11] Goodman S M, Springer B, Guyatt G, et al. 2017 American College of Rheumatology/American Association of Hip and Knee Surgeons Guideline for the Perioperative Management of Antirheumatic Medication in Patients With Rheumatic Diseases Undergoing Elective Total Hip or Total Knee Arthroplasty[J]. Arthritis Rheumatol, 2017, 69(8): 1538-1551.

[12] Corcoran T B, Myles P S, Forbes A B, et al. Dexamethasone and Surgical-Site Infection[J]. N Engl J Med, 2021, 384(18): 1731-1741.

[13] Timal R J, Kooiman J, Sijpkens Y, et al. Effect of No Prehydration vs Sodium Bicarbonate Prehydration Prior to Contrast-Enhanced Computed Tomography in the Prevention of Postcontrast Acute Kidney Injury in Adults With Chronic Kidney Disease: The Kompas Randomized Clinical Trial[J]. JAMA Intern Med, 2020, 180(4): 533-541.

[14] Kheterpal S, Tremper K K, Englesbe M J, et al. Predictors of postoperative acute renal failure after noncardiac surgery in patients with previously normal renal function[J].

Anesthesiology，2007，107(6)：892－902.

[15] Farag E，Makarova N，Argalious M，et al. Vasopressor Infusion During Prone Spine Surgery and Acute Renal Injury：A Retrospective Cohort Analysis[J]. Anesth Analg，2019，129(3)：896－904.

[16] Mckinlay J，Tyson E，Forni L G. Renal complications of anaesthesia[J]. Anaesthesia，2018，73(1)：85－94.

[17] Griffiths R，Babu S，Dixon P，et al. Guideline for the management of hip fractures 2020：Guideline by the Association of Anaesthetists[J]. Anaesthesia，2021，76(2)：225－237.

[18] Coccolini F，Stahel P F，Montori G，et al. Pelvic trauma：WSES classification and guidelines[J]. World J Emerg Surg，2017，12：5.

[19] 王学峰，孙建民，孙竞，等. 中国血友病骨科手术围术期处理专家共识[J]. 中国骨与关节外科杂志，2016，9(05)：361－370.

第六章

骨科手术麻醉中的特殊并发症和监测治疗

第一节　恶性高热

1. 什么是恶性高热？平时有症状吗？

恶性高热(malignant hyperthermia, MH)是一种具有家族遗传性的肌肉病，是指主要由挥发性吸入麻醉药和琥珀胆碱所触发的骨骼肌异常高代谢状态。患者平时无症状，在接触诱发因素后发病，可发生于麻醉过程中的任何时间及术后的早期，甚至在发病后的24～36小时内再次发作。

2. 恶性高热的临床表现是什么？

① 骨骼肌系统：接触诱发药物后肌肉强直，最初见于咬肌呈挛缩状态，继而扩展到全身骨骼肌僵硬；② 心血管系统：心动过速，血压波动(先升高后降低)；③ 呼吸系统：呼吸增快，呼气末 CO_2 持续升高，严重缺氧和酸中毒(呼吸性和代谢性)；④ 体温急剧升高：每15分钟升高0.5℃，最高可达40℃，可能是早期，也可能是晚期体征；⑤ 器官功能衰竭：继发于骨骼肌强直收缩造成的急性肺水肿等循环衰竭，严重的DIC，继发性血红蛋白尿引起的肾衰竭。

3. 恶性高热应该如何诊断？

首先，通过临床表现和血生化检查，进行恶性高热的诊断评估，从而进行恶性高热的临床诊断。其次，咖啡因-氟烷骨骼肌收缩实验被认为国际公认的诊断金标准。此外，基因检测也可以作为诊断恶性高热的补充方法。

4. 恶性高热的发病机制是什么?

恶性高热是骨骼肌细胞钙离子调节障碍导致的细胞内钙离子水平异常升高进而引起的一系列功能障碍。MH易感者因骨骼肌肌浆网膜上的Ryanodine受体存在异常,在触发因素(主要是挥发性吸入麻醉药和琥珀胆碱)的作用下,发生钙离子释放的异常增加而不能有效重摄取,导致细胞内钙离子浓度异常增高,骨骼肌强直收缩,产热增加,CO_2生成急剧增加,进而出现一系列高代谢综合征。

5. 恶性高热的易感人群为哪些?

根据国外文献报道,儿童MH的发病率(1/15 000)高于成人(1/50 000),男性多于女性,在先天性疾病如特发性脊柱侧弯、斜视、上睑下垂、脐疝、腹股沟疝等患者中多见。

6. 哪些麻醉药容易诱发恶性高热?

最常见的是氟烷和琥珀胆碱;其次,甲氧氟烷、恩氟醚、异氟醚、地氟醚、七氟醚、乙醚等挥发性吸入麻醉药利多卡因和甲哌卡因等局部麻醉药也可诱发恶性高热。

7. 是不是只有麻醉下能诱发恶性高热?

不是,目前也有剧烈运动诱发恶性高热的个案报道。同时,恶性高热易感者并不一定在每次麻醉时都有恶性高热发生,可在第2、第3,甚至第12次手术麻醉时发生,这可能与所用麻醉药物剂量及突变的基因位点不同有关。

8. 骨科疾病或骨科手术与恶性高热有何关联?

患有先天性骨骼肌疾病的患者是恶性高热发生的高危因素。同时,恶性高热易感者常伴发以下骨科疾病或症状:如中央轴突病、肌营养不良、先天性骨关节畸形(先天性脊柱侧弯)以及肌肉痉挛,合并大面积肌肉创伤骨科手术也需要警惕MH的发生。因此,患有骨科疾病及行骨科手术时要警惕恶性高热的发生。

9. 诊断恶性高热是否有金标准? 如果有,金标准是什么?

目前,国际上公认咖啡因-氟烷骨骼肌收缩实验为确诊恶性高热易感者的金标准。欧洲MH诊断标准要求氟烷及咖啡因试验均为阳性才诊断为MH易感者,均阴性则诊断为非MH易感者。若仅咖啡因试验阳性则诊断为咖啡因型可疑MH

(MHEc)，若仅氟烷试验阳性则诊断为氟烷型可疑 MH(MHEh)。北美 MH 诊断标准则强调氟烷及咖啡因试验中任一试验阳性就诊断为 MH 易感者，均阴性才诊断为非 MH 易感者。

10. 恶性高热在诊断时应与哪些疾病相鉴别?

① 抗精神病药恶性综合征：是与使用抗精神病药(代表药：氟哌利多)相关的危及生命的代谢紊乱，鉴别点：其机制原因不同。② 甲亢危象：是甲亢病情的急性极度加重，表现为高热、大汗淋漓、快速心律失常等，鉴别点：患者有甲亢病史，实验室检查示血 T_3、T_4 增加等。③ 嗜铬细胞瘤危象：是嗜铬细胞瘤突然释放儿茶酚胺入血引起的严重血压和代谢紊乱，鉴别点：患者有嗜铬细胞瘤病史或手术操作触碰引发，实验室检查示血浆游离儿茶酚胺升高。

11. 恶性高热是遗传性疾病，能否通过基因检测提前发现? 如何预防恶性高热?

恶性高热是常染色体显性遗传，目前尚不能直接通过基因检测的方法来确诊。预防：① 既往病史：应特别重视肌肉病麻醉后管理、高热、其他个人史及家族史；② 疑似病例：避免使用引起 MH 的药物，应尽量选择局部麻醉/神经阻滞麻醉，监测 $PetCO_2$ 及体温，特别是 $PetCO_2$ 监测对于早期诊断 MH 具有重要价值。

12. MH 易感者禁用及可安全使用的药物有哪些?

禁用药物：氟烷及所有挥发性吸入麻醉药、琥珀酰胆碱。可安全使用的药物：苯二氮䓬类、巴比妥类、笑气、麻醉性镇痛药、非去极化肌松药、异丙酚、局部麻醉药、抗胆碱酯酶药、抗胆碱能药、非甾体抗炎药。

13. 治疗恶性高热有什么特效药物吗? 特效药能提前预防使用吗?

有，目前治疗 MH 的针对性药物是丹曲林钠。现在国外已有丹曲林口服片剂，保存期延长，价格比静脉制剂便宜，目前认为对于可能接触触发剂的 MH 易感者可以预防性给药，口服后有效血药浓度可维持 6～18 小时，肌无力及血栓等不良反应均明显减轻。

14. 丹曲林治疗恶性高热的机制是什么?

丹曲林通过抑制骨骼肌肌浆网内钙离子释放，在骨骼肌兴奋-收缩耦联水平上发挥作用,使骨骼肌松弛。因此,丹曲林应尽早使用,尽量争取在骨骼肌发生溶解损害之前使用。丹曲林不影响神经肌肉接头功能,该药在体内通过肝微粒体酶降解,代谢物经尿和胆汁排出,另有部分以原形从尿中排出。不良反应包括肌无力、高血钾、消化道紊乱及血栓性静脉炎等。

15. 一旦发生恶性高热,应该如何处理?

脱离触发源,尽早使用丹曲林钠,对症处理:① 同时应立即终止吸入麻醉药和琥珀酰胆碱等,更换钠石灰和呼吸管路。大孔径通路静脉注射丹曲林钠,首次剂量2.5 mg/kg,必要时,丹曲林应用可超过10 mg/kg,一般不超过40 mg/kg。重复应用,直至MH体征消退。② MH发作急性期迅速开始下列治疗措施:降温、纠正酸中毒、纠正电解质紊乱并监测血糖、纠治心律失常、适当应用血管活性药等、持续监测 $PetCO_2$、分钟通气量、电解质等。

16. 发生恶性高热时,患者的心电图表现是怎样的?该心电图表现是否具有特异性?

常表现为异常的心动过速,室性心动过速和室颤,并没有特别的特异性,应结合临床其他症状表现加以诊断。

17. 在发生恶性高热时,处理时是否需要进行过度通气?为什么?

需要,恶性高热发生时常以高代谢引起持续高 $PetCO_2$ 被发现,应尽早脱离吸入麻醉药并以高流量氧进行过度通气洗脱挥发性麻醉药物,同时降低 $PetCO_2$ 纠正酸中毒。

18. 在发生恶性高热时,处理是否需要提高氧流量?为什么?

需要,用高流量氧进行过度通气洗脱挥发性麻醉药物并降低 $PetCO_2$。

19. 为什么在发生恶性高热时要特别注意患者的尿量?

随着MH病程的发展,肌细胞遭到破坏,肌红蛋白入血可能造成急性肾功能衰竭。监测尿量,如果肌酸磷酸激酶和(或)钾离子短时间迅速升高或者尿量降至0.5 mL/(kg·h)以下,应用利尿药物以维持尿量>1 mL/(kg·h),并用碳酸氢钠碱化尿液,防止肌红蛋白尿导致肾衰竭,也可以选择血液滤过联合血浆置换,重点清除肌红蛋白等较大分子物质,防止肾小管肌红蛋白管型的形成,减轻肾功能损伤。

20. 发生恶性高热时，应该维持尿量在什么范围？

维持尿量在 2 mL/kg，必要时给予呋塞米或 20%甘露醇。

21. 在处理恶性高热时，应该使用什么利尿剂？

恶性高热的患者，如果较长时间持续没有得到有效降温，势必造成水、电解质紊乱，加重各重要脏器的损伤，导致原发病难以控制，应使用利尿剂如甘露醇、呋喃苯胺等。

22. 发生恶性高热时，有哪些方式可以给患者降低体温？

首先一定要积极采取措施进行退热处理，临床上可以通过物理降温以及药物降温的方法来帮助维持患者正常的体温，冰袋降温、乙醇擦浴、冰盐水快速静脉输注、4℃冰盐水快速灌肠或是将患者置于冰毯机降温等都是行之有效的物理降温措施，条件允许时可以建立体外循环降温。

23. 在处理恶性高热时，是否需要使用碳酸氢钠？为什么？

需要。发生恶性高热会引起骨骼肌挛缩导致高钾血症，高钾血症影响神经肌肉的兴奋性，也影响心肌的电生理稳定性，静脉滴注碳酸氢钠注射液能够有效降低血钾。因为碳酸氢钠是一种碱性液，静脉滴注碳酸氢钠注射液会导致血液 pH 升高，细胞内氢离子就会较多地进入细胞外，为保持阴阳离子平衡，细胞外的钾离子也会进入细胞内，氢钾交换增多，导致钾离子向细胞内转移，有效地降低血钾。

24. 在处理恶性高热时，碳酸氢钠应该如何使用？

纠正代谢性酸中毒，静脉输注碳酸氢钠溶液 1～2 mg/kg，根据血气分析结果适当调整。

25. 在处理恶性高热时，是否需要使用钙剂？为什么？

恶性高热的患者在发生高血钾症时，可先采用葡萄糖联合胰岛素达到降低血清钾的效果。可以使用钙剂，因为钙剂可以直接拮抗高钾血症的薄膜作用，而低钙血症还会导致高钾血症的心脏毒性增加。而静脉应用钙剂可以在数分钟内起效，相对于其他治疗手段来说起效最快。但这种方法只是暂时对抗钾离子的心脏毒性，随着钙的蛋白结合以及钾的细胞内外平衡会逐渐恢复之前的状态，故仅为一种短时的急救药物，必须联合上述方法来降低血钾。

26. 在处理恶性高热时，应该选择何种钙剂？

可选用葡萄糖酸钙或氯化钙来处理恶性高热。

27. 在处理恶性高热时，葡萄糖酸钙应该如何使用？

一般葡萄糖酸钙的常用剂量为1 000 mg，静脉推注2～3分钟(不超过0.5 g/min)，同时需持续心电监护。如果前述心电图改变持续存在，或短暂好转后再次出现，可在5分钟后重复用药。如高钾持续存在血钙并未升高，每30～60分钟可重复给予。

28. 恶性高热的并发症及其处理方式？

① MH患者会出现高血钾、酸中毒和心律不齐等并发症，麻醉医师应予以相应的对症治疗。MH患者应维持尿量≥2 mL/(kg·h)，并推荐使用碳酸氢钠碱化尿液，防止肾功能衰竭。② 使用血小板、新鲜冰冻血浆和冷沉淀预防DIC。③ 任何出现肌红蛋白尿的患者都应警惕出现筋膜室综合征：当清醒的患者主诉痛时，应考虑筋膜室综合征；对于镇静状态下的患者，应定期评估肢体肿胀度、肌肉柔软度和外周脉搏或外周血氧饱和度，筋膜室综合征的治疗方法是筋膜切开术。

29. 即使及时抢救恶性高热，患者术后可能出现哪些严重并发症？

患者术后可能会出现肾衰竭、DIC、心力衰竭、脑水肿等多种并发症。另外，恶性高热会影响患者体内多种酶的作用挥发，影响患者正常的生理代谢。

30. 成功抢救恶性高热后，后续还需要进行哪些治疗？

① 加强监测和治疗以确保患者安全度过围术期。25%的MH患者可能在发病24～48小时内复发，应加强监测及时处理，体征消失后持续监测24小时。② 如出现无寒战时肌肉僵硬逐渐加重、异常高碳酸血症伴呼吸性酸中毒、代谢性酸中毒不能用其他原因解释、核心体温异常升高等则提示MH复发，应继续静脉输注丹曲林钠1 mg/kg，间隔4～6小时重复输注或以0.25 mg/(kg·h)速率静脉输注至少24小时，直至病情得到控制。

31. 恶性高热是否会再次复发？

恶性高热可再次复发，初次抢救成功并不意味着最终的成功。需加强监护和治疗，以确保患者安全度过围术期。

32. 如何避免恶性高热的发生？预防措施？

① 详细询问病史，特别注意有无肌肉病、麻醉后高热等个人及家族史；② 对可疑患者，应尽可能地通过术前肌肉活检进行咖啡因氟烷收缩试验明确诊断，指导麻醉用药；③ 对可疑患者，应避免使用诱发恶性高热的药物；④ 麻醉手术过程中除了脉搏、血压、心电图等常规监测外，还应监测呼气末 CO_2 及体温，密切观察患者病情变化。

（邱颐，王晓冬）

第二节　骨水泥综合征

33. 骨水泥是什么？

骨水泥是一种用于骨科手术的医用材料，现阶段临床使用的骨水泥有两大类：① 不可降解的骨水泥：丙烯酸骨水泥，聚甲基丙烯酸甲酯等；② 可被降解的骨水泥：羟基磷酸钙骨水泥等。聚甲基丙烯酸甲酯是目前最常用的骨水泥，主要由液体和粉末两部分组成，使用时将两者混合，粉末中的引发剂与液体中的催化剂结合后发生凝固反应。

34. 骨科手术中使用骨水泥有何收益与风险？

骨水泥植入综合征指在使用外科手术器械时，在将骨水泥植入股骨骨髓腔的过程中发生的心肺功能损害或心搏骤停。使用骨水泥的髋部骨折手术中，有 20%的患者发生骨水泥植入综合征，其中大约 0.5%的患者发生心跳呼吸骤停。和使用非水泥型假体（生物型假体）相比，使用水泥型假体行髋部骨折修复手术，可以促进术后早期活动，降低再手术的风险。然而，麻醉医师和骨科医师术前应当权衡使用水泥型假体的获益和骨水泥植入综合征的风险。

35. 骨科手术中使用骨水泥有何注意事项？

最重要的是需要识别发生骨水泥植入综合征的高危患者，包括超高龄、使用利尿剂和合并心肺疾病（尤其是急性呼吸系统病变）的患者。如果必须要应用骨水泥，在骨水泥和假体植入过程中，出现低氧、低血压、意识丧失者应怀疑骨水泥反应。出现骨水泥反应时，吸入纯氧、补充液体并使用血管活性药物如小剂量肾上腺素(5～50 μg,可多次重复)和快速起效糖皮质激素如甲泼尼龙(1 mg/kg)维持循环稳定。

36. 什么是骨水泥植入综合征?

骨水泥固定股骨假体可并发“骨水泥植入综合征(bone cement implantation syndrome, BCIS)”,主要临床表现为骨水泥植入后出现的显著低血压、低血氧、心律失常(包括心脏传导阻滞和窦性停搏)、支气管痉挛、肺栓塞、肺动脉高压、右心衰竭,甚至心搏骤停,死亡率为0.6%～0.1%。

37. 骨水泥植入综合征的发生机制是什么?

其机制可能是:① 髓腔内加压时,高压使空气、脂肪、骨髓碎片进入静脉导致肺动脉栓塞;② 循环中聚甲基丙烯酸甲酯单体的毒性作用,直接导致血管扩张和(或)心肌抑制;③ 髓腔钻孔扩大时细胞因子和环氧合酶产物的释放,诱发肺血管收缩和微血栓形成。

38. 发生骨水泥植入综合征的危险因素有哪些?

高龄,骨质疏松,合并肺动脉高压、右心功能不全和冠脉疾病的患者,肿瘤转移,长干股骨假体,病理性骨折后全髋关节置换,未使用过器械的股骨管。

39. 如何从手术层面减少骨水泥植入综合征的发生?

① 彻底清洗并擦干股骨管;② 应用骨水泥塞,逆行注入骨水泥;③ 在所填充区的邻近骨上钻孔排气排液,避免封闭式填入;④ 填充骨髓腔时保持接触面干燥无血,并彻底清除多余的黏合剂;⑤ 局部冰水降温;⑥ 高危患者可考虑使用非骨水泥假体。

40. 从麻醉角度如何预防骨水泥植入综合征的发生?

在使用骨水泥前:早期预防性使用糖皮质激素;短时间吸入纯氧;适当加快输液,避免低血容量;适当使用血管收缩药,血压提高至诱导前的20%以内,维持循环平稳,预防血压急剧下降。

41. 骨水泥植入综合征的治疗原则是什么?

骨水泥植入综合征的治疗主要是对症处理和支持治疗,包括充分的液体复苏和呼吸循环的维持。维持合适的麻醉深度，避免使用抑制心肌收缩力的药物，心率下降及时使用阿托品，低血压使用正性肌力药物和缩血管药物，对于高危患者，填充骨水泥后只要发现动脉压下降，就应输注肾上腺素 10～20 μg，一旦出现心搏骤停则进行标准的心肺脑复苏。

（张良成，许小平）

第三节　脂肪栓塞综合征

42. 骨科手术扩髓时麻醉管理的注意事项、扩髓反应特点及治疗方法是什么？

四肢长骨髓内钉扩髓操作时，由于髓腔内压力增高，且扩髓操作导致髓腔内容物增加，各类髓腔内容物碎屑可能经由髓腔内开放静脉窦逆行进入血液系统，造成一过性低血压，严重可致休克反应。在手术医生进行扩髓操作的过程中，麻醉医生可以预先给予升压药、激素及镇痛药等，提高患者静脉压，防止坏死物质逆流入循环系统，同时预先给予各类药物降低患者术中的应激反应。

43. 如何识别不同麻醉状态下的肺栓塞？

清醒状态或镇静状态时，患者往往诉呼吸困难、SPO_2 下降、烦躁不安等，部分患者还有胸痛感。严重时患者会出现血压下降、心率上升、心绞痛、晕厥等。如果镇静程度较深，可能患者没有主诉，只在监护上表现为 SPO_2 下降、心率上升、血压下降等。心电图显示新发性完全性或不完全性右束支传导阻滞。凝血检查 D-二聚体升高。全身麻醉时，除了上述临床监护指标的变化之外，还体现在呼气末 CO_2 突然下降、气道压上升等。血气分析显示动脉血 CO_2 上升。

44. 什么是脂肪栓塞？

脂肪栓塞（fat embolism, FE）是一种病理诊断，指脂肪进入血液循环，可不伴有临床症状，在所有行长骨或骨盆骨折以及髋、膝关节置换（THA/TKA）的患者中几乎都有无症状脂肪栓塞的发生。

45. 什么是脂肪栓塞综合征？

脂肪栓塞综合征（fat embolism syndrome, FES）即有临床表现的脂肪栓塞，是指血管内出现的脂肪球在肺部和脑部等血管丰富组织脏器中发生聚集栓塞，影响相关脏器功能从而发生的一系列病理生理改变。

46. 脂肪栓塞综合征的发生机制是什么？

FES是一个复杂的过程，目前认为有机械理论和生化理论。具体来说，骨折或手术操作后，髓腔内压力增加和长骨内静脉窦破裂可导致骨髓或脂肪组织中的脂肪微粒进入静脉循环，滞留在肺微血管中导致肺循环机械性阻塞；此外，当脂肪栓子进入静脉循环后会诱发全身炎症反应，毛细血管通透性增加，凝血功能异常，快速产生纤维蛋白和血小板聚，造成微血管内血栓形成。

47. 脂肪栓塞综合征的主要临床表现是什么？

脂肪栓塞综合征的典型症状是呼吸窘迫（低氧血症、呼吸性碱中毒）、神经系统/精神状态改变和皮肤瘀点皮疹（结膜、口腔黏膜、颈部和腋下皮肤皱褶）三联征，此外还有发热、心肌缺血或梗死、肺心病、视网膜病变、黄疸、少尿或无尿、血小板减少和脂肪巨球蛋白血症等。

48. 脂肪栓塞综合征诊断的Gurd标准是什么？

主要标准≥1项＋次要标准≥4项＋脂肪巨球蛋白血症（实验室检查证据）。主要标准：呼吸功能不全、神经系统症状、皮下瘀点；次要标准：发热（38℃以上）、心动过速、黄疸、视网膜病变、肾功能不全。

49. 脂肪栓塞综合征的主要预防措施是什么？

脂肪栓塞综合征最佳预防性治疗策略是早期手术复位并固定骨折部位。此外要注意手术操作轻柔，轻稳搬动和转运患者，缓慢放松止血带，及时适当补液输血，对高危患者需密切观察，做到早发现、早治疗。

50. 脂肪栓塞综合征的治疗原则是什么？

早期对症支持治疗和辅助性供氧，必要时机械通气纠正低氧血症，谨慎的液体管理以防止毛细血管渗透恶化，目前没有证据支持在FES治疗中常规使用类固醇、肝素或右旋糖酐。

（张良成，徐晓东）

第四节　止血带应用相关问题

51. 止血带的主要作用是什么?

止血带是外科手术常用的止血装备,普遍应用于四肢矫形外科手术中,可阻断血液流向远端肢体,有助于减少出血、保持术野清晰,便于手术操作。

52. 止血带使用的适应证是什么?

四肢矫形、切开复位内固定手术,四肢开放伤止血、清创、肌腱缝合术,截肢手术,膝、踝、肘、腕等关节融合、成形或置换手术。

53. 止血带使用的禁忌证是什么?

绝对禁忌证包括：皮肤移植史;高血压三级;颅内高压;四肢存在透析通道;既往肢体血运重建术;创伤后多个手指脚趾重建术;需要绑扎止血带部位皮肤有破溃、水肿。相对禁忌证包括：严重的周围动脉阻塞性疾病;镰刀型红细胞疾病;严重挤压伤;存在糖尿病周围神经病变;深静脉血栓、癌症和肺栓塞病史;酸中毒。

54. 止血带反应的主要临床表现有哪些?

① 循环系统：止血带充气后患者血容量及体循环阻力增加,心脏前后负荷增加;② 止血带痛;③ 非全麻患者主诉为烧灼样胀痛,随时间延长疼痛逐渐加重,全麻患者表现为心率加快、血压升高和出汗;④ 局部组织细胞缺血、缺氧,导致细胞膜结构破坏、组织水肿,甚至不可逆的神经损害;⑤ 松止血带时患者心率增快、血压下降,与缺血肢体再灌注、MAP 及 CVP 下降有关,清醒患者可能会出现分钟通气量增加甚至不规则呼吸。

55. 术中止血带反应的处理原则是什么?

① 快速补液扩容,必要时使用血管活性药物;② 急性肾功能衰竭主要是由于肌肉缺血致细胞损伤、坏死以及肌红蛋白入血所导致,临床按照急性肾功能衰竭救治措施进行救治。

56. 何为止血带疼痛？其原理是什么？

止血带疼痛是最常见的止血带并发症，上止血带几分钟后就有可能产生，随着时间延长，止血带痛逐渐加重，在止血带放置部位有一种钝性疼痛的感觉，最常发生在下肢手术中。清醒患者主诉为一种烧灼样胀痛，全麻患者则表现为心率加快、血压升高和出汗。其病理生理学尚未完全了解，有学者认为是由包括皮肤神经机制(可能与无髓鞘C神经纤维有关)在内的多种因素组合引起。

57. 如何预防和治疗止血带疼痛？

止血带疼痛的预防：手术允许条件下，使用较宽的袖带，降低设置压力，减少使用时间。已经研究了许多技术包括关节内注射局部麻醉药、静脉注射药物来试图降低疼痛的发生率和(或)严重程度，但唯一有效的方法是止血带放气。

58. 如何确定止血带的压力？

常用于设定止血带压力值的方法有2种，其一基于收缩压设定：上肢充气压力设为收缩压＋50 mmHg，下肢充气压力设为收缩压＋100 mmHg；其二基于肢体闭塞压力(limb occlusion pressure，LOP)，即阻断动脉血流入肢体末端的最小压力值。当LOP≤130 mmHg时，止血带充气压力为LOP＋40 mmHg；当131 mmHg＜LOP≤190 mmHg时，充气压力为LOP＋60 mmHg；当LOP＞190 mmHg时，充气压力为LOP＋80 mmHg；儿童均为LOP＋50 mmHg。

59. 如何确定止血带的使用时间，使用时间过长会产生哪些不良反应？

上肢充气止血带使用时长为60分钟，下肢充气使用时长为90分钟；如需再次使用，上、下肢再次使用止血带的间隔时长均为15分钟。时间＞2小时可导致短暂的肌肉功能障碍，甚至外周神经的永久性损伤，严重的会导致横纹肌溶解症。

60. 应用止血带时应遵循哪些原则？

① 有上止血带的标志，注明止血带开始使用的时间和部位；② 止血带的长度及宽度应适宜，尽可能选择宽幅止血带；③ 根据患者的具体情况调整止血带的使用时间，如需再次使用需放松15分钟，并缩短再次使用时间，结扎部位超过2小时者，应更换较原来位置高的位置结扎；④ 基于LOP设定止血带压力，充气时间一般为上肢不超过60分钟，下肢不超过90分钟；⑤ 放松止血带前注意补充液体，适当升高血压，放气要缓慢，不可过急过快。

61. 麻醉过程可采取哪些措施减轻止血带相关并发症的发生?

椎管内阻滞时止血带疼痛可能与椎管内阻滞作用的消退有关,加用阿片类药物可能缓解止血带疼痛。全麻术中若出现心率增快血压升高的表现,排除其他因素后影响后可加深麻醉;在止血带放气时体循环阻力及平均动脉压降低,适当补充容量或使用血管活性药物可以有效维持循环稳定。此外,缺血和机械损伤共同作用可造成神经根损伤,当需要延长充气加压时间时,止血带放气 15 分钟行肢体再灌注可减轻神经缺血。

(张良成,许小平)

第五节　骨科手术围术期深静脉血栓相关问题的防治措施

62. 什么是下肢深静脉血栓形成?

下肢深静脉血栓形成(deep vein thrombosis, DVT)是指血液在深静脉腔内不正常凝结,阻塞静脉腔,导致静脉回流障碍。如未予及时治疗,急性期血栓脱落可并发肺栓塞(pulmonary embolism,PE),后期则因血栓形成后综合征(post-thrombotic syndrome, PTS)影响生活和工作能力。全身主干静脉均可发生 DVT,尤其多见于下肢,是创伤骨科患者的一大并发症,严重影响患者的预后,甚至威胁生命安全。

63. 骨科术中深静脉血栓形成哪些危险因素?

骨科手术可造成静脉损伤、静脉血流停滞及血液高凝状态,使患者很容易形成血栓。骨科 DVT 与患者的一般情况、手术大小、手术时间长短、出血量多少等因素有关,危险因素包括创伤或骨折、外科手术及止血带的应用、制动、植入人工假体、高龄、肥胖、脑卒中、慢性静脉功能不全、瘫痪、静脉血栓栓塞症(VTE)病史、严重感染、恶性肿瘤、肿瘤化疗、吸烟、妊娠或产褥期、口服避孕药、肾病综合征、心肌梗死、心力衰竭、慢性呼吸系统疾病。

64. 目前常用的深静脉血栓形成风险评估工具有哪些?

常用的评估工具包括 Caprini 评估表、血栓形成危险度评分量表(RAPT)、Wells 评分和 Geneva 评分等,其中创伤骨科患者常用 RAPT。

65. 什么是血栓形成危险度评分量表？

Greenfield 等针对创伤患者提出了静脉血栓形成危险度评分（the risk assessment profile for thromboembolism，RAPT），该评分包括 4 个方面因素：病史、创伤程度、医源性损伤及年龄，具体见表 6－1。

表 6－1　血栓形成危险度评分量表

项　　目	得分	项　　目	得分
病史		**创伤程度**	
肥胖	2	胸部 AIS＞2 分	2
恶性肿瘤	2	腹部 AIS＞2 分	2
凝血异常	2	头部 AIS＞2 分	2
VTE 病史	3	脊柱骨折	3
医源性损伤		GCS＜8 分持续＞4 小时	3
中心静脉导管＞24 小时	2	下肢复杂骨折	4
24 小时内输血＞4 U	2	骨盆骨折	4
手术时间＞2 小时	2	脊髓损伤（截瘫、四肢瘫等）	4
修复或结扎大血管	3		
年龄		**注：**	
40～60 岁	2	VTE：静脉血栓栓塞症	
61～75 岁	3	AIS：简明损伤分级	
＞75 岁	4	GCS：格拉斯哥昏迷评分	

临床可能性：低度＜5 分，中度 5～14 分，高度＞14 分。

66. 骨科患者深静脉血栓形成的流行病学特点是什么？

据统计，我国创伤骨科患者中 DVT 年发生率为 0.5‰～1‰。而创伤骨科患者 DVT 发生率为 6.4%～12.4%，且以髋周骨折（髋部和骨盆、髋臼骨折）和股骨干骨折 DVT 发生率为最高，合计超过创伤骨科 DVT 患者的 50%，其次为膝关节周围骨折、胫腓骨骨折等。髋周及下肢骨折 DVT 占创伤骨科 DVT 患者的 95%以上，而上肢骨折 DVT 发生率很低。

67. 骨科大手术患者术中预防深静脉血栓形成的物理措施有哪些？

采用足底静脉泵、间歇充气加压装置及梯度压力弹力袜等，利用压力促使下肢静脉血流加速，减少血液淤滞，降低术后下肢 DVT 形成的风险，且不增加肺栓塞事件的发生率。VTE 风险分度中、高危患者，推荐与药物预防联合应用。单独使用物理预防仅适用于合并凝血异常疾病、有高危出血风险的患者；待出血风险降低后，仍建议与药物预防联合应用。对患侧肢体无法或不宜采用物理预防措施的患者，可在对侧肢体实施预防。应用前宜常规筛查禁忌证。

68. ERAS 理念下骨科患者围术期下肢深静脉血栓形成的预防措施是什么？

采用基本预防、机械预防和药物预防联合应用的综合措施：术前适当止痛，如已排除下肢深静脉血栓，鼓励患者床上活动；术中可穿着弹力袜，维持患者血流动力学稳定，避免循环剧烈波动，手术操作轻巧、精细、避免损伤静脉内膜；术后抬高患肢时，不要在腘窝或小腿下单独垫枕，以免影响小腿深静脉回流，鼓励患者尽早开始经常的足、趾的主动活动，并多作深呼吸及咳嗽动作，尽可能早期离床活动，下肢可穿逐级加压弹力袜。

（张良成，徐晓东，许小平）

第六节 骨科手术围术期心血管监测相关内容和处理

69. 骨科手术围术期心血管监测主要包括哪些项目？

ECG、CVP、心脏前负荷的动态测量、动脉血压、肺动脉导管等。

70. 如何从 ECG 中识别心肌缺血？

ST 段是心电图中对心肌缺血最为敏感的部分；ST 段向下倾斜和水平压低较 ST 段向上倾斜压低更具有代表性。ECG 监测心肌缺血，其敏感性与监测的导联数目有关。V5、V4、II、V2、V3（敏感性逐渐降低）最有用，至少同时监测两个导联比较理想。通常 II 导联用于监测下壁心肌缺血和心律失常，V5 用于监测前壁心肌缺血，食管导联还有助于发现后壁心肌缺血。

71. 什么是 Allen 试验？

将穿刺侧的前臂抬高，用双手拇指分别摸到桡、尺动脉后，让患者作 3 次握拳和松拳，接着拇指压迫阻断桡、尺动脉的血流，待手部变白后将前臂放平，解除对尺动脉的压迫，观察手部的转红时间，正常<5～7 秒，平均 3 秒，8～15 秒为可疑，>15 秒系血供不足，一般>7 秒为 Allen 试验阳性，不宜选用桡动脉穿刺。

72. Allen 试验预测桡动脉置管并发症是否安全？有无更好的替代方法？

国外文献报道了对 1 699 例行桡动脉插管患者的统计资料，其中有 3.9%的患者 Allen 试验提示尺动脉血供不足，但仍进行了桡动脉插管，结果并未发生明显的血流异常或手部缺血性损害。亦有研究通过荧光素染料注射法或体积描记图测定发现，Allen 试验的结果与远端血流没有关系。应该指出，在老年、周围血管硬化者，无选择性地进行桡动脉插管测压，有可能造成手部供血不足和组织坏死的可能，故对此类患者应谨慎。

73. 如何安全有效地置入中心静脉导管？

① 穿刺时穿刺针尖的位置不合适时，置入引导钢丝时会遇阻力，此情况应改变穿刺针的方向和深浅或重新穿刺；② 掌握多种进路，不要只强调某一进路的成功率而进行反复多次的穿刺，在操作时注意患者体位和局部解剖标志之间的关系；③ 颈内静脉穿刺时，由于头向对侧偏转的程度不同，必然影响到胸锁乳突肌与其下方静脉之间的解剖关系，穿刺时需随时调整进针方向；④ 穿刺最好在超声引导下进行。

74. 监测动脉血压、中心静脉压以及肺动脉压力时压力传感器的首选校正位置是哪里？

采用传感器测压，平卧位时传感器应固定在右心房水平即右侧第四肋间隙平腋中线，当患者体位改变时应随时调整传感器至右心房水平高度，监测脑部血压传感器应放置在耳部水平。

75. 血管内容量反应性的预测指标包括哪些？各有哪些优缺点？

血管内容量反应性监测指标分为静态和动态：静态指标主要包括中心静脉压(CVP)和肺动脉楔压(PAWP)，动态监测指标主要包括每搏量变异度(SVV)、脉压变异度(PPV)、脉搏灌注指数变异指数(PVI)等。CVP 和 PAWP 容易受到其他因素的影响，不能准确评估容量情况，且无法进行连续实时的监测。SVV、PPV 以及 PVI 等动态监测指标简单、方便、创伤较小，用来监测血管内容量准确性较高，且能连续实时监测。但需要除外心律、通气方式、潮气量等因素的影响。

76. 如何正确理解中心静脉压和循环血容量的关系？

CVP 的正常值为 4～12 cmH_2O，CVP 的高低取决于心功能、循环血容量、静脉血管张力、胸膜腔内压、静脉回流量和肺循环阻力等多种因素，因此不能简单地以 CVP 的绝对值机械地衡量循环血容量。对 CVP 的监测不应过分强调所谓正常值，更不能过分强调加快输液以维持所谓的正常值，连续观察其动态变化比单次的绝对值更有意义。临床工作中要依据动脉压、脉压、尿量及临床症状并结合 CVP 综合判断循环血容量是否充足。

77. 肺动脉导管置入的适应证及主要作用是什么？

(1) 适用于涉及一般心脏手术、血管手术、冠状动脉旁路移植手术、伴充血性心力衰竭的非手术患者、急性肺损伤患者、重症监护治疗病房中的危重症患者。

(2) 主要作用：① 监测肺动脉压(PAP)和肺动脉楔压(PAWP)；② 监测心输出量；③ 记录心腔内心电图和心室内临时起搏；④ 连续监测混合静脉血氧饱和度(SvO_2)；⑤ 采取混合静脉血标本。

78. 如何判断肺动脉导管头部是否在右心室或肺动脉？

右心室内压和肺动脉压力描记图有明显不同；肺动脉舒张压高于右心室舒张压，这是因为关闭的肺动脉瓣在肺动脉与右心室之间形成了压力梯度。(图 6－1)肺动脉压(PAP)——20～25/5～10 mmHg，右心室压(RVP)——20～25/0～5 mmHg。

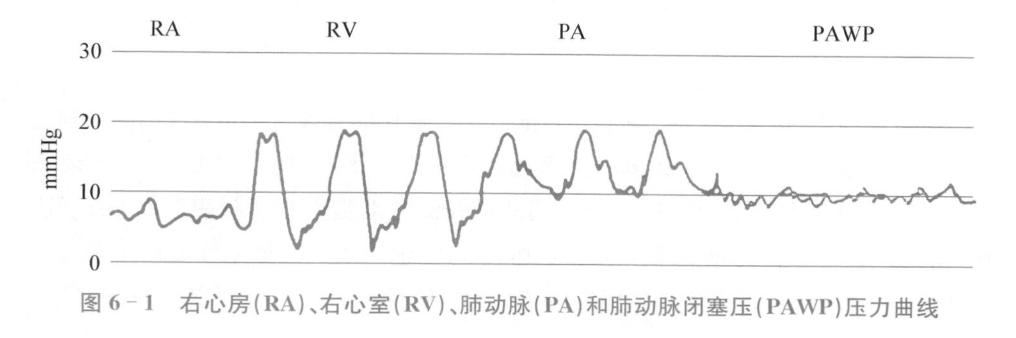

图 6－1 右心房(RA)、右心室(RV)、肺动脉(PA)和肺动脉闭塞压(PAWP)压力曲线

79. 正常的肺动脉楔压是多少?

正常的肺动脉楔压为 4～12 mmHg,临界值为 13～17 mmHg,心力衰竭时＞18 mmHg。

80. 如何从肺动脉楔压监测结果中正确评估左心室前负荷?

左心室功能不全,心室壁顺应性降低和心室舒张时心房收缩,均可引起左心室舒张末压显著升高,此时由 PAWP 表示左心室舒张末压不恰当。胸膜腔内压同样影响 PAWP,当肺泡压低于左房压,PAWP 才准确地反映左心房压。如呼末正压超过 10 cmH_2O,就可能造成肺泡压大于左房压,使 PAWP 仅反映了肺泡内压。临床上，PAWP 大于左室舒张末期压力见于 COPD,二尖瓣狭窄、梗阻或反流及由左向右分流。当患者存在主动脉瓣反流、肺栓塞及肺叶切除后,PAWP 则低于左室舒张末压。

（王利利）

第七节　骨科手术血液保护相关内容

81. 骨科血液保护的综合措施有哪些?

术前纠正已存在的凝血异常,治疗可能会影响凝血功能的肝脏疾病,停用阿司匹林以减少术中、术后渗血;采用自体血储备,分次从患者静脉取血、服用铁剂和促红细胞生血素刺激造血系统产生血红细胞。术中采用急性等容血液稀释、非恶性肿瘤或感染切口使用自体血回收等自体输血技术;维持血流动力学平稳,条件允许控制性降压减少术中出血;手术操作细致,止血充分,避免不必要的失血;四肢远端手术,可采用止血带或驱血带减少出血。

82. 骨科自身输血有哪些方法?

自身输血有 3 种方法：术前自体采血贮存,血红蛋白含量不低于 11 g/dL 或血细胞比容不低于 33%,可按计划每周静脉取血一次以上,每次采血 10.5 mL/kg,最后一次必须早于术前 72 小时,同时服用铁剂和促红细胞生血素刺激造血系统产生血红细胞;急性等容血液稀释,采集全血的同时输入晶体(每采 1 mL 全血输入 3 mL 晶体)和胶体(每采 1 mL 全血输入 1 mL 胶体),Hct 可稀释至 20%～28%;

非恶性肿瘤或感染切口术中、术后失血回收洗涤。

83. 骨科哪些手术可以行自体血回收？

血红蛋白＞100 g/L、凝血功能正常、非恶性肿瘤或感染切口均可使用自体血回收；在术野污染，或曾用止血胶、局部用凝血酶、碘灭菌剂等术野血回收均应禁忌；术前评估有大出血可能的骨科手术均应考虑行自体血回收，如骨盆骨折复位术、脊柱多节段减压植骨融合内固定术、脊柱侧弯矫形术、双侧髋关节置换术、髋关节翻修、股骨骨折切开复位内固定术、双侧肩胛骨固定术、全身多处骨折复位内固定术等。

84. 自体血回输的不良反应是什么？

大量出血回收、清洗、回输时，由于血浆蛋白、血小板、凝血因子丢失过多，出现的不良反应主要有低蛋白血症和凝血功能障碍。因此，自体血回输在 1 500 mL 以上时，要严密监测凝血指标，需要时可适当补充新鲜冷冻血浆；若回输超过 3 500 mL，需补充新鲜冰冻血浆和血小板。

85. 什么是骨科脊柱手术患者个体化血液管理方案？

患者血液管理方案（patient blood management，PBM）是基于循证医学和多学科联合、多模式结合，以患者为中心，以提高患者疗效为目的，通过治疗贫血、改善凝血功能，减少失血，运用自体输血技术，优化患者代偿能力，以及限制围术期同种输血需求，合理使用血制品等措施，减少或避免异体输血，使输血患者得到最优管理并保证血液临床输注效果，改善患者转归和预后，降低医疗费用。PBM 三大要素为：促进红细胞生成、减少血液丢失、提高贫血耐受能力。

（张良成，许小平）

第八节　脊髓功能监测与诱发电位

86. 脊髓功能实时监测期间麻醉维持的相关策略是什么？

术中脊髓神经功能监测主要利用神经电生理技术，在骨科手术中对有可能引起损伤的神经通路进行肌电图、诱发电位监测，给手术医生提供准确可靠的资料，降低神经功能损伤的发生，保障患者术中的安全，以提高神经保留率，改善患者的手术预后，提高术后患者的生活质量。麻醉要点在于选择适当的麻醉方法和麻醉药物，维持适宜麻醉深度确保患者无体动，尽量避免使用肌肉松弛药，最大限度减少麻醉对各种神经电生理监测方法准确性和成功率的影响。

87. 术中如何监测脊髓功能？

脊髓功能最常用的两种监测技术是体感诱发电位（somatosensory evoked potentials，SSEP）和运动诱发电位（motor evoked potentials，MEP）。SSEP 能监测脊髓后角感觉功能，而 MEP 能反映脊髓前角运动功能，两种方法可互补用于临床脊髓功能监测。虽然在多数中心 MEP 已经取代了常规的术中唤醒试验，但当 SSEP 和 MEP 监测出现异常时，仍可选择术中唤醒进行核实。

88. 脊髓电生理监测的指标和阈值是什么？

脊髓电生理监测的指标主要包括 SSEP 和 MEP。SSEP 异常标准为：幅值降低 50%或潜伏期延长 10%。另有使用的标准为：潜伏期延长 10%或幅值缓慢降低 60%或幅值在 30 分钟内快速降低 30%。术中 MEP 异常的判断依据有多种，一种判断依据以“有”和“无”作为异常信号判断；第二种方法以幅值降低 50%～80%作为判断依据；第三种是以刺激阈值来判断是否异常。多数中心以 MEP 幅值降低 80%作为异常信号的报警判断依据。

89. 脊髓功能监测期间静脉麻醉药物的选择？

丙泊酚抑制皮层 SSEP 波幅，对经颅电刺激和经颅磁刺激 MEP 亦产生波幅抑制，与阿片类药物联用是术中神经电生理监测的标准麻醉药物配伍。氯胺酮使皮层 SSEP 和 MEP 波幅增大，对于麻醉下神经电生理监测困难者是较好的备选用药。咪达唑仑诱导剂量轻微抑制 SSEP 显著抑制 MEP，不适于脊髓监测的麻醉诱导。依托咪酯可增大皮层 SSEP 和 MEP 波幅，与阿片类药物联用可用于神经电生理监测麻醉诱导。肌松剂对 SSEP 测定几乎没有影响，深度神经肌肉接头阻滞可能导致肌源性 MEP 监测不能进行。

90. 脊髓功能监测期间吸入麻醉药的影响有哪些？

吸入性麻醉剂（如异氟醚、安氟醚、七氟醚）可以抑制体感诱发电位，主要表现为潜伏期延长和波幅的降低并且存在浓度相关性，随血药浓度的增加，波幅的潜伏期逐渐延长和振幅高度逐渐下降。对经颅 MEP 影响也很大，当浓度达到 0.5%时 MEP 波幅明显下降，并随吸入浓度增加而完全抑制；笑气对 MEP 影响次之，在丙泊酚输注基础上增加 60%的笑气吸入时，则 MEP 波幅明显下降。

91. 什么是唤醒麻醉?

唤醒麻醉，又叫术中唤醒，主要是指在手术进行过程中，于病变切除之前，将麻醉状态下的患者唤醒，使其配合手术医生的指令，同时联合电生理作用，以起到让手术医生能够精确判断病变组织与功能区的关系，并精确切除肿瘤组织，从而降低对功能组织的损伤。脑外手术、脊柱矫正手术等主要应用该技术，此技术应用可以最大限度地降低并发症的发生率。

92. 唤醒试验对麻醉有何要求?

唤醒麻醉的成功实施对病灶精确定位和手术成败至关重要。该技术对麻醉的要求高，主要包括：开关过程中充分镇静镇痛；睡眠-清醒状态平稳过渡；唤醒期适当镇静，维持患者呼吸、循环等生命体征平稳；唤醒期时患者可充分配合；术后患者对唤醒期无不良记忆。

93. 如何进行唤醒试验?

术前对患者解释清楚，争取患者合作。实施唤醒试验时，逐渐停用麻醉药物，判断患者能接受指令活动后，此时可直接对有受损危险的肢体进行主要运动功能的检测。当患者遵照指令活动肢体，排除脊髓损伤可能后，麻醉医师应该用丙泊酚加深麻醉，可以辅加短效苯二氮䓬类药物。唤醒试验很少发生术中回忆。在做唤醒试验期间，患者可能活动过大，给予镇痛药时很少发生，但应有所准备。

94. 做唤醒试验期间，可能发生什么并发症?

唤醒试验的并发症包括俯卧位拔管、术中回忆、心肌缺血、自伤和内固定器脱位、静脉管路脱出等。如果患者有自主呼吸并用力吸气，有可能会从开放的静脉窦吸进空气，引起空气栓塞。如果神经损伤已经发生并不可逆转，没有必要再进行唤醒试验。

95. 什么是诱发电位?

诱发电位(evoked potential，EP)是神经系统在感受外来或内在刺激时产生的生物电活动。

96. 诱发电位主要分哪几类?

①感觉诱发电位(SER);②体感诱发电位(SSEP);③脑干听觉诱发电位(BAEP);④视觉诱发电位(VEP);⑤运动诱发电位(MEP);⑥肌电图(EMG)。

97. 什么是感觉诱发电位?

感觉诱发电位是中枢神经系统对电、声、光刺激的电反应。通过刺激感觉系统,沿着感觉上行通路,记录包括皮质在内的不同区域的电反应。

98. 术中感觉诱发电位监测的重要原则是什么?

术中分析SER最重要的原则是要在任何可能导致诱发反应改变的因素发生之前,必须记录重复性好而且可靠的基础值。

99. 术中感觉诱发电位监测主要包括哪几项?

术中感觉诱发电位(SER)监测包括SSEP、BAEP,以及较少使用的VEP。

100. 术中体感诱发电位监测如何进行临床应用(预测脊髓损伤的可靠性)?

术中体感诱发电位(SSEP)正常是术后感觉功能正常的良好预测指标。虽然脊柱手术或脊柱创伤期间脊髓后角(感觉)和前角(运动)损伤往往同时发生,但是,也有术中SSEP正常而术后截瘫的报道,这或许代表前脊髓动脉供应区选择性缺血。由于脊髓后索接受后脊髓动脉的血液供应,所以感觉功能和SSEP得以保留。由于这方面的原因,在脊柱侧凸手术期间,最好不要仅仅依靠SSEP来监测脊髓功能。

101. 术中脑干听觉诱发电位监测如何进行临床应用?

神经外科手术使用连接刺激传感器的泡沫型耳塞插入耳道传递电击刺激。术中使用单侧刺激,若对侧传导通路是正常的,另一只耳朵产生的正常反应可能会混淆监测耳的异常反应。记录电极放置在记录耳的耳垂和头顶部。对侧耳使用白噪声刺激,以防止刺激通过骨传导传递到对侧耳产生诱发电位。在颅后窝手术中,BAEP可以预测出听觉传导通路的解剖定位,可有效减少或避免如上延髓、脑桥和中脑听力功能或结构的损伤。

102. 什么是运动诱发电位?

运动诱发电位(MEP)主要是通过经颅电刺激产生,在脊髓、外周神经和神经支配的肌肉等多个位点记录反应。

103. 术中运动诱发电位监测如何进行临床应用?

MEP 已经广泛用于脊柱外科手术中,可以估计手术部位神经的传导,也可用于有可能损害脆弱的前脊髓血供的主动脉手术。

104. 手术期间,如果体感诱发电位或运动诱发电位出现异常,应该如何处理?

① 监护人员应通知手术医生暂停操作,重复进行诱发电位检测确认这种异常变化;② 检查电极放置及连接,以及监护仪器状态和参数设定,排除技术因素造成的假阳性报警;③ 排除麻醉因素造成的诱发电位变化;④ 检查患者各种生理参数的变化,主要看体温、血压、心率和血氧饱和度;⑤ 仔细探查手术部位,尽量排除手术操作产生的神经损伤;⑥ 如果探查无结果,或所做努力均无效,应该实施唤醒试验,以决定内固定器是否应该调整或移开。

105. 麻醉对诱发电位监测的影响因素主要有哪些?

吸入麻醉药对所有类型的 SER 在不同程度上有类似的作用。BAEP 对麻醉诱发的改变最不敏感,脊髓和皮质下 SSEP 反应明显轻于皮质电位;苯二氮䓬类药物使 SER 的潜伏期延长,波幅下降,听觉刺激引发的皮质反应潜伏期延长,BAEP 没有改变。咪达唑仑导致 SSEP 波幅降低,但潜伏期没有改变;阿片类药物呈剂量依赖性使 SSEP 潜伏期轻微延长,伴波幅轻微降低。麻醉药对经肌肉记录的 MEP 影响很强,对脊髓水平记录的 MEP 影响较小。

(王利利,徐懋)

第九节　神经系统血流量监测主要方法

106. 常见的神经系统血流量监测方法有哪些?

常见的神经系统血流量监测方法有:① 血管示踪化合物;② 经颅多普勒超声监测;③ 颈静脉球血氧饱和度;④ 脑氧测定;⑤ 组织水平血流量监测技术;⑥ 脑组

织氧分压监测。

107. 常见的神经系统血流量监测方法有哪些局限性?

① 血管示踪化合物不能随时间连续评估血流量;② 经颅多普勒超声监测大部分监测需要通过颞骨完成,10%～20%患者可能因为颞骨厚度而影响检查可靠性;③ 颈静脉球血氧饱和度($SjvO_2$)代表大脑氧供和氧需之间的平衡,需结合临床情况来解释 $SjvO_2$ 的绝对值;④ 脑氧测定容易发生颅外血源性信号干扰而影响脑血流量的测量;⑤ 组织水平血流量监测技术放置过程中有出血感染风险,且空间分辨率有限。

108. 什么是经颅多普勒超声监测技术?

经颅多普勒超声监测(transcranial doppler, TCD)是通过测定脑内大动脉的血流速度来推算脑血流量的一种技术。TCD 是唯一的持续性神经学监测技术,可对过度灌注提供早期预警,还可以监测手术不同阶段流向大脑的栓子数量。

109. 经颅多普勒超声监测的优势是什么?

术中 TCD 测量最常见且易实现,可以通过连续监测大脑中动脉以检测流速的明显变化或颗粒状栓子的存在。

110. 经颅多普勒超声监测的主要局限性是什么?

TCD 的主要局限在于大部分监测需要通过颞骨完成,10%～20%患者可能因为颞骨的厚度影响检查的可靠性。

111. 什么是脑氧监测?

脑氧测定是一种无创技术,采用反射式血氧计测量法来测定传感器下方脑组织的氧饱和度。

112. 脑氧监测的主要优缺点是什么?

脑氧饱和度测定主要是监测大脑局部的静脉血氧饱和度。该方法相对简单易行,在可能出现脑血管血流量减少的手术中应用脑氧饱和度监测已经成为一种趋势。然而,脑氧饱和度监测法仍有局限,首先,全脑灌注充足与否仅通过大脑额部的测量结果推断而来；第二，目前还缺少脑氧饱和度的正常标准值或预期变化范围。

（王利利）

参考文献

[1] 邓小明，姚尚龙，于布为，等. 现代麻醉学（第5版）[M]. 北京：人民卫生出版社，2020.
[2] 邓小明，黄宇光，李文志，等. 米勒麻醉学[M]. 北京：北京大学医学出版社，2021.
[3] 王天龙，李民，冯艺，等. 姚氏麻醉学[M]. 北京：北京大学医学出版社，2018.
[4] 田伟. 中国骨科大手术静脉血栓栓塞症预防指南[J]. 中华骨科杂志，2016，36（2）：65-71.
[5] 张闻力，毕文志，董扬，等. 中国骨肿瘤大手术加速康复围手术期管理专家共识[J]. 中华骨与关节外科杂志，2019，12（5）：321-327.
[6] Hunt B J, Allard S, Keeling D, et al. A practical guideline for the haematological management of major haemorrhage[J]. Br J Haematol, 2015, 170(6): 788-803.
[7] 中国防治恶性高热专家共识工作组. 中国防治恶性高热专家共识（2020版）[J]. 中华麻醉学杂志，2021，01：20-25.
[8] Kaur H, Katyal N, Yelam A, et al. Malignant Hyperthermia[J]. Mo Med, 2019, 116(2): 154-159.
[9] MacLennan D H, Phillips M S. Malignant hyperthermia[J]. Science, 1992, 256: 789-94.
[10] Rosenberg H, Pollock N, Schiemann A, et al. Malignant hyperthermia: a review[J]. Orphanet J Rare Dis, 2015, 10: 93.
[11] Visoiu M, Young M C, Wieland K, et al. Anesthetic drugs and onset of malignant hyperthermia[J]. Anesth Analg, 2014, 118(2): 388-396.
[12] Bandschapp O, Iaizzo P A, Girard T. Malignant hyperthermia—Update of diagnostics[J]. Trends in Anaesthesia and Critical Care, 2012, 2(5): 218-223.
[13] Schneiderbanger D, Johannsen S, Roewer N, et al. Management of malignant hyperthermia: diagnosis and treatment[J]. Ther Clin Risk Manag, 2014, 10: 355-362.
[14] 王颖林，郭向阳，罗爱伦，等. 恶性高热实验室诊断方法的初步建立[J]. 中华麻醉学杂志，2008，28（6）：526-529.
[15] Gronert GA, Pessah IN, Muldoon SM, et al. Malignant hyperthermia[M]. Miller RD, ed. Miller's anesthesia. 6th ed. Philadelphia: Elsevier Churchill Livingstone, 2005: 1169-1190.
[16] Griffiths R, White S M, Moppett I K, et al. Safety guideline: reducing the risk from cemented hemiarthroplasty for hip fracture 2015: Association of Anaesthetists of Great

Britain and Ireland British Orthopaedic Association British Geriatric Society [J]. Anaesthesia, 2015, 70(5): 623-626.

[17] 气压止血带在四肢手术中应用的专家共识协作组. 气压止血带在四肢手术中应用的专家共识[J]. 中华麻醉学杂志,2020,40(10): 1160-1166.

[18] 周武,曹发奇,曾睿寅,等. 创伤骨科患者围术期下肢静脉血栓形成诊断及防治专家共识(2022年)[J]. 中华创伤杂志,2022,38(1): 23-31.

[19] 中华医学会骨科学分会创伤骨科学组，中华医学会骨科学分会外固定与肢体重建学组，中国医师协会骨科医师分会创伤专家工作委员会等. 中国创伤骨科患者围手术期静脉血栓栓塞症预防指南(2021)[J]. 中华创伤骨科杂志,2021,23(3): 185-192.